胆道外科微创化治疗系统解决方案要点解析

Key Points Analysis of the Minimally Invasive Treatment Solutions in Biliary Surgery

主编 ◎ 雷泽华　　高峰畏

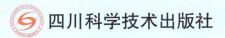

四川科学技术出版社

图书在版编目（CIP）数据

胆道外科微创化治疗系统解决方案要点解析 / 雷泽华, 高峰畏主编 . -- 成都：四川科学技术出版社，2025. 1. -- ISBN 978-7-5727-1716-1

Ⅰ . R657.4

中国国家版本馆 CIP 数据核字第 2025M896C1 号

胆道外科微创化治疗系统解决方案要点解析

DANDAO WAIKE WEICHUANGHUA ZHILIAO XITONG JIEJUE FANG'AN YAODIAN JIEXI

主　　编　雷泽华　高峰畏

出 品 人　程佳月
特约编辑　陈蜀蓉
策划编辑　杜　宇
责任编辑　文景茹
营销编辑　刘　成
助理编辑　唐于力
封面设计　木之雨文化
责任出版　欧晓春
出版发行　四川科学技术出版社
　　　　　成都市锦江区三色路 238 号　邮政编码 610023
　　　　　官方微博 http://weibo.com/sckjcbs
　　　　　官方微信公众号 sckjcbs
　　　　　传真 028-86361756
成品尺寸　185 mm × 260 mm
印　　张　14
字　　数　280 千
印　　刷　成都市火炬印务有限公司
版　　次　2025 年 1 月第 1 版
印　　次　2025 年 2 月第 1 次印刷
定　　价　78.00 元

ISBN 978-7-5727-1716-1

邮　　购：成都市锦江区三色路 238 号新华之星 A 座 25 层　邮政编码：610023
电　　话：028-86361770

编 委 会

主编简介

雷泽华　男，中共党员，主任医师（三级），硕士生导师，乐山市科学技术杰出贡献奖、乐山市五一劳动奖章获得者，乐山市第八批市级拔尖人才，乐山市首批优秀高层次人才，乐山市首批学术技术带头人，四川省卫生健康委员会（原四川省卫生厅）第十批学术技术带头人。2018年被评为四川省首届"新时代健康卫士"。履任国际肝胆胰协会中国分会委员，教育部学位与研究生教育发展中心硕士研究生学位论文评审专家，国家卫生健康委人口流动服务中心卫生健康技术推广专家，中国民族卫生协会卫生健康技术推广专业委员会常委，四川省医学会医疗事故鉴定专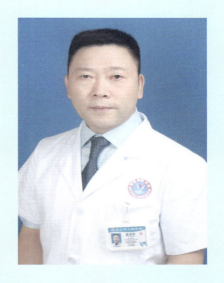
家库专家，四川省医学创新研究会肝胆胰分会副会长，成都高新区医学会肝胆胰恶性肿瘤多学科诊疗专业委员会副主任委员，第十届四川省医学会外科专业委员会常委，四川省抗癌协会肝癌专业委员会常委，四川省肿瘤学会肝癌专业委员会常委，四川省国际医学交流促进会肝癌专业委员会常委，四川省国际医学交流促进会肝胆外科专业委员会常委，《肝胆胰外科杂志》特约编委，乐山市医学会普外专业委员会主任委员。先后获得乐山市科学技术进步奖10多项，其中杰出贡献奖1项，特等奖1项，一等奖2项。主编《LEER模式下的加速康复外科》专著1部，在国内外核心期刊上发表学术论文80余篇，获得实用新型专利2项。从事普外科临床、教学、科研工作38年，具有深厚的专业理论知识和丰富、娴熟的专业技能，擅长腹部外科手术、腹腔镜技术等，对胆道外科专业的疑难病、危急重症和高龄患者的治疗有较高的造诣。在科技创新方面，在全球范围内提出的以"LEER"目标为导向建立的加速康复外科（ERAS）方法学已形成体系，解决了目前国内外开展ERAS工作不易的行业难点和痛点问题，为临床外科在执行ERAS理念时提供了系统、全面、规范的工作思维、工作方法和标准工作流程。在此基础上，通过建立的加速康复All in One病房的实践，将ERAS理念进一步创新并拓展ERAS理念为加速康复医学（ERAT）应用于整个临床专业，为ERAT的进一步探索和体系建设开辟了新方向。

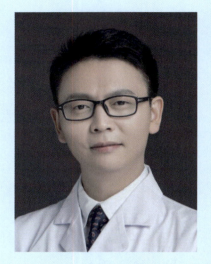

高峰畏 男，中共党员，副主任医师，博士，硕士生导师，四川大学华西医院肝移植中心博士后。履任中国医师协会外科医师分会肝胆青年专家工作组委员，中国抗癌协会肝脏肿瘤整合康复专业委员会委员，中国研究型医院学会老年外科专业委员会委员，四川省医师协会胰腺病青委会副主任委员，四川省医学会外科专业委员会委员，四川省医学会精准医学专业委员会委员，四川省医师协会胰腺病分会委员，四川省医学会急性胰腺炎协作组成员。从事肝胆胰外科工作十多年，擅长肝胆胰外科疾病的微创治疗，四级手术微创率90%以上，多次在全国专业手术比赛和案例比赛中荣获一、二等奖，以第一作者和通讯作者发表多篇论文，主持省部级课题1项。

序一

胆道外科虽然起步相对较晚，但却在300多年的时间里得到了不断的发展，尤其是在近40年，利用肝脏解剖技术解决肝内胆道病变和微创技术的应用极大地促进了胆道外科的发展与进步。1987年全世界第一例腹腔镜胆囊切除术（LC）的完成标志着胆道外科微创化时代的到来。目前，胆道外科微创化治疗已不仅仅是单纯的腹腔镜手术治疗，还引入了内镜技术、光动力技术、机器人技术、血管腔内介入技术及内、外放射治疗技术等，这丰富了胆道外科微创化治疗的技术内涵。4K高清影像技术、三维重建技术及人工智能技术的融合拓宽了胆道外科微创化治疗的应用深度和广度。回顾从医的几十年间，我也读过不少胆道外科的专业书籍，其中也有微创治疗相关的专著，每本书都有其特点和精华所在。当收到雷泽华教授对其组织编写的专著作序邀约后，我对这一本名为《胆道外科微创化治疗系统解决方案要点解析》产生了浓烈的兴趣和期待，仔细翻阅下来不由对编写团队所做的工作给予高度的肯定。从胆道系统疾病和胆道外科的历史到胆道解剖，从常规的腹腔镜技术到机器人技术、内镜技术、介入及经血管介入技术，从肝内外胆管结石到肝内外胆管肿瘤，此书所涵盖的胆道外科微创技术之广，涉及的病种之全，为读者提供了胆道系统疾病治疗的系统解决方案参考。其中该书提出以"上、中、下"三种入路为核心的胆道外科微创技术体系是该书最大的亮点，将胆道外科微创技术进行了高度的体系化概括，这让读者能够在当前纷繁复杂的外科技术风暴中更加条理清晰地去掌握胆道外科相关的微创技术，能够针对不同病变部位和性质去选择相应的技术手段。

此书结合当前胆道外科诊断、治疗方面的最新进展和发展趋势，将一些创新技术、方法进行了详尽论述，同时，对胆道恶性肿瘤的综合治疗中的化疗药物及方案、靶向药物和免疫药物治疗应用等也进行了介绍。此书是当今对胆道外科微创技术介绍较为系统和全面的一本书籍，它将胆道外科微创技术进行了分类、说明和总结，书中图文并茂、翔实的关键技术介绍更能够精准地指导胆道外科医生开展相关的微创技术，在一定程度上为胆道外科微创技术的推广起到了促进作用。因此，我愿意将此书推荐给每位从事胆道外科的医生一读，相信大家会从中获益，我也认为这会是胆道外科微创化治疗领域的一部力作！

2023年12月

序二

　　传统外科手术在治疗过程中往往会给患者带来巨大的身心创伤，而微创外科手术具有切口小、患者恢复快等明显优势，可以最大程度地减轻患者的创伤和疼痛。微创外科技术最早起源于1806年，德国医生Philip Bozzini通过细铁导管并借助烛光观察尿道。现代微创外科手术的起源则被公认为是1987年法国医生Philippe Mouret成功完成了世界上首例腹腔镜胆囊切除术（LC），这一具有划时代意义的事件，被誉为外科发展史上的里程碑。随着微创外科理念越来越深入人心，微创技术已然成为了外科技术中的主旋律。

　　微创，是贯穿医学发展历史长河的始终如一的理念，是医学发展的必然方向、必由之路和必然选择。但是需要注意的是，小切口并不意味着真正意义上的"微创"，不能为了仅仅追求切口微创而冒着术后可能出现严重并发症的"巨创"风险。因此，微创首先是一个综合的理念而非一个单纯的技术动作和操作。其次，它更是一种对外科技术永无止境的追求。希望年轻一代的医生们能秉持着"一切为了患者的利益最大化"的思想在微创的路上砥砺前行，或许在未来的某一天，微创技术甚至能达到近乎"无创"化！

　　胆道是一条简单的胆汁排泄通道，胆道系统是一个维系生命的重要器官系统。胆道系统的重要性和复杂性正越来越受到人们的关注。随着器械设备的不断更新和技术理念的持续提升，胆道外科目前处于一个方兴未艾的阶段，尤其是在微创治疗方面，已形成了以腹腔镜、机器人、胆道镜及介入技术为代表的微创技术，并得到了很好的推广应用。但是，在胆囊癌及肝门胆管癌等胆道系统疾病的规范化微创治疗方面，仍然非常具有复杂性及挑战性。

　　由吴泓教授主审、雷泽华教授等主编的《胆道外科微创化治疗系统解决方案要点解析》，是四川省内一流的大型综合医院的胆道外科中、青年专家、学者呕心沥血、共同撰写的高质量专科佳作，其中不乏国内知名的学科带头人、优秀的外科青年骨干及外科新技术的先行者等。本书内容丰富，图文并茂，写作新颖，深入浅出，条理清楚，重点突出，紧密联系临床，很好地反映了目前微创胆道外科发展的新理念、新技术、新进展，不仅对临床工作有重要的指导意义及价值，而且对胆道外科的未来发展方向也有深远影响。

　　本书的出版，对于微创胆道外科的发展具有非常重要的意义，我在此表示衷心的祝贺！同时，我诚挚地向从事肝胆外科专业的临床医师推荐此书，希望此书能为推动胆道外科的微创化治疗发挥作用，从而造福更多的胆道系统疾病患者。

张南生

2023年12月

前言

　　胆道系统疾病，长期伴随并困扰着人类的生活与工作，不仅带给患者及家庭无尽的痛苦，还对患者生命构成巨大威胁，甚至会夺取患者的生命。这也促使人们早期不断地去探索、研究，去寻找解决的方法。人类在几千年的时间长河里对于胆道系统疾病的发生从有模糊的感知到有较为直观的认识是对胆道系统疾病的最原始知识的积累与发现，其奠定了今天胆道外科的基础，但在此之前却并未出现针对胆道系统疾病的有效治疗手段。17世纪开始，外科技术逐步应用于胆道系统疾病的治疗中，从最开始较为偶然的胆囊切开取石引流再到保胆取石术，以及而后的胆囊切除术，胆道外科的种子逐渐在世界外科历史的土壤里生根发芽。直到美国外科医生John Stough Bobbs完成世界首例胆总管切开取石术，胆道外科逐步由单纯的胆囊结石病的治疗扩展到肝外胆管结石病的治疗。1888年，Riede施行世界第一例胆总管-十二指肠吻合术，实现了胆道外科由单纯的切开到复杂的管道重建的飞跃发展，而1944年Allen将胃肠Roux-en-Y吻合方法应用于胆总管-空肠吻合，这使得胆肠吻合技术的远期疗效得到质的提升。胆道系统结石病一直是胆道外科的重要病种和难点问题，我国属于该病高发地区，对于肝内胆管结石病的治疗长期困扰着这些地区的医生。通过不断地探索和努力，1958年我国黄志强院士等率先在世界上提出切除病灶是彻底治疗肝内胆管结石的理论，这让胆道外科由肝外胆道病变处理迈向肝内胆道病变处理，实现肝内外胆道外科的跨越，也让肝切除技术成为治疗肝内胆道病变的重要手段之一。在1968年美国学者William McCune报道应用纤维十二指肠镜行十二指肠乳头插管胆道造影取得成功，为后续经内镜行胆道病变的诊断、治疗奠定了基础。胆道外科的另外一个重要的转折点是在1987年，法国里昂的一位外科医生Philippe Mouret完成了全球第一例腹腔镜胆囊切除术（LC），自此开启了胆道外科的微创时代。由此世界各地相继出现对于胆道良、恶性疾病的微创治疗方式，如针对肝内胆管结石及肝内胆管癌的腹腔镜肝切除术，针对肝门部胆管癌的腹腔镜根治术，以及针对胆总管结石的腹腔镜胆总管切开取石术（LCBDE）和内镜逆行胰胆管造影术（ERCP）联合内镜取石术，针对胆总管下段肿瘤的腹腔镜胰十二指肠根治术等。近年来随着机器人手术平台的推出应用，以及人工智能（AI）辅助手术技术的发展，机器人辅助肝切除术、AI辅助LC等技术正逐步在世界范围内拓展开来，胆道外科正趋于更加微创化的发展。

　　笔者深耕胆道外科工作近40年，见证了胆道外科在我国逐步朝着微创化发展的整个历程，同时也带领团队成员在国内开展了大量的开创性胆道外科相关微创技术，如荧光引导下的LC、"A-B-D"路径的LC和基于"胆系流域"荧光引导腹腔镜肝切除术治疗肝内胆管结石，以及双镜联合治疗肝外胆管结石等。同时也结合当前ERAS理念所创新性提出的"LEER模式下的加速康复外科应用体系"及由此建立的加速康复All in One病房，笔者将其应用于胆道外科领域并且取得了一定的成果。笔者深切体会到胆道外科微创化发展的必然趋势，同时也注意到如何把握各项胆道外科微创技术的要点及难点是目前基层胆道外科医生最为关注的问题。当然，在此之前已有部分专业书籍对胆道外科微创技术进行了详细的讲解和介绍，但笔者在阅读中发现极少有相关专业书籍能够系统并且全面地对胆道外科微创技术进行阐述，并且尚无以手术入路对胆道外科微创技术进行整理编撰的专业书籍。因此在总结前人经验基础之上，结合团队自身开展胆道外科微创化治疗的过程，并且在专业内各领域相关专家教授的鼎力支持下，《胆道外科微创化治疗系统解决方案要点解析》才由此成书。我们在书中首先对胆道系统疾病的起源及发展进行了梳理，回顾了整个胆道外科的发展历史，剖析了目前胆道外科微创化发展的方向。接着我们对胆道的解剖要点进行了详细的介绍，让读者能够对胆道的解剖有更深入的认识。本书中提出以"上、中、下"三种入路为核心的胆道外科微创技术要点，其中包括上入路途经中的经皮经肝胆道引流术（PTCD），经皮经肝胆道镜碎石取石术（PTCSL），粒子植入，微波消融，经皮经肝胆囊穿刺引流术（PTGBD），腹腔镜下各肝段、肝叶及半肝切除，联合肝脏离断和门静脉结扎的二步肝切除术（ALPPS），腹腔镜肝门部胆管癌根治术及肝移植技术等；中入路途径中的循"A-B-D"途经的LC、荧光导航LC、Mirizzi综合征的手术技巧、胆囊癌的腹腔镜根治切除术、肝外胆管结石腹腔镜胆管切开取石术、腹腔镜胰十二指肠切除术（LPD）等；下入路途经中的内镜下乏特氏壶腹良性肿瘤切除乳头成形术、胆总管结石的内镜取石和胆管引流术、胆道肿瘤光动力治疗技术等。本书采用图文并茂的方式，既有详细的手术步骤也有理论知识的介绍，同时也介绍了胆道外科的历史及胆道系统解剖，并且在最后将ERAS如何助力胆道外科微创技术做了开创性的介绍，整本书从系统性解决胆道系统疾病的思路出发，希望对胆道外科医生在临床工作中遇到同类相关问题时能提供尽可能的解决方案。当然，由于本书涉及内容面广，技术种类繁多，手术方式复杂多变，编写工作困难重重，因此在本书中一定也存在不少的不足和有待商榷的内容，希望读者能够提出宝贵的建议，笔者和团队一定及时修正。

在此，感谢参与本书编写的各位专家和同道们的辛勤付出！感谢吴泓教授作为本书主审的卓越奉献和指导，更要特别感谢曾勇教授和程南生教授为本书作序以及向同道们推荐此书！

2023年12月

目 录
MULU

第一章

胆道外科历史与发展概述

涉及胆道系统疾病与胆道外科有关的概念应从"Bile"一词出现开始，"Bile"最早起源于 1660 年，源自法语"bile"，意为"肝脏分泌的黄色苦液，有助于消化"。拉丁语的"bilis"也意指"肝脏分泌的液体"，在古代医学中是四种体液之一，也称"choler"，这可能是世界上最早对胆汁的描述。

早在 17 世纪之前，就已经出现了胆道相关疾病的记载，利用外科手段对胆道疾病进行相应的诊断和治疗，从而形成胆道外科体系。在整个人类医学历史发展的长河里，胆道外科体系在不同阶段的发展与胆道疾病、胆道解剖及整个外科体系的发展保持高度的同步性。

一、胆道系统疾病起源与胆道解剖学的建立

（一）胆道系统疾病的起源

胆结石作为最常见的胆道相关疾病，其历史几乎与人类的进化史一样古老。在罗马帝国之前，肝脏和胆道就已为人所知，并被认为是神圣的。1909 年一具木乃伊被赠送给伦敦皇家外科学院博物馆，在其身体中发现了一个保存完好的肝脏和一个包含胆结石的胆囊，这是目前从古代幸存下来最早的胆结石标本。我国最早关于胆道结石的记录，应该是 1972 年考古人员在湖南长沙马王堆汉墓的女尸中发现其存在胆道结石。公元前 400 年左右，希波克拉底凭借自身丰富的临床经验认识到胆道系统疾病的严重性，提出在黄疸的情况下，当肝脏变硬时，是一个不好的迹象。Arthur Weigle 认为亚历山大大帝（公元前 356—前 323年）的死因与胆道结石穿孔导致继发腹膜炎密切相关。

（二）胆道解剖学的建立

现代解剖学的兴起促进了胆道外科学的发展，在文艺复兴时期，达·芬奇和米开朗琪罗在人体解剖方面做了大量的探索工作。随后 Andreas Vesalius 在总结前人经验的基础上，结合自身研究，系统性地提出解剖学，使得解剖学成为一门真正的科学，Andreas Vesalius 在其著作中对胆结石及其后果进行了简单的描述。Francis Glisson 首先提出了 Glisson 系统的

理论，其理论描述了肝动脉、门静脉和胆总管的解剖特点，同时 Francis Glisson 也是第一个对胆总管下段十二指肠括约肌作用机制进行描述的学者。1720 年，Abraham Vater 对壶腹部结构进行了进一步的描述，指出胆总管和胰管的双导管结构。Ludwig Courvoisier 对肝外胆道研究较为深入，发表和出版了大量关于胆道系统疾病的文章和书籍，其对不同类型的胆管梗阻进行了回顾性分析，他提出当存在无痛性和轻度黄疸增大的胆囊时，增大的原因不太可能是胆结石，这便是早期 Courvoisier 征的概念。1890 年，Jean－Francois Calot 在其博士论文《胆囊切除术》中，详细地描述了胆囊切除术的解剖和技术流程，并且提出了早期"Calot 三角"的概念。Ruggero Oddi 是第一个测量肝胰壶腹括约肌阻力的人，他证明切除胆囊会导致胆管扩张这一非生理性反应。

二、胆道外科技术起源与发展

17 世纪之前，对于胆道系统疾病并没有外科治疗手段，但是在偶然的医学探索中出现了胆道外科学的萌芽。1687 年，Stalpert von der Wiel 为一位长期被腹痛困扰的患者，做上腹部脓肿切开引流时发现了胆结石，正是这一看似不经意的发现，开启并奠定了以后 300 多年的胆道外科学发展的历史。18 世纪是胆道外科技术的开端，Jean－Louis Petit 被认为是胆道外科的创始人，缘于这位巴黎的外科医生注意到胆结石所致的脓肿，并提出了胆结石外科干预的手术指征，即当腹部皮肤变红并伴有胆绞痛时，应该对该区域进行切开并取出胆结石，此后一年他成功实施了该类型的手术，但术后胆漏却阻止了手术的进一步开展。

柏林的 Carl Langenbuch 观察到简单的引流和结石取出只能起到暂时的缓解作用，这使得他在 1882 年 7 月 15 日成功为一名胆绞痛 16 年的 43 岁男子摘除了胆囊，6 周后患者恢复顺利出院，此例患者的手术治疗便开启了胆囊切除术的先河，该手术治疗方式沿用至今，成为目前治疗胆囊结石病的标准术式。

从 1924 年由 Evarts Graham 和 Warren Cole 实施的胆囊造影技术，到 1931 年阿根廷的 Pablo Mirizzi 实施的第一例胆道造影技术，都为胆道外科的诊断和手术开展提供了依据。1968 年美国学者 William McCune 率先报道应用纤维十二指肠镜行十二指肠乳头插管造影取得成功，进一步完善了胆道检查和诊断的有效手段，从而奠定了胆道外科学发展的坚实基础。随着胆道外科技术和检查手段的发展，也逐渐开始引起外科医生对于手术治疗和手术中存在的问题的思考和探索，Halsted 最早关注胆总管手术切开、探查后的关闭及引流问题，并对其进行了深入的研究，在 1912 年时德国外科医生 Hans Kehr 用橡胶设计了 T 字形的 T 管，T 管成功应用到胆总管切开后的胆管引流术中，从而解决了 Halsted 关注的问题，这一成果沿用至今，仍为胆道外科一重要治疗措施在继续使用。胆肠吻合技术最早出现在 1888 年，1888 年 Riede 施行的胆总管十二指肠吻合术，此技术一直应用到 20 世纪五六十年代并成为当时的主要治疗方法，但由于 Oddi 括约肌扩张，十二指肠内容物容易反流进入胆道引起胆管炎，加之十二指肠位置不易与高位胆管吻合，应用受到限制，后来逐渐放弃使用该方法。到 1944 年 Allen 将胃肠 Roux－en－Y 吻合方法应用于胆总管空肠吻合，不仅解决了术后患者容易发生严重反流性胆管炎的问题，还容易实现高位胆管空肠吻合。

　　肝内胆管及肝门部胆管外科病，长期以来成为胆道外科最难决策的问题，困扰全球，其技术突破也较晚。肝内胆道外科疾病中尤以肝内胆管结石的发病率为首，在全球肝内、外胆管结石的发病率中以亚洲地区普遍高于欧美地区，而中国的肝内胆管结石发病率处于全球高发区域。国内肝内胆管结石的治疗的发展同样也比较晚，长期以来因肝脏解剖复杂、实施技术难等原因，因此对肝内胆管结石和胆管来源肿瘤的解决方法也非常有限。国内最早由黄志强院士于 1958 年提出切除病灶是彻底治疗肝内胆管结石的理论，其理论基础是肝内胆管结石是存留在相应节段的胆管内并引发其相应节段胆管发生病变，其分布严格按胆管解剖结构分布，因此提出的解决办法则主要采用肝左叶或肝右叶切除来达到根治病变的目的。随着对肝内胆管结石病变的进一步深入了解，20 世纪 70 年代黄志强与刘永雄教授提出肝内胆管结石外科治疗"16 字"原则，即"清除结石、解除狭窄、去除病肝、通畅引流"，后经同道们的艰辛努力、不断创造，探索出要能较好地解决肝门部附近的肝内胆管结石，就必须要打开肝门，到达肝内去清除这些肝内胆管结石才有可能取净结石，这使得当时在 20 世纪 70 年代肝内胆管结石的残石率由 72% 降至 17%，再手术率降至 7%。从黄志强院士通过数十年的临床实践和探索工作中看到了国内在肝内胆道外科技术上的进步。黄志强院士先后就职于中国人民解放军第三军医大学西南医院和中国人民解放军总医院，他将中国人民解放军总医院 1985—2005 年间肝内胆管结石患者的手术治疗情况同 1963—1985 年在第三军医大学西南医院肝内胆管结石肝切除范围做比较，得出前者涉及右肝切除和肝段切除者的数目明显高于后者。这一结果反映出我国肝内胆管结石临床诊疗模式和手术治疗观念的不断革新和改变，更多地体现在 20 世纪 90 年代对肝内局限性病变常采用肝段或亚肝段切除。同样在国内的 20 世纪 80 年代，吴金术教授等通过对 32 条猪肝的解剖研究，在黄志强院士提出的"16 字"原则的基础上提出"24 字"原则，即在原来的"16 字"基础上加入"矫治畸形、保肝保胆"8 个字，更加完善了对肝内胆系病变的治疗原则。吴金术教授经过临床上数千例肝胆管结石的手术，到 20 世纪 90 年代提出"入肝的 14 条途径"，即胆总管逆行途径、肝圆韧带途径、胆囊床途径、左肝外叶胆管途径、保留门静脉左支的左肝外叶胆管途径、经胆道引流管途径、经胆道瘘管途径、经桥祥空肠途径、经结石感途径、经肝叶段切除途径、Rouviere 沟途径、尾状叶胆管途径、经 S_{4b} 段胆管途径、肝移植 14 条处置肝内胆管结石的手术入路，其中用得最多的是肝圆韧带途径、胆囊床途径。在这一时期，肝脏外科解剖学的发展和手术技术的进步给肝内胆道外科技术的发展带来了极大的帮助，胆道外科借助肝脏手术技术与入路途径便可以通过对半肝、肝叶、肝段、肝亚段的切除来解决肝内胆系局灶性病变、结石和完成肿瘤的切除治疗，包括肝门部胆管肿瘤的切除，这也是 20 世纪 90 年代胆道外科的最新、最大的进展。在此之前，胆道外科对肝胆管结石的手术方式主要为胆总管探查、T 管引流、左肝外叶切除以及各种形式的胆肠 Roux－en－Y 术。

　　对于肝门部发生的胆管癌的治疗，由于技术要求高，手术难度大，其发展也相对滞后。

日本在胆道肿瘤外科这一领域做出了更多的探索和工作：早期通过胆管穿刺置管技术缓解胆道肿瘤患者的黄疸问题，而后分步实施了世界首例门静脉切除重建以及动脉切除重建的包括肝切除在内的肝门部胆管癌根治性切除手术；对胆总管下段和乏特氏壶腹部肿瘤则通过胰十二指肠切除技术来解决。以上复杂的胆道外科手术的出现，标志着胆道外科由起初简单的胆囊切除术发展到涉及肝脏切除、血管重建、消化道重建的高难度外科技术。

因此，在 20 世纪 90 年代肝脏解剖技术的进步和手术技术及入路的进步推动了肝内胆道外科的技术进步。肝脏解剖和入肝路径解决了肝内因结石造成的肝内局灶性病变、局灶性感染、肝组织萎缩、胆管癌变。对来源于胆管细胞的肝内胆管癌（ICC）而采取的半肝、肝叶、肝段、肝亚段的切除，肝移植等技术解决了长期困扰全球业界的难题。

三、胆道外科的微创时代

1910 年，Hans Christian Jacobaeus 率先提出了"腹腔镜术（laparoscopy）"这一概念。在 1987 年，法国里昂的一位外科医生 Philippe Mouret 完成了全球第一例腹腔镜胆囊切除术（LC），自此开启了胆道外科的微创时代。因其创伤小、并发症少、术后住院时间短及恢复快等优势，LC 迅速在世界各地广泛开展。我国有文献报道的第一例 LC 是由云南曲靖医院的荀祖武于 1991 年 2 月 19 日完成的，相比于国外起步稍晚，但 LC 却很快在全国多家医院迅速开展。随着近 30 多年 LC 的发展，目前手术切口已从原有的"四孔"到现在的"三孔"和"单孔"，使得手术后更加美观。但由于单孔 LC 技术难度大、学习曲线长以及需要特定的腹腔镜器械，其仅适合部分患者，并不适合大范围推广，这也使得单孔 LC 还有很长的路需要走。机器人胆囊切除手术起步于 20 世纪 90 年代中期，其与腹腔镜相比短期疗效相当，但因机器人设备费用等问题，其目前在我国特别是基层医院的使用仍存在较大的困难。荧光引导 LC 是一种利用吲哚菁绿（ICG）染料经胆道排泄的特点，实现术中全程肝外胆管的可视化的微创精准技术。近年来被国内外广泛应用于 LC 中，最新的随机对照试验（RCT）研究结果显示 ICG 荧光引导 LC 优于白光腹腔镜，特别是对肝外胆管的术中可实现实时可视化。内镜胆囊切除术则是一种通过自然腔道进行手术的一种微创方式，全球仅有少量通过胃镜行胆囊切除术的报道，并未得到普及。无论是单孔腹腔镜还是机器人、荧光引导，抑或是经自然腔道，这些方式的出现使得胆囊手术更加趋于微创化。

针对肝内外胆管结石的外科治疗，已由原来单一的开腹胆总管切开取石术转变为多入路、全微创化治疗。腹腔镜胆总管切开取石术（LCBDE）是目前治疗肝外胆管最为主流的方式，根据患者自身条件选择安置 T 管的胆管引流或行一期胆管缝合免引流。当然内镜逆行胰胆管造影术（ERCP）联合胆管取石同样是微创治疗肝外胆管结石的手段。国外研究表明 LCBDE 似乎在结石清除率方面优于 ERCP 内镜下取石，但针对高龄危重症患者，局部麻醉（简称局麻）内镜下取石降低了患者全身麻醉（简称全麻）所带来的风险。肝内胆管结石的治疗一直以来是困扰肝胆外科医生的一大难题，但自从我国黄志强院士提出肝叶切除治疗肝内胆管结石这一理论以来，结合腹腔镜技术的发展，腹腔镜下肝切除术及机器人肝切除术已被大量应用于肝内胆管结石的治疗中。研究表明无论是腹腔镜还是机器人肝切除术治疗肝内胆管结石，相比于开腹肝切除术，均具有术中出血量少、手术并发症少、住院时间短等优势。结合 ICG 荧光在肝内病变胆管蓄积的特点，使得荧光引导下的腹腔镜肝切除术在微创的前提下更加精准。经皮经肝胆道镜碎石取石术（PTCSL）是一种内镜下治疗肝内复杂胆管结石的微创手术方式，最早由日本学者 Takata 等于 1974 年提出并应用到肝内胆管结石患者中，对于部分无法耐受肝切除治疗或肝内多发结石的患者和经过肝切除术后的肝内胆管结石患者，PTCSL 提供了一种安全、有效、微创的治疗手段。目前国内以广州医科大学附属第一医院为代表的一批医院也将这一技术常规应用于相应肝内胆管结石的取石手术治疗中。

胆道系统常见的肿瘤包括壶腹部肿瘤、胆总管下段肿瘤、胆囊恶性肿瘤、胆总管上段肿瘤、肝门部胆管癌及肝内胆管癌。1994 年，Gagner 等完成首例腹腔镜胰十二指肠切除术（LPD）后，对壶腹部及胆总管下段肿瘤应用 LPD 目前在一些条件较好的医院已成为一种常规手术方式，而且国内大样本病例 1 029 例回顾性分析 LPD 的结果显示并证明 LPD 是一种安全、有效的微创治疗方式。2003 年，Giulianotti 等施行了世界首例机器人胰十二指肠切除术（RPD），对 LPD 与 RPD 进行了比较，美国外科医师协会最近发表的研究表明 RPD 在并发症发生率方面似乎更加低于 LPD。对于肝门部胆管癌的微创治疗，2011 年 Yu 等率先报道将腹腔镜应用于肝门部胆管癌根治性切除术中，近年来这一术式的临床应用报道有逐渐增加的趋势，但多为个例或少数病例总结，初步结果显示在腹腔镜手术经验丰富的临床中心施行腹腔镜肝门部胆管癌根治性切除术是安全可行的，但这一手术技术目前仍存在争议，还处于继续探索中。对于胆囊癌（GBC）的治疗，腹腔镜技术目前仅有部分的中心临床研究进行了报道，与开腹手术相比仍存在一定的争议，但部分文献报道表明腹腔镜胆囊癌根治术（LRC）在短期疗效上优于开腹手术，当然这一结果仍需要大样本 RCT 研究加以佐证。目前有少量文献提及了机器人肝门部胆管细胞癌根治术及肝内胆管癌根治术。总体而言，无论是腹腔镜还是机器人，其远期疗效与开腹相当，近期疗效方面，如在更少的术中出血及更低的术后并发症、更短的住院时间等方面体现出了腹腔镜与机器人在微创胆道肿瘤外科的优势。部分胆道先天性疾病如先天性胆管囊肿等，目前腹腔镜下先天性胆管囊肿切除及胆肠吻合已在临床广泛开展。回顾胆道外科的发展历史不难看出，无论是胆囊结石还是肝内外胆管结石，还是胆管肿瘤的外科治疗，都向着更加安全、更加精准、更加微创的手术方式发展。

四、胆道外科的综合治疗

胆道外科的综合治疗主要是针对胆道肿瘤发展起来的，对于胆道晚期不可切除或不能做到 R_0 切除的肿瘤和术后肿瘤的复发治疗，除了局部治疗外也发展到了全身的综合治疗，局部治疗在改善肿瘤引发的临床症状方面效果明显，全身治疗在延缓肿瘤发展和缓解症状上有相应的作用。目前局部治疗方面已应用内镜下放置胆道支架、放射性粒子植入和光动力治疗（PDT）来解除胆道梗阻。内镜下放置胆道支架是通过十二指肠镜、超声内镜（EUS）等方式将塑料或金属支架放置入梗阻部位的胆道内，充分引流胆汁从而达到解决胆道梗阻的目的。放射性粒子植入治疗术则是在胆道支架的基础上植入放射性粒子，通过放射性粒子内照射来对胆道肿瘤引起的梗阻进行治疗的一种方式。光动力治疗是利用注射光敏剂后，肿瘤组织与周围正常组织的浓度差异，用特定波长的激光照射肿瘤组织，激活光敏剂，从而特异性破坏肿瘤细胞及肿瘤新生血管的一种方式，其解除胆道恶性肿瘤梗阻的疗效在国内外均有大量报道。通过血管腔内介入技术，对部分动脉供血的肝内胆管恶性肿瘤、超选瘤体供血动脉，注射化疗药物从而达到治疗的目的。经肝动脉放疗栓塞（TARE）的 ^{90} 钇选择性体内放射疗法（^{90}Y - SIRT）是一种靶向肿瘤放射技术，其在肝脏胆管恶性肿瘤病灶处，通过靶向的大剂量高能量 β 辐射杀死肿瘤细胞，同时可以很好地保护健康肝脏组织。射频和微波消融技术则在超声或计算机断层成像（CT）等的引导下，靶向穿刺到肝肿瘤病灶区域，利用穿刺针的热消融或冷消融技术达到肝脏肿瘤细胞的灭活目的，起到治疗的效果，目前该项技术已经广泛应用于国内外肝脏肿瘤的治疗中。在采取局部治疗的同时结合全身的化学治疗（简称化疗）、靶向治疗、免疫治疗等综合治疗是目前治疗胆道肿瘤的方向。

五、展望

回望胆道外科 300 余年的发展历史，从无到有，从偶然发现到严谨科学，从巨创到微创，从胆囊切除到肝外胆管的手术，再到肝门部胆管及肝内胆管的手术，胆道外科发展历史上每一次重大的发现都是一次突破。作为 21 世纪的胆道外科医生，我们应该是幸运的，因为人类历史上的先辈们已经为我们留下了大量宝贵的经验。同时，我们也应该更加努力地去工作、去探索、去发现、去创造，去为患者尽可能地解决本专业内病变带来的痛苦。当前胆道外科仍有诸多亟待解决的问题，在结合当前腹腔镜技术、机器人技术、荧光显影及人工智能（AI）技术等新兴外科技术的基础上，当代胆道外科医生定能够将胆道外科技术推向新的高度，为胆道系统疾病的患者提供更为优质的医疗服务！

（赵欣　雷泽华）

第二章

胆道系统的解剖及解剖要点

　　胆道系统是连接肝脏与肠道的管道系统，负责将肝脏分泌的胆汁输送至十二指肠内协助消化。根据解剖位置可将胆道系统划分为肝内胆管和肝外胆道两部分。肝内胆管始于毛细胆管，后汇入小叶间胆管，再汇成肝段、肝叶胆管，最终在肝门部汇合成左、右肝管。因此，左、右肝管，肝叶及肝段胆管分别被称为肝内一级、二级、三级胆管。胆道外科就是在上述这些解剖结构出现问题后提出解决方案，因此，熟悉并掌握胆道系统的解剖结构和功能是临床医生解决胆道系统疾病的前提，本章主要就胆道系统相关的解剖及解剖要点进行重点介绍。

第一节　胆道系统的组成及重点提要

一、肝内胆管

（一）左肝管

　　左肝管相比右肝管更为细长，平均长为 1.6 cm，其位置较为恒定，在肝门左侧，位于肝门静脉左支的右前上方。通常情况下，左肝管由左内叶胆管、左外叶胆管以及左侧尾状叶胆管汇合而成，少数情况下还接纳右前叶或右后叶的胆管。此外少数人群先天无左肝管，左肝管的解剖构成主要包括以下 3 种类型（图 2-1）。

　　Ⅰ型：由左外叶胆管与左内叶胆管汇合形成，为临床最常见类型。

　　Ⅱ型：由左内叶胆管与左外叶胆管的上、下段共同汇合而成，呈三叉型。

　　Ⅲ型：由左内叶胆管和左外叶下段胆管汇合形成共干，然后再与左外叶上段胆管汇合。

　　当左外叶胆管与左内叶胆管在左叶间裂的左侧汇合时，行左肝外叶切除术时，易损伤左内叶胆管，导致术后胆漏及腹腔感染。

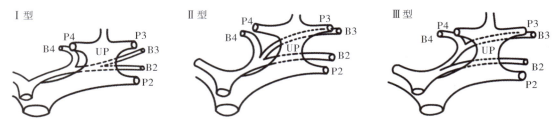

UP—门静脉矢状部；B2—左外叶上段胆管；B3—左外叶下段胆管；B4—左内叶胆管；P2—左外叶上段门静脉支；P3—左外叶下段门静脉支；P4—左内叶门静脉支。

图 2-1　左肝管的结构类型

（二）右肝管

右肝管位于肝门横沟右侧，走行于肝门静脉右支和肝右动脉的前上方，一般没有重要的血管经过其前方。但偶有肝中静脉的属支在右前叶、右后叶胆管汇合处的前方经过，因此在切开右肝管时应予以注意。右肝管形态上较为粗短，平均长度仅为 0.9 cm，主要由肝右前叶及右后叶胆管及右侧尾状叶的胆管汇合形成。右肝管汇合处存在较多的变异，约 1/3 的人无右肝管，或称分裂型右肝管，具体表现为：右前叶胆管及右后叶胆管分别汇入左肝管。除此之外，还有右前叶、右后叶胆管跨越主肝裂汇入左肝管的方式。因此在行左肝切除术时需加以注意，以免损伤右侧肝管。此外，由于右后叶胆管的解剖学变异最多，故在肝门区手术时容易损伤异常汇合的右后叶胆管，需注意，应尽量避免。相关资料统计显示，右肝管主要存在以下 4 种类型的结构变异（图 2-2）。

Ⅰ型：由右后叶上段和下段胆管汇合形成右后叶胆管，然后再与右前叶胆管汇合形成右肝管，右前叶胆管多为 1 支，也可为 2 支。

Ⅱ型：右肝管缺如，右前叶胆管、右后叶胆管与左肝管直接在肝门处同时汇入肝总管，此类型的肝总管通常呈三叉型。

Ⅲ型：右肝管缺如，右前叶胆管或右后叶胆管汇入左肝管，另外一支右侧肝叶胆管再与左肝管汇合成肝总管。

Ⅳ型：右肝管缺如，右前叶胆管或右后叶胆管与左肝管汇合成肝总管，另外一支右侧肝叶胆管再单独于低位汇入肝总管。

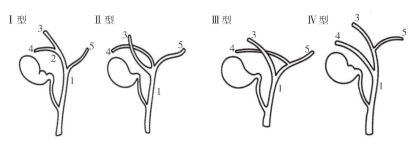

1—肝总管；2—右肝管；3—右前叶胆管；4—右后叶胆管；5—左肝管。

图 2-2　右肝管的结构类型

（三）尾状叶胆管

尾状叶又称 Spiegel 叶、肝背段，属于 Couinaud 分类中的 I 肝段，其根据左右肝的分界又可进一步划分为左尾叶和右尾叶，同时右尾叶又可分为腔静脉旁部和位于门腔静脉间的尾状突部。尾状叶胆管的数量一般为 1~4 支，平均有 3 支。有学者通过对 185 例患者进行 CT 胆道造影，共检测到 640 条尾状叶胆管，其中尾状突部、腔静脉旁部和 Spiegel 叶的胆管总数分别为 181 条（28.3%）、112 条（17.5%）和 347 条（54.2%）。尾状叶胆管在解剖位置上通常从门静脉左、右支侧面走行，最终分别汇入左、右肝管。文献报道，从左尾状叶至右尾状叶交叉引流发生率为 61.37%，从右尾状叶至左尾状叶交叉引流发生率为 21.45%。Spiegel 叶的胆管常开口于左肝管系统，汇入点在门静脉矢状部附近，因此其附近的外科操作易损伤该胆管造成术后胆漏。腔静脉旁部的胆管和尾状突部的胆管通常汇入右后叶胆管。由于肝门部胆管癌易侵犯尾状叶胆管开口位置，因此目前在 Bismuth 分型 II 型及以上的肝门胆管癌患者的肝门胆管癌根治术中，专家共识认为，应常规联合切除尾状叶，否则容易造成肿瘤复发。此外，左外叶或右后叶胆管结石有时可能合并尾状叶胆管开口狭窄及结石，因此在胆道探查术时应予以注意，避免术中遗漏尾状叶胆管内结石，从而造成后期尾状叶纤维化及萎缩。

（四）副肝管

狭义范围上的副肝管是指，通常在低位与肝外胆管汇合的引流肝脏某一叶或某一段胆汁的变异肝管（图 2-3）。广义范围上的副肝管除上所述外，还包括迷走胆管及 luschka 胆管，其在人群中的发生率在 5%~15%。副肝管多起源于肝脏 IV~VIII 段，少部分人始发于左肝外叶，随后走行于胆囊三角内，最终汇入右肝管及肝总管。

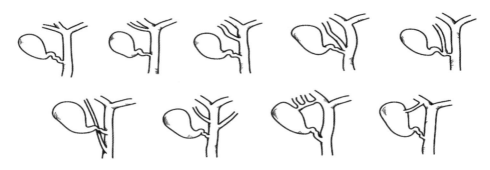

图 2-3　各种类型的副肝管

副肝管的变异较多，胆囊切除术时应仔细辨别，尤其是当病变部位的炎症引起水肿较严重，造成解剖结构不清时，术者容易将右侧副肝管误判为胆囊管结扎或切断。常见的副肝管主要有以下 4 种类型（图 2-4）：

I 型：右侧副肝管直接汇入胆囊底部或体部，此类型副肝管管径通常较为细小。

II 型：右侧副肝管汇入胆囊管，管径一般较细。

III 型：右侧副肝管汇入肝总管，其管径通常较粗，一般 >3 mm。

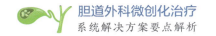

Ⅳ型：右侧副肝管汇入胆总管，其管径较粗，一般为 3~5 mm。

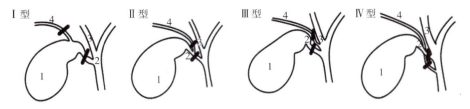

1—胆囊；2—胆囊管；3—右肝管；4—副肝管。

图 2-4　Ⅰ~Ⅳ型副肝管及术中胆囊管离断和副肝管损伤部位（黑线部分）

特别关注：Ⅰ型副肝管在 LC 中最容易发生损伤，有时即使是经验丰富的医生也难以完全避免。而且，副肝管汇入的位置越低，越靠近胆囊管，其在胆囊切除的过程中发生损伤的概率就越高。同时，副肝管的粗细程度不同也会使手术误伤后产生不同的现象。如损伤的副肝管较粗，在手术中就可以发现有明显胆漏和异常管道缺口，往往可做到及时处理；而损伤了较细的副肝管时，由于术中电凝的焦痂可能会使管道暂时性闭塞，因此术中难以及时发现胆漏及异常开口，往往需要患者在术后数日发生迟发性胆漏后才得以证实。

如果术中发现副肝管损伤，该如何合理地处理，需要综合考虑副肝管的粗细、解剖部位以及其胆汁引流的区域。在不影响正常手术操作的前提下，都应尽量保留副肝管。对于汇入胆囊管的副肝管，术中应在副肝管汇入部远端结扎后再切除胆囊并保留胆囊管的近端，保证副肝管的通畅引流。对于直径 >3 mm 的副肝管，应在术中予以重视，其一旦被结扎切断，可能会导致相应肝段或肝叶的胆管梗阻，从而导致肝纤维化、肝萎缩及局限性肝脓肿的形成；而对于直径 <2 mm 的副肝管，一般可直接结扎切断，这样操作一般不会对患者造成较大的影响。因此，若术中不慎损伤较粗的副肝管，应立即进行修补、缝合。

二、肝外胆道

（一）肝总管

肝总管由左肝管和右肝管在肝门处汇合而成，直径 4~6 mm，汇合后肝总管走行于肝十二指肠韧带内，通常位于肝固有动脉的右侧和门静脉的右前方。肝总管长度取决于与胆囊管汇合部位的高低。少数患者无肝总管，即左、右肝管和胆囊管呈三叉型在肝门部汇合形成胆总管。

（二）胆总管

胆总管由胆囊管和肝总管在肝十二指肠韧带内汇合而形成。其长度可因汇合点的位置高低而有差异，多为 4~8 cm，直径为 4~9 mm。胆总管根据其走行途中经过的解剖位置，可划分为 4 部分，即十二指肠上段、十二指肠后段、胰腺段和十二指肠壁内段。

（三）胆囊

胆囊位于肝脏脏面的胆囊窝内，其后上方通过疏松的结缔组织与肝脏胆囊床相连，结缔组织内通常有细小淋巴管和静脉相通，这也是 GBC 在较早期时便可发生肝脏侵犯及淋巴结转移的重要原因。胆囊的其余部分则被腹膜所覆盖，少数胆囊可完全被腹膜包裹，称为系膜胆囊。胆囊三角（Calot 三角）是由胆囊管、肝总管和肝脏脏面所形成的三角形区域，其内有肝右动脉、胆囊动脉和副肝管等重要的解剖结构通过，是肝胆外科手术的重要解剖标志，在手术中应仔细解剖分离，避免损伤上述结构。

（四）胆囊管

由于个体间胆囊管与肝总管汇合部位存在较大差异，因此胆囊管的长度变异也较大。少数人的胆囊管很长，可与肝总管或右肝管平行，甚至单独汇入十二指肠，而大部分人的胆囊管很短，甚至可直接与肝总管相连，使得其解剖结构难以区分。此外，胆囊管与肝总管汇合的形式及位置变化较多，如胆囊管可能高位开口，或开口于低位的右肝管和右侧副肝管。因此，在手术中应提高警惕，仔细解剖辨认，避免术中因胆囊管的变异导致胆管损伤等严重后果的发生（图 2-5）。术中 ICG 荧光胆管造影可以帮助识别肝外胆管解剖变异，从而有效预防术中胆管损伤的发生。

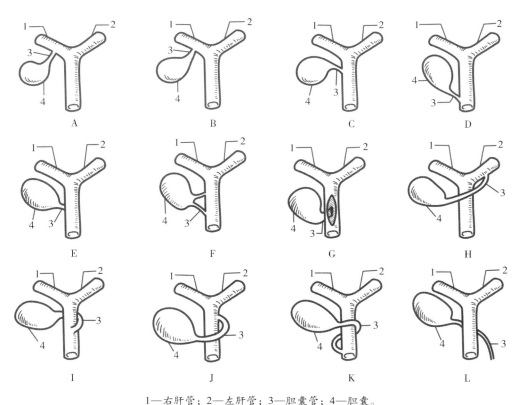

1—右肝管；2—左肝管；3—胆囊管；4—胆囊。

图 2-5　胆囊管的常见变异

（卢炯　朱道珺）

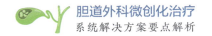
第二节　胆道系统的血供及重点提要

　　胆道系统的血供完全来源于肝动脉。肝动脉的解剖变异常见，一般而言，肝总动脉来源于腹腔干，但约有20%病例的部分或全部肝动脉来源于肠系膜上动脉。肝总动脉发出胃十二指肠动脉（GDA）后，继续向上延续为肝固有动脉，肝固有动脉走行于胆总管的左侧、门静脉的左前方。肝固有动脉常在肝门下方分为左、右两支肝动脉，其分叉点的高低部位通常不固定，有时还会发出肝中动脉。在部分肝固有动脉先天性缺如的病例中，其肝左、右动脉可分别起源。

　　肝右动脉多起源于肝固有动脉或肝总动脉，部分病例可来源于肠系膜上动脉，被称为迷走肝右动脉，因此在手术前应注意仔细阅片辨别，以免术中误伤肝右动脉。肝右动脉在发出后，一般走行在肝总管后方，在胆囊三角处分出一支终末动脉，即胆囊动脉，然后继续走行，分出右前叶动脉和右后叶动脉。

　　肝门部肝动脉分支的解剖存在较多变异，其变异发生率为20%～50%。将近20%的肝右动脉从胆总管上段或肝总管前方跨过，可压迫肝总管，并影响高位胆管的切开。因此在行胆总管手术切开胆总管之前，应检查其前方有无肝右动脉通过，以免误伤该变异动脉。胆囊动脉也存在较多变异，一般来说，胆囊动脉起源于肝右动脉，多为单支，亦可为2～3支。手术结扎离断胆囊动脉时，应靠近胆囊动脉进入胆囊壁的位置，以免误伤肝右动脉等重要结构。

　　肝动脉常见的解剖学变异（图2-6）和分型如下。

　　Ⅰ型：临床最常见类型，腹腔干发出肝总动脉，肝总动脉分支为肝固有动脉和GDA，肝固有动脉再分出肝左动脉和肝右动脉。

　　Ⅱ型：肝总动脉发出肝固有动脉，由胃左动脉或腹腔干发出迷走肝左动脉或副肝左动脉。

　　Ⅲ型：肝总动脉发出肝固有动脉，由肠系膜上动脉发出迷走肝右动脉或副肝右动脉。

　　Ⅳ型：肝总动脉发出肝固有动脉，胃左动脉和肠系膜上动脉分别发出一支副肝动脉，故同时存在两支副肝动脉。

　　Ⅴ型：肝左动脉自腹腔干/胃左动脉发出，肝右动脉自腹腔干/肠系膜上动脉发出。

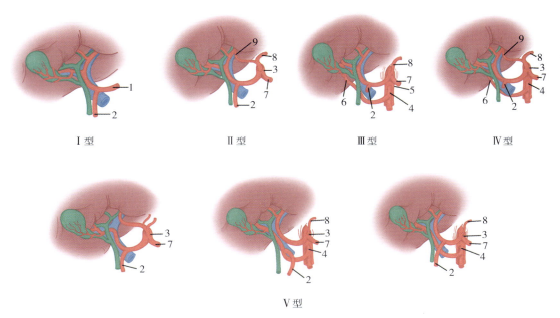

Ⅰ型　　　　　　Ⅱ型　　　　　　Ⅲ型　　　　　　Ⅳ型

Ⅴ型

1—肝总动脉；2—胃十二指肠动脉；3—腹腔干；4—肠系膜上动脉；5—腹主动脉；6—迷走肝右动脉或副肝右动脉；7—脾动脉；8—胃左动脉；9—迷走肝左动脉或副肝左动脉。

图 2 - 6　肝动脉常见的解剖学变异

　　一般来说，胃左动脉/腹腔干发出的副肝动脉，其入肝路径通常在肝固有动脉的左侧，为左半肝提供血供；从肠系膜上动脉发出的副肝动脉多于肝固有动脉右侧入肝，为左、右半肝提供血供。因此，在行左半肝或左外叶切除时，需注意有无异位副肝左动脉，如有需进行离断。此外，当肝门部胆管癌需行右半肝切除，但肿瘤侵犯肝左动脉，若发现有粗大的发自胃左或腹腔干的副肝左动脉，可直接离断肝左动脉而不予重建。

　　肝右动脉和胆囊动脉主要为胆囊、肝总管以及胆总管上段供血，胆总管下段的血供来源较为丰富，分别来源于胰十二指肠后上动脉、十二指肠后动脉、十二指肠上动脉、GDA 和肝门后动脉分支。胆总管上、下段血管围绕胆总管形成细小的动脉丛并相互吻合（图 2 - 7）。胆总管的胰后段和肝门段血供丰富，但十二指肠上段胆管的血供最差，因此该段胆管较易发生缺血性改变。胆总管中段的主要血管沿胆总管轴 3 点钟和 9 点钟方向，由下往上滋养胆管壁。鉴于胆总管的血供特点，在进行胆总管切开探查或取石术时，常于胆总管正中处切开，以免损伤胆总管壁。值得注意的是，当胆总管十二指肠上段及后段的胆管狭窄或损伤时，由于上述部位的血供欠佳，因此在施行胆肠吻合时，应避免低位横断胆总管，胆总管断端的游离不宜过长（＞2 cm），以免近端胆管缺血致远期发生纤维性狭窄。

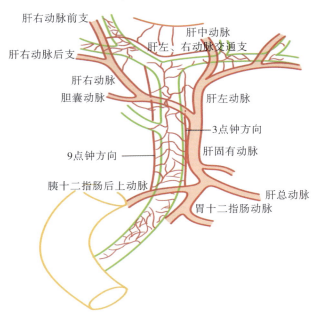

图 2-7　肝外胆总管周围动脉丛

　　门静脉后动脉位于胆总管后方，该动脉由腹腔动脉或肠系膜上动脉的根部发出，是十二指肠后段胆管的重要血供来源。门静脉后动脉一般起始于门静脉后方部位，沿胰头后上方走行，最终在胆总管的十二指肠后段，与十二指肠上后动脉或肝右动脉进行汇合。

　　肝门部胆管的主要血供来源是位于肝门板下的分支动脉丛，该分支动脉丛由胆囊动脉、肝左动脉和肝右动脉汇聚形成。胰腺后段胆管的主要血供来源则是胰十二指肠后上、后下动脉及门静脉后动脉。

　　大部分胆总管、肝总管的血液是由许多沿胆管表面上行的小静脉回流而来。这些小静脉主要回流入门静脉，它们在胆管周围形成胆管外静脉网，在管壁的外膜内往上进入肝内形成毛细血管，这一结构的存在得以将肝内与肝外门静脉系统连接起来，统称为胆管旁静脉系统。当肝内或肝门部门静脉阻塞，血流受阻时，胆管旁静脉系统就会明显扩张，这种代偿性作用使得血流绕过门静脉阻塞部进入肝脏，形成侧支循环，这种情况称为门静脉"海绵样变"，胆总管下段的静脉与胰十二指肠后上静脉、胃右静脉和胃结肠干相连通，最终直接汇入门静脉。

　　胆囊静脉的回流如图 2-8 所示。胆囊静脉分为深、浅支，全部汇入门静脉系统，与肝静脉没有直接的联系。胆囊静脉的肝内回流路径如下。

　　（1）胆囊游离腹腔侧的静脉通过胆囊三角，与胆管周围静脉丛汇合，或单独从肝门部进入肝内门静脉。

　　（2）从胆囊颈部肝床侧穿过胆囊板平面，或在肝门板内流入肝内门静脉。

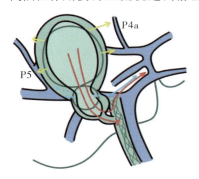

图 2-8　胆囊静脉的回流

（3）从胆囊体底部穿过胆囊板平面，汇入肝内门静脉亚段支。

GBC 的血行转移是通过胆囊静脉介导的，其潜在的或已转移的 S_{4b}、S_5、S_6 转移灶属于局限性肝转移。因此，在胆囊癌根治术中对相应的肝段进行联合切除有一定的治疗价值。

（卢炯　曾国军）

第三节　胆道的淋巴引流及重点提要

位于胆囊浆膜层下的组织含有丰富的淋巴管，肿瘤细胞如果突破了该层就容易发生淋巴结转移。胆囊的淋巴引流首先汇入胆囊管 12c 淋巴结，该淋巴结与肝脏的淋巴管相通，目前已证实 12c 淋巴结就是 GBC 的前哨淋巴结。Uesaka 等在术中向 GBC 患者的胆囊颈部注射放射性碳粒子，通过观察淋巴结的染色情况，认为胆囊的淋巴引流主要分为右侧径路（12b→13a/12p→16）、左侧径路（12a→8→9→16）及肝门径路（12p→16），一直以来右侧径路被认为是主要途径。但也有学者认为，多数情况下沿胆囊与胆管的淋巴回流，并不是汇入胰头背侧淋巴结（13a），而是与之汇合后直接汇入腹主动脉周围淋巴结（16），故胆道恶性肿瘤患者可能出现跳跃性淋巴结转移，即 13a 组淋巴结阴性，而 16 组淋巴结阳性。国内学者也发现，部分 GBC 患者会出现 12 组淋巴结阴性，而 8 组或 13 组淋巴结阳性这种跳跃性转移的情况。因此，GBC 的淋巴结转移规律仍有待进一步研究。

国际癌症控制联盟（UICC）通过追踪并观察胆囊的淋巴引流途径，认为 GBC 的淋巴结转移主要有 2 个终点，第一终点（N_1）为 12b 和 12c 淋巴结，第二终点（N_2）则为剩余淋巴结。但是日本肝胆胰外科学会（JSHBPS）对淋巴结转移的第二终点存在不同观点，该学会认为淋巴结第二转移终点为 12p、8、13a 组淋巴结，并且还应存在淋巴结第三转移终点（N_3），该终点包括 9、14 和 16 组淋巴结。鉴于 UICC 与 JSHBPS 在淋巴结转移分类上的显著差异，Chijiiwa 及 Kishi 等进行了深入的研究，他们认为 JSHBPS 的分类方法更加科学准确，更有助于患者治疗方案的制定，而且可以根据 JSHBPS 这样详细的分类来全面评估患者的预后。

胆囊与肝外胆管的淋巴管向下走行与胰腺的淋巴管网吻合，向上走行与肝淋巴管网相通。因此，中段和上段胆管癌的淋巴转移途径主要是沿肝动脉、肝总动脉、门静脉周围的肝淋巴管网转移至胰头后上方淋巴结，最终转移至肠系膜上动脉淋巴结和腹主动脉旁淋巴结，而下段胆管癌的淋巴转移途径则主要是沿胰腺的淋巴管网转移至胰头周围淋巴结。

ICC 通常伴有区域性淋巴结转移，其淋巴结阳性率为 45% ~ 62%。肝脏是人体分泌淋巴液的主要器官之一，包括深层和浅层淋巴系统。肝脏深层淋巴系统主要是由门静脉和肝静脉的淋巴系统构成。其中，门静脉淋巴系统负责大部分的肝脏淋巴引流，其经胰周或肝门淋巴结汇入乳糜池或后纵隔的淋巴系统；肝静脉淋巴系统则大部分沿下腔静脉走行，最终汇入位于后纵隔中的淋巴系统，其少部分淋巴则在出肝后，沿肝肾韧带走行最终汇入 16 组淋巴结。

浅层淋巴系统由膈面淋巴系统和脏面淋巴系统构成，其常常走行在肝脏表面的浆膜下结缔组织中。膈面淋巴系统先后通过食管旁和胃贲门淋巴结、心包和膈上淋巴结和 16 组淋巴结，最终汇入乳糜池和前后纵隔的淋巴系统。脏面淋巴系统的引流途径与门静脉淋巴系统的大体相同。

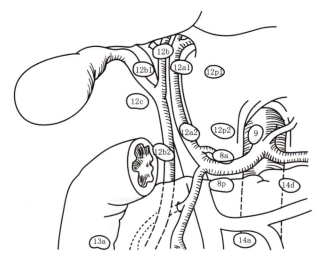

图 2-9　肝脏、胆管与胰腺周围淋巴结分布图

此外，左、右半肝的淋巴引流也有所区别。来源于左半肝的淋巴主要汇入位于肝总动脉旁、腹腔动脉旁、胃小弯及贲门周围的淋巴结；而右半肝来源的淋巴，其引流途径类似于 GBC 的淋巴引流途径，先引流经过右侧肝十二指肠韧带淋巴结，随后继续引流至胰周及主动脉旁淋巴结。由于肝脏淋巴组织丰富，引流途径较多，这使得肿瘤细胞更容易在局部或远处发生淋巴结转移。因此，在临床上很多 ICC 患者在确诊时就存在远处淋巴结转移，甚至存在跳跃性淋巴结转移。

（卢炯　朱道珺）

第四节　各级肝门的构成及重点提要

血管等重要解剖结构进出肝脏的部位被统称为肝门。肝门包括第一、第二、第三肝门。门静脉和肝动脉的血流入肝的部位被称为第一肝门；在膈面腔静脉沟的上方，3 条肝静脉汇入下腔静脉的部位被称为第二肝门；在腔静脉沟的下方，数条肝短静脉直接汇入下腔静脉的位置被称为第三肝门。由于第一肝门的解剖学意义和临床意义最大，因此通常情况下所说的肝门为第一肝门，本节重点论述。

一、第一肝门

第一肝门是位于肝脏脏面的一个"H"形的横沟，肝固有动脉、肝门静脉、肝管、神经和淋巴管等重要组织结构从中走行出入。事实上，第一肝门可被看成是一个立体的空间，其左、右侧为肝左、右叶，其前侧方为肝方叶，后侧则是肝尾状叶，顶部则为肝横沟。左、右肝管与肝固有动脉的分支、肝门静脉的分支在肝门处共同被 Glisson 鞘包裹，即构成第一肝门的三要件。在第一肝门处，通常是左、右肝管及肝总管位于肝门空间的前侧偏右，肝固有动脉的左、右支位于中间偏左，而门静脉及其分支通常在两者后方，但肝门部 3 种管道解剖变异较多，毗邻关系多变，一般而言，门静脉的位置相对比较恒定。此外，肝固有动脉和门静脉的分叉点及肝管汇合点的位置关系常为：肝固有动脉的分叉点最低，门静脉分叉点居中，左、右肝管的汇合点位置最高。

二、肝蒂

肝蒂是一系列位于肝十二指肠韧带上端内，出入肝门的管道和组织结构的总称，这些管道和组织结构包括：肝门静脉、肝固有动脉、肝管、神经和淋巴管等。肝蒂内 3 种主要管道结构的位置毗邻关系通常是：肝固有动脉位于左前方，胆总管位于右前方，门静脉则位于两者的后方。因此，在进行肝切除手术时，可用器械或阻断带经网膜孔捏夹肝蒂从而阻断入肝血流。

三、肝动脉系统

可参见本章第二节。

四、肝门静脉系统

肝门静脉由肠系膜上静脉和脾静脉汇合形成，主要收集除肝脏以外的整个腹腔内非成对器官（即除胃、食管腹腔段、小肠、直肠下段以外的所有结肠、胰腺和脾脏）的静脉血液回流。肝门静脉主干走行比较恒定，在近肝门处发出 2 ~ 3 个分支，其分支类型见图 2 - 10。值得注意的是，部分患者的肝门静脉右前支由肝门静脉左支发出，因此在行左半肝切除时应注意辨别，避免损伤肝门静脉右前支。肝门静脉左支比较细长，长度 2 ~ 5 cm，起始后沿肝门横沟向左走行，其根据形状可分为横部、角部、矢状部和囊部 4 个部分。肝门静脉左支在沿途一般会依次发出尾状叶支、左外叶后上段支、左外叶前下段支、左外叶中间支及左内叶支。肝门静脉右支相比于肝门静脉左支则较为短粗，其起始后向右上经肝门右侧或右切迹入肝，其一般先发出 1 ~ 3 支至右侧尾状叶，然后分出右前支及右后支。右前支较短，起始后即分为数支，供应肝右前叶。肝门静脉右后支实际上为肝门静脉右支主干的延续，分为右后上支和下支，分别对肝右后叶的上段及下段进行血液供应。肝门静脉尾状支是肝门静脉的小分支，呈近似圆形分布，起自于肝门静脉左、右支及分叉处侧壁，在肝门横沟内走行，直接进入肝实质内。肝门胆管癌极易侵犯尾状叶，因此切除前有必要对肝门静脉尾状支进行预处理。

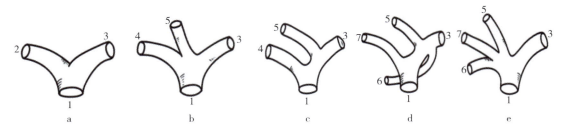

1—门静脉主干；2—门静脉右支；3—门静脉左支；4—门静脉右后支；5—门静脉右前支；6—门静脉右后上段支；7—门静脉右后下段支。

图 2 - 10　门静脉主干的分支类型

五、肝门部胆管

肝门部胆管的解剖存在较多变异，其中右后叶胆管的汇合变异最为常见（图 2 - 11）。右肝管位于肝门横沟的右侧，走行于肝右动脉及肝门静脉右支的前上方，其前方通常没有重要的血管通过。右肝内胆管在肝门部的汇合方式以及分支变异很多，如三叉型胆管汇合、右前叶或右后叶胆管同时汇合至左肝管、右后叶胆管直接汇入肝总管以及右侧副肝管等。左肝管位于肝门部的左侧，通常位于肝门静脉左侧分支的右前上方。左肝管主要由左外叶上段和下段的胆管汇合而成，左内叶上段和下段的胆管则合成为左肝管的内侧支。左内叶胆管汇入左肝管的方式主要有如下几种类型。

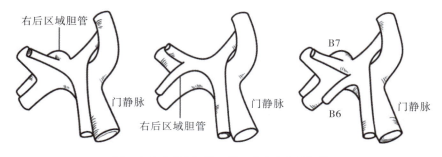

B6—右后叶下段胆管；B7—右后叶上段胆管。

图 2 - 11　右后叶胆管的汇合类型

（1）在左肝管主干前 1/3 部分汇入。

（2）在左肝管主干后 1/3 部分汇入。

（3）左内叶胆管合成前管，左外叶胆管合成后管，两者在肝门处先汇合再汇入肝总管，亦可不汇合单独汇入肝总管。

（4）Ⅲ段和Ⅳ段胆管合成前管，Ⅰ段和Ⅱ段合成后管，然后前、后管在近肝门处先汇合后再汇入肝总管或分别汇入。

六、肝门板

肝门板是由肝包膜在肝门横沟处增厚的纤维结缔组织形成的，入肝的管道结构被其包裹，并在肝内移行为 Glisson 鞘，是肝门部手术中重要的解剖结构。同时，肝门板与肝门部连接紧密，将肝门部固定在肝脏上。肝门板主要是由 3 部分组成：肝门右侧的胆囊板、中央部位的肝门板和左侧覆盖脐静脉窝与肝圆韧带前面的脐板。其中，胆囊板的功能是分隔胆囊床与肝实质。游离肝门板通常是肝门部手术非常关键的步骤，一旦分离后便容易到达左、右肝管上方，从而可以很容易地分离第二肝门结构。肝门板上缘无重要的血管或胆管分支经过，因此可以将肝实质与肝门板分开而不易发生出血和组织损伤。为了更好地暴露手术的视野，外科医生通常将肝门板从肝方叶的肝实质分离出来，以降低左、右肝管汇合部，有利于手术顺利地进行。有时若肝门分离困难以致肝门结构无法显露，可采用劈开肝正中裂或切除肝方叶的方式使肝门暴露。在肝门处，肝门静脉左、右支与纤维包膜间有疏松结缔组织，故而易于分离；但肝门板的纤维与肝的外层结缔组织鞘连接紧密，不易分离，因此在肝门部手术时常将肝门板作为胆管的一部分一并游离。

七、第二、第三肝门

肝左静脉、肝中静脉和肝右静脉在离开肝脏后，在腔静脉窝处分别汇入下腔静脉，该汇入部位被称为第二肝门（图 2 - 12）。外科手术中将沿镰状韧带向下后方的延长线，正对着肝左静脉、肝中静脉形成共干汇入下腔静脉的位置作为重要的外科标志。第二肝门可在离断肝镰状韧带、冠状韧带上层和左三角韧带前层之后充分显露。除此之外，第二肝门处还可能有 4~6 支粗细不等的肝静脉，在游离肝脏及肝切除时注意勿要轻易损伤它们。接近 50% 的临床案例中，患者的肝左静脉与肝中静脉在汇合后，会共同汇入下腔静脉，因此在行左半肝切除时应注意不要损伤到肝中静脉主干。

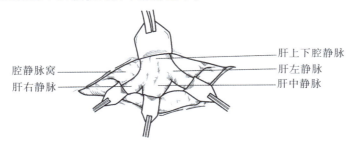

腔静脉窝
肝右静脉

肝上下腔静脉
肝左静脉
肝中静脉

图 2 - 12 第二肝门

第三肝门是指位于肝脏后方和下腔静脉前方，有多条肝短静脉直接汇入肝后段下腔静脉的部位（图 2 - 13）。这些小而短的静脉主要引流肝尾状叶及肝右后叶脏面的静脉血，通常其数量有 7~14 支。此外，还有数支粗短的肝静脉位于下腔静脉右前方，统称为副肝右静脉。在行肝门胆管癌手术及右半肝切除时，需仔细解剖这些肝静脉，以免损伤后发生难以控制的大出血。

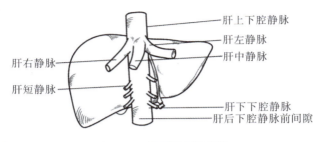

图 2-13　肝后段下腔静脉

（卢炯　朱道珺）

第五节　胆道末端壶腹周围解剖及重点提要

一、胆总管与胰管的汇合形式（图 2-14）

胆总管末段在十二指肠降部中段的后内侧壁穿入肠壁，即为胆总管十二指肠壁内段，再继续向下走行一段后，胆总管即与胰管汇合形成一个稍膨大的壶腹状结构，该结构被称为肝胰壶腹，也被称为 Vater 壶腹。Vater 壶腹的括约肌向十二指肠内微突，在十二指肠黏膜形成一隆起，该隆起称为十二指肠大乳头。在人群中，约有 80% 的人的胆总管末段与胰管在十二指肠黏膜下汇合后形成共同管道，该管道开口于十二指肠大乳头；剩余 20% 的人的胆总管末段与胰管并行但不汇合，最后共同开口于十二指肠大乳头。此外，还有少数人的胆总管末段与胰管分别走行，独立开口于十二指肠壁。在治疗胆总管下端狭窄的病例

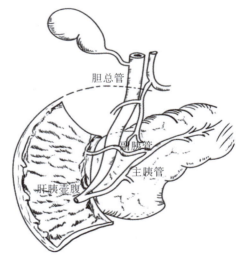

图 2-14　胆总管与胰管的汇合形式

时，需切开 Oddi 括约肌并延长到胆总管十二指肠壁内段的全程时才能完全解除括约肌的功能，若切开 Oddi 括约肌小于 0.8 cm，则胆总管下端括约肌功能尚可保留，一般不会发生肠

液反流，若切开 Oddi 括约肌超过 2.5 cm，则术后出血、十二指肠瘘等并发症发生率明显增加。

二、Oddi 括约肌

Ruggero Oddi 在 1887 年首先发现了肝胰壶腹括约肌，故肝胰壶腹括约肌被命名为 Oddi 括约肌。Oddi 括约肌在胆汁调控、胰液排放方面有着重要的解剖生理功能，是胆道外科手术及临床内镜检查的重要部位。

Oddi 括约肌由以下 3 部分构成。

（1）胆总管括约肌：胆总管括约肌是胆总管最强的平滑肌纤维，位于胆总管的末端、胆总管与胰管汇合点之前。

（2）胰管括约肌：肌纤维相对较少，肌力较差，位于胰管末端周围。

（3）壶腹括约肌：由纵行肌和环形肌构成，环绕在壶腹周围。

Oddi 括约肌主要受体液及神经双重调控，其主要功能如下。

（1）调节胆汁和胰液排入十二指肠肠腔的流量与流速。

（2）促进胆汁在胆囊内储存、浓缩。

（3）防止十二指肠肠腔内肠液反流进入胆总管或胰管，以及胆汁与胰液的相互逆流。

（4）维持胆管和胰管的压力，从而形成与十二指肠腔内的压力差。

三、"共同通道"学说

"共同通道"理论由 Opie 在 1901 年首次提出，该理论基于胆总管与胰管在汇合后会形成一个共同通道的解剖学特点，认为在结石或炎症等病理生理状态下，胆汁与胰液可发生相互逆流，当胆汁逆流进入胰管内时，可激活胰液中的胰酶，从而引发急性胰腺炎；当胰液长期、慢性地逆流入胆总管时，也可以引起胆管扩张，甚至胆管癌等胆道系统的病变。在解剖学上，胆胰管合流异常是指胆总管与胰管在十二指肠壁外合流，而非在壁内，是一种先天性解剖畸形，这种情况下，Oddi 括约肌不能控制合流部胆汁、胰液的正常流向，导致胆汁与胰液相互混合、逆流。胆总管与胰管汇合方式的病理性异常可能导致多种胆胰疾病的发生，这些疾病正日益受到临床医生的重视。

四、十二指肠大乳头

十二指肠大乳头通常位于十二指肠降部的中段后内侧壁，这一部位有一道被称为十二指肠纵襞的纵行皱襞，十二指肠纵襞下方的圆形黏膜隆起即是十二指肠大乳头。十二指肠大乳头绝大部分开口于十二指肠降部中、下 1/3 处，是施行 ERCP 及 Oddi 括约肌切开成形术的重要结构。十二指肠大乳头上方的环状襞是乳头切开时的标志，需要注意的是只要切口不超过此环状襞，就不会损伤十二指肠壁肌层，也不会切断上括约肌。

五、肝胰壶腹部的血供

肝胰壶腹部的血供主要来源于胰十二指肠上动脉和胰十二指肠下动脉。这两支动脉在胰头与十二指肠降部内侧壁之间交汇，形成胰十二指肠前、后两个动脉弓，由这两个动脉弓发出的动脉分支滋养着十二指肠乳头和肝胰壶腹部。

（卢炯　朱道珺）

第三章

系统解决方案的上入路途径

胆道外科系统解决方案的上入路途径，主要针对肝脏器官及其内部胆道系统的病变，包括对肝内梗阻胆道的穿刺引流、组织穿刺活检和肝内胆管结石的取出，以及通过微创腹腔镜技术解决肝内局灶性病变，对胆管来源肿瘤的切除和采取放射治疗（简称放疗）处置不能手术切除的恶性病灶等措施。以下就上入路途径的各种应用技术进行介绍。

第一节　梗阻性黄疸经皮经肝胆道引流术

梗阻性黄疸是由于胆道梗阻导致胆汁排泄受阻而引起的黄疸，治疗不及时会导致全身病理生理变化，后期甚至会发生继发性肝、肾功能衰竭，凝血功能障碍等，病情严重时可直接威胁患者生命安全。临床上以全身皮肤及巩膜黄染、皮肤瘙痒和陶土样大便等为主要表现。造成梗阻性黄疸的原因主要有肿瘤侵犯或淋巴结融合转移压迫、结石、胆道炎性狭窄等，其中又以胆道、胰腺、十二指肠及壶腹部恶性肿瘤所致最为常见。肿瘤堵塞或压迫胆管造成胆道梗阻后的黄疸症状往往发生较晚且早期缺乏特异表现和体征，因此大多数患者确诊时已处于肿瘤晚期，失去根治性治疗机会，多数仅能经姑息性减黄治疗，而经皮经肝胆道引流术（PTCD）是目前公认的一个针对梗阻性黄疸的有效减黄手段，可提高患者的生活质量，延长恶性梗阻性黄疸患者的生存时间，并且其对可切除的肿瘤或可治愈的良性胆道疾病来说是一种术前减黄的有效措施。

PTCD 是指在 X 线、CT 或彩超引导下，通过采用特制的一次性肝穿刺套针经皮经肝穿入目标肝内胆管，再置入导丝并经其引导将引流导管置入至合适的位置而行胆道引流（图 3 - 1），是当前治疗梗阻性黄疸甚为有效的微创手段之一。因超声引导下 PTCD 具有操作简便、无须全麻、无放射、可全程实时监测和可床旁操作等优势，目前临床应用较多。

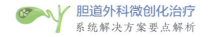

因此，本章节主要介绍超声引导下 PTCD 技术。

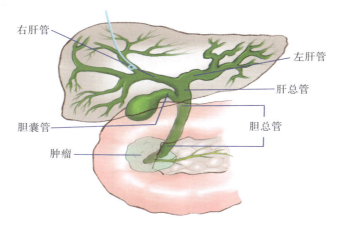

右肝管
左肝管
肝总管
胆囊管
胆总管
肿瘤

图 3-1　PTCD 示意图

一、术前评估

（1）患者有巩膜黄染、尿液发黄、皮肤瘙痒等梗阻性黄疸的主要临床相关表现，另对于合并胆道感染者可能有发热表现。

（2）实验室相关生化指标检查提示胆红素指标明显升高，且以直接胆红素（DBil）升高为主；合并胆道感染者可能同时有相关炎性指标升高的表现。

（3）影像学检查提示肝胆管显著扩张，并可以初步评估胆道梗阻部位所在平面及原因（如结石、肿瘤、炎症、胆管外压迫等）。

（4）梗阻程度：根据总胆红素（TBil）测量值判断为中、重度梗阻性黄疸，和存在胆道感染需尽早行引流者。

（5）无凝血功能障碍，患者同意且可耐受穿刺治疗，预期生存时间 >3 个月。

二、手术操作适应证

（1）恶性疾病所致的高位或低位胆道梗阻，肿瘤分期已偏晚，无法手术，需行姑息减黄引流，缓解黄疸症状。

（2）重度梗阻性黄疸（包括良性或恶性肿瘤所致）的患者需行术前引流以改善肝功能。

（3）针对急性梗阻性化脓性胆管炎患者，无法耐受手术，需行急诊胆道引流减压，减轻胆道感染，使急诊手术转为择期手术或作为最终治疗。

（4）良性胆道狭窄或胆肠吻合口狭窄需扩张通道。

（5）肝胆手术后若胆漏，需引流减轻胆道压力或感染，以促进漏口愈合。

（6）通过 PTCD 建立通道行放疗、化疗、碎石溶石、细胞学检查，以及窦道形成后经皮胆道行硬镜取石、放置支架等操作。

三、手术操作禁忌证

（1）伴有严重心、脑、肺、肾疾病或多器官功能衰竭的患者。

（2）近期存在心肌梗死、脑梗死等疾病史，不宜进行有创操作的患者。

（3）肝内肿瘤多发或巨大肿瘤压迫多支胆管，可能导致引流效果不佳的患者。

（4）超声探查进针路径时发现有无法避开的大血管、重要神经或肿瘤病灶的患者。

（5）凝血功能明显异常，预期穿刺出血风险较大的患者。

（6）患者一般情况较差，无法有效控制操作时呼吸动度的患者。

（7）肿瘤终末期，经评估预期生存时间≤3个月的患者。

当然，对于手术的禁忌证，还需临床医生结合患者的总体情况进行综合衡量评估，以减少不必要的手术。毫无疑问的是当选择PTCD操作时，应保障穿刺的收益大于其风险，以减少纠纷隐患。

四、手术用品

（1）彩色多普勒超声仪，需包含超声探头、无菌探头套及穿刺支架。

（2）消毒液，2%盐酸利多卡因（有效期内），无菌清创缝合器械包，无菌手套，一次性手术衣、口罩、帽子。

（3）一次性使用无菌穿刺引流套件（包含一次性手术铺巾、尖刀片、肝穿刺针、硬针芯、导丝、引流导管、无菌缝线、扩皮管、导管连接头、无菌贴膜、无菌纱布以及局麻注射器等）。

五、手术过程

（一）术前准备

（1）患者准备（包括心理上和生理上的准备）：术前禁饮禁食4小时；训练患者有效控制并减缓呼吸的深度和频率，练习屏气配合操作；给予患者术前有效的心理安慰，必要时可预防性给予镇静、镇痛药。

（2）术者准备：医生需与患者及家属术前谈话并签署手术知情同意书，并准备超声仪器设备和一次性穿刺套件等手术相关用物。

（二）患者体位

患者体位一般选择仰卧位或者侧卧位即可满足穿刺要求，患者双手选择平放或高举过头。

（三）穿刺点定位、穿刺路径及置管位置选择

（1）术前使用超声探查定位需要穿刺的靶向肝管，根据穿刺的靶向肝管定位标记定位穿刺。

（2）评估标记的穿刺点至靶向肝管的距离，判断穿刺深度，然后根据具体操作难度及

操作医生的熟练程度确定是否使用穿刺支架。需注意胆管靶点至少距肝 2 cm，以减少穿刺术后脱管概率。

（3）选择合适的穿刺点和靶向肝管直接的进针角度，以避开重要的血管、神经及肿瘤病灶，原则上进针方向与靶向肝管之间走行的夹角不能过大（操作熟练者可在超声实时动态引导下进行适当调整），不然会导致沿导丝置管困难。

（4）选择穿刺路径前需常规使用超声探查靶向肝管与 PTCD 导管尖端需要放置的目标胆管的通畅连续性，通常导管尖端需置入扩张的目标左、右肝管或肝总管内，以保障充分的引流效果。

（5）超声探查靶向肝管时需结合操作医生的手术娴熟程度及与超声技师的配合熟练度谨慎选择，以减少不必要的风险及手术难度。

（四）手术操作步骤

不同医疗中心，不同操作医生的手术操作存在差异，但手术的核心步骤仍是大同小异。PTCD 技术不仅可选择"一步法"和"二步法"操作，还可选择采用支架或徒手操作，在保障穿刺成功率及引流有效率的条件下，主要根据操作医生熟练度选择。

1. 一步法

（1）术中超声探查靶向肝管后精准定位标记穿刺点。

（2）常规消毒铺巾，以 2% 盐酸利多卡因逐层行局麻至肝包膜层。

（3）局麻效果满意后以尖刀片于穿刺点行小切口。

（4）全程在超声引导下动态进针，将带有硬针芯和 PTCD 引流导管的整套肝穿刺针组件经皮经肝（靶点至少距肝 2 cm）沿穿刺点路径穿刺至靶向肝管。

（5）当有明显"落空感"并见胆汁流出后将带有硬针芯和肝穿刺针组件全部退出，顺势将引流导管置入目标胆管内。

（6）超声探查确认导管位置无误后连接负压袋，最后缝合固定、无菌贴膜覆盖。

2. 二步法

（1）同样术中超声探查靶向肝管后精准定位标记穿刺点。

（2）常规消毒铺巾，以 2% 盐酸利多卡因逐层行局麻至肝包膜层。

（3）局麻效果满意后同样以尖刀片于穿刺点行小切口。

（4）全程在超声引导下动态进针，将带有硬针芯的一次性肝穿刺套针经皮经肝（靶点至少距肝 2 cm）沿穿刺点路径穿刺至靶向肝管，然后固定肝穿刺套针不动，退出硬针芯，再在超声引导下置入导丝至靶向肝管的合适位置，然后在保持导丝不动的情况下小心退出肝穿刺套针，最后在导丝引导下将引流导管顺势置入目标胆管内。

（5）超声探查确认导管位置无误后连接负压袋，最后缝合固定、无菌贴膜覆盖。

3. 术中注意事项

（1）局麻需浸润至肝包膜层，且尽量一次操作成功，避免多次多点穿刺，以减少患者的不适感。

（2）若操作医生自身熟练度欠佳，则尽量避免直接穿刺一级胆管，防止出现胆漏。

（3）该操作需要双人配合，尽量选择两人操作均比较熟练且配合默契的。

（4）穿刺过程中尤其注意避开重要血管、神经及肿瘤病灶，应根据超声实时动态调整。

（5）"一步法"无法使用穿刺支架，且对穿刺进针角度要求较高，操作欠熟练者应慎重选择。

六、术后处理

（1）嘱患者充分卧床休息，妥善固定好引流管，适当控制呼吸动度，尽量减少不必要的下床次数，避免剧烈活动、咳嗽，夜间睡觉翻身时注意保护引流管以避免其不慎被扯出。

（2）穿刺操作后密切关注患者腹部体征及胆汁引流颜色及量的变化，及时安排患者复查血常规及肝功能等相关生化指标评估。

（3）适当给予患者止血、止痛、护肝等对症处理。

（4）定期给予引流管口换药（2～3 天换药 1 次），并且每天记录引流液体的颜色、性状和量，若有特殊情况及时汇报主管医生。

（5）积极与患者沟通，做好患者的心理疏导，缓解患者紧张情绪。

七、手术并发症的预防和处理

（一）术后胆道感染

胆道感染为 PTCD 术后最常见的并发症，主要与患者一般情况、穿刺技术和术后引流是否通畅等因素有关。目前，穿刺操作后胆道感染发生率为 3%～9%，但有医疗中心报道胆道感染发生率可达 27.34%。胆管穿刺损伤造成胆道系统完整性受损时可能会引起细菌入血，使患者出现短暂性寒战、高热等相关菌血症的表现，严重时患者可能会出现败血症，甚至可能诱发感染性休克。

1. 主要原因

（1）胆道高压，感染的胆汁渗入血液（肝脓肿）。

（2）穿刺破坏胆管完整性。

（3）穿刺中不严格的无菌操作。

2. 处理措施

（1）加强抗感染治疗（取得胆汁进行药物敏感试验，根据检查结果针对性用药），密切监测患者的体温及相关炎性指标。

（2）保持胆汁引流通畅。

（3）严格执行无菌操作。

（二）术后出血

PTCD 术后出血发生率为 2%～3%，术后出血大多数经积极处理后能有效控制，严重出血者相对较为少见。

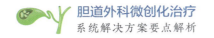

1. 主要原因

（1）直接原因：①导管、导丝等介入器材对胆管的损伤（胆管壁出血）。②穿刺过程中损伤肝内血管或形成血管－胆管漏（如胆道－门静脉漏）。③部分引流管侧孔位于肝实质或者肝血管内，胆道压力减低后出现迟发性出血。

（2）间接原因：①梗阻性黄疸患者肠道内胆盐缺乏，影响脂溶性维生素的吸收，导致维生素 K 相关的凝血因子缺乏。②胆汁淤积性肝损害导致凝血因子生成不足。

2. 处理措施

（1）立即夹闭引流管。

（2）术前、术后通过静脉补充维生素 K 及白蛋白。

（3）应用止血药，必要时输注新鲜冰冻血浆，补充凝血因子，以改善凝血功能。

（三）术后胆漏及胆汁性腹膜炎

1. 主要原因

（1）穿刺经肝组织过少（靶点距肝＜2 cm）或胆道穿刺点接近一级胆管与肝脏脏面距离过近。

（2）置管不成功，反复多次穿刺。

（3）留置的胆道引流管留置长度过短，造成引流管侧孔外露。

（4）术后引流不畅或管道脱出。

2. 处理措施

（1）靶向胆管穿刺点应该距肝实质内超过 2 cm，靶向胆管穿刺点应距离腹腔游离胆管越远越安全。

（2）尽量一次穿刺成功，避免多点多次穿刺。

（3）术后应严密观察，保持引流通畅，谨慎护理，避免脱管。

（四）术后引流管阻塞、移位、脱落

1. 主要原因

（1）胆管内存在胆泥沙、细小结石、血凝块、癌栓。

（2）呼吸动度过大。

（3）外力原因造成引流管移位。

2. 处理措施

（1）及时有效地进行引流管冲洗。

（2）锻炼患者控制呼吸动度。

（3）必要时及时更换引流管。

八、技术改良及拓展

笔者所在团队开展了大量的 PTCD 操作，在愈加娴熟的技术操作和日渐丰富的临床经验积累下，在不断摸索过程中，我们将穿刺技术进行了改良，创新开展了超声引导下经皮肝穿刺肝总管置管引流术（PTHD）（图3-2），该技术通过在超声引导下定位致扩张的左、右靶向肝管（包括右前、右后肝管），然后经皮经肝直接穿刺靶向肝管，并在导丝引导下将PTCD引流导管置入致扩张肝总管（以靶向右肝管穿刺为例，详见图3-3至图3-5），发现PTHD与传统PTCD相比，PTHD的胆汁引流效果更好，能加快梗阻性黄疸消退，且并未增加穿刺并发症发生。

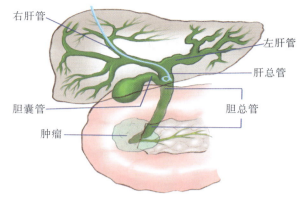

图3-2　PTHD示意图

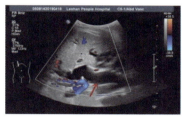

图3-3　超声定位扩张的靶向右肝管

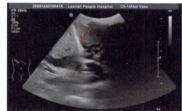

图3-4　超声全程引导下穿刺靶向右肝管

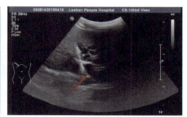

图3-5　置入软导丝，并顺行置管入肝总管

PTHD技术的优势如下。

（1）该技术能通畅引流左、右肝内胆道系统的胆汁，比传统的PTCD引流效果更好，可加快恶性胆道梗阻患者黄疸的消退，改善患者肝细胞功能，进而改善全身症状，提高患者的生活质量，延长生存时间。

（2）PTHD在左、右肝管汇合部的引流，引流效果显著，可避免左、右肝内胆管穿刺双引流，减轻患者痛苦，同时还能减轻患者经济、心理及生理负担。

（3）PTHD置管位置深，可以有效降低术后引流导管移位率、脱出率，不增加胆管损伤率及胆漏发生率，大大提高患者的生理及心理满意度。

（4）PTHD技术操作简单，无需特殊器械耗材，无需接触放射，无需全麻，床旁即可操作，灵活性高，外科医生能快速掌握，利于技术推广。

此外，鉴于部分梗阻性黄疸患者存在症状重而胆管扩张不明显的特点，"二步法"操作时往往在刺破胆管压力降低后靶向胆管会变细，这些导致定位锁定目标胆管困难，易造成穿刺失败，引起不必要的麻烦。基于此，笔者所在团队再次积极进行技术拓展探索，拟逐步开展"一步法"PTHD，并观察此技术的安全性、可行性，预期其达到比"二步法"更优的穿刺成功率和患者满意度，旨在为梗阻性黄疸患者提供一种更优的穿刺减黄方案选择，这些将在后续进一步研究中报道成果。

（龚杰）

第二节　肝内胆管结石经皮经肝胆道镜碎石取石术

1981 年，Nimrua 首次将经皮经肝胆道镜（PTCS）应用于肝胆管结石的治疗中，并取得了较好的疗效。1985 年，张宝善教授首先在国内开展 PTCSL，即通过在超声引导下，利用细针穿刺肝内扩张胆管，建立体外与肝内胆管的通道，并立即逐步扩张此通道使之成为一个足够通过硬质胆道镜的窦道，在这个窦道内置入保护性胆道鞘管，建成一个连接体外与和肝内胆管的人工隧道，然后经此窦道进入胆道系统治疗肝内胆管结石（图 3 - 6）。此技术具有微创、高效取石、快速康复、并发症少等优点，它对肝内复杂胆管结石行肝切除后局部残留，反复肝内胆管结石术后残留和高龄、不能耐受手术的肝内胆管结石者来说是一种有效的治疗手段，目前已在国内广泛应用。

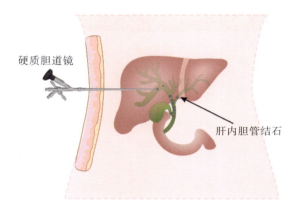

硬质胆道镜

肝内胆管结石

图 3 - 6　PTCSL 示意图

一、PTCSL 适应证及禁忌证

（一）适应证

（1）胆管多发性结石，结石量多（复杂肝内胆管结石）。

（2）肝切除、胆肠吻合术后结石残留者。

（3）各种肝内外胆管手术后结石形成、复发者。

（4）多次手术后，再次手术困难，或患者及家属不愿再行开腹或腹腔镜手术者。

（5）肝胆管结石合并胆管狭窄、局限性肝胆管结石者。

（6）胆肠吻合术后吻合口狭窄、梗阻等并发症者。

（7）高龄、高危患者肝胆管结石合并感染，不宜开腹或者腹腔镜手术者。

（8）ERCP 取石困难者。

（9）肝移植术后胆道并发症者。

图 3-7 所示为多次手术或取石不尽者。

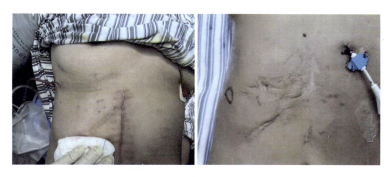

图 3-7　多次手术或取石不尽患者

（二）禁忌证

（1）有明显低蛋白血症、肝硬化腹水严重者。

（2）有明显凝血功能障碍者。

（3）有严重心肺功能不全者。

（4）长期应用激素者。

（5）严重糖尿病者。

（6）重度营养不良者。

（7）肿瘤患者化疗中及化疗后不足 1 个月者。

二、PTCSL 围手术期准备

全面、规范的围手术期准备对手术安全顺利完成及术后患者快速康复具有重要意义。PTCSL 术前主要有如下准备工作。

（1）长期因肝内多发结石反复腹痛或者经多次手术的患者可能会术前出现营养不良，因此围手术期应适当地给予肠外联合肠内营养，以改善患者营养状况。

（2）补充血容量。长期反复的胆管炎发作的不少患者术前有感染性休克的表现，因此术中需进行充分补液治疗，维持血容量充足。

（3）改善凝血功能。肝脏长期受到结石导致的慢性炎症刺激，不少患者术前可能出现胆源性肝硬化，因此需注意改善凝血功能。

（4）合理使用抗生素。由于胆管炎的反复发作，患者长期使用各类抗生素，因此患者对抗生素耐药性增加，若患者术前有高热症状，可术前行血培养进行药物敏感试验，根据结果选择敏感抗生素。但若患者术前血培养阴性，则可于术中取胆汁培养进行药物敏感试验，以便更好地选取抗生素。

（5）完善术前影像学检查。术前磁共振胆胰管成像（MRCP）可清楚地显示胆管树及结石分布，以便胆管穿刺点的选取，而术前通过增强 CT 可以清楚地了解靶向胆管周围的血

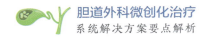

管分布，以减少穿刺出血风险。

（6）术中激素使用。患者反复进行胆道取石，容易导致术后胆管炎的发生，术中小剂量激素抗感染治疗能有效地降低炎症反应程度。

（7）术前安置胃管、导尿管。

三、手术前规划

PTCSL 术前穿刺路径的规划非常重要，良好的穿刺路径既能够减少术中的出血风险，同时又有利于在一个穿刺孔内取净结石，若结石较多且分散，则需进行二次穿刺取石。术前通过对腹部 CT/MRI 影像学检查的详细阅片，我们能够从检查中发现结石存留的部位、结石数量，从而可初步制定穿刺路径。术中我们结合超声的精确引导，可最终确定穿刺点、穿刺靶向胆管及穿刺角度（图 3-8）。将结石较多的二级胆管狭窄部远端作为靶向胆管，因为狭窄部远端胆管通畅扩张明显，且为结石聚集点，便于穿刺取石。通过扩张二级胆管狭窄处后，便于胆道硬镜进入对侧胆管，甚至胆总管，这样可以方便取到对侧肝脏结石。

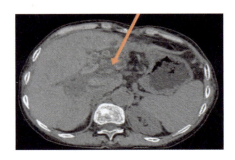

图 3-8　术前手术规划图

四、手术关键步骤

（1）体位。患者取仰卧位或者左侧卧位。

（2）超声定位靶向胆管。手术消毒前通过超声常规探查结石及重要血管情况，结合 CT/MRI 影像学检查，精确定位穿刺点并通过标记笔标记于腹壁皮肤。

（3）穿刺、扩张及造漏。在超声引导下以穿刺针进入靶向胆管，退出针芯回抽见胆汁，置入导丝，退出穿刺针，超声引导下依次以 8-16fr 扩张导管循导丝逐级扩张（稳、准、轻、巧、旋转扩张），成功扩张后保留导管鞘。

（4）碎石、取石。以硬质胆道镜/输尿管硬镜循导丝及鞘管成功进入胆管，同时打开加压水泵，在水流的作用下，部分细小结石经鞘管排出体外，当遇到较大结石无法取出时，予以碎石仪碎石后结合水流及取石网取出。

（5）安置胆道引流管。结石取尽后，回退胆道镜，测量回退胆道镜长度，循鞘管安置相同大小及深度的引流管，退出鞘管。因引流管留置时间长，予以 2 针 7 号丝线缝合以固定引流管，防止其滑脱。

术中操作情况如图 3 - 9 所示。

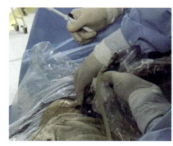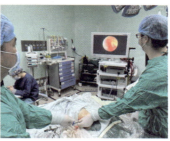

图 3 - 9　术中操作情况

五、术中注意要点

（1）定位穿刺时要准确，避免穿刺血管引起出血。若术中出血，可采用压迫穿刺点、电凝、注射去甲肾上腺素、鞘管压迫、肝动脉介入栓塞、门静脉栓塞（PVE）及肝切除等止血方法止血。

（2）扩张管扩张时避免急躁暴力，动作要轻柔，以旋转扩张方式逐级进入靶向胆管，减少扩张失败及出血风险。

（3）通过硬质胆道镜取肝内胆管结石时，不要暴力挤压胆管，以避免胆管损伤及出血发生。

（4）控制加压水泵水压在 30 cmH_2O ① 以下，避免水压过大导致不良反应发生。

（5）因肝内胆管结石复杂且较多，我们应在尽量取尽结石、矫正狭窄、通畅引流的前提下，控制手术时间，减少术后并发症发生。

六、术后管理要点

（1）一般治疗，予以保肝，维持水、电解质及酸碱平衡。

（2）术后予以抗感染、激素特殊治疗。

（3）严密观察患者胸部、腹部症状、体征及血常规情况，术后 3 天复查胸部、腹部 CT 检查，及时发现并处理术后出血、胆漏、胸腔积液等并发症。

（4）缝合固定胆道引流管，避免其滑脱。

（5）术后 1 个月进行超声、CT、MRI 检查，根据检查结果决定拔管或再次取肝内胆管结石。

（6）术后 6 个月定期复查，早发现早治疗；同时，可使患者间断口服熊去氧胆酸，从而降低胆汁中胆固醇浓度，有助于延缓结石的形成及复发（图 3 - 10）。

---

① 1 $cmH_2O \approx 0.098$ kPa。

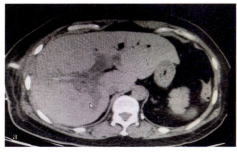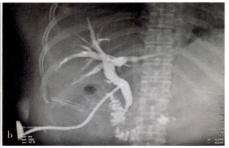

a—一周后 CT 影像；b—术后 6 周 T 管造影。

图 3 - 10　术后检查

（付金强　甘元涛）

第三节　肝内胆管癌经皮经肝穿刺放射性粒子植入治疗术

放射性粒子组织间永久植入治疗属于放疗的一种类型，与我们通常所指的外照射不同，它是一种近距离放疗，是指直接将放射性核素通过超声、CT、MRI 等影像学引导技术植入肿瘤实体内或周围，放射性核素释放射线对肿瘤细胞进行持续杀伤，从而达到治疗肿瘤的目的。

^{125}碘衰变过程可释放 γ 射线，其辐射能 35.5 keV，临床上可作为低剂量率永久性粒子植入的常用放射性核素。虽然是低剂量率照射，但由于粒子持续不断释放射线，因此肿瘤靶区累积剂量依然很高，可达 160 Gy。持续的照射可阻滞肿瘤细胞的分裂，延长细胞周期，消耗肿瘤干细胞，可使肿瘤细胞在足够的剂量下及半衰期时间内，繁殖能力尽可能丧失，治疗效果更彻底。

放射性粒子植入实体肿瘤具有适形性高、安全、损伤小、可重复等特点，被推荐用于治疗不可切除的肝内胆管癌。

一、肝内胆管癌的临床分期与治疗原则

（一）美国癌症联合委员会（AJCC）第 8 版对肝内胆管癌临床分期中 TNM 的定义

表 3 - 1　TNM 分期标准的定义

原发肿瘤（T）分期	T 分期标准
T_x	原发肿瘤无法评估
T_0	无原发肿瘤证据

续表

原发肿瘤（**T**）分期	T 分期标准
T_{is}	原位癌（导管内肿瘤）
T_1	单发肿瘤≤5 cm，或 >5 cm，无血管侵犯
T_{1a}	单发肿瘤≤5 cm，无血管侵犯
T_{1b}	单发肿瘤 >5 cm，无血管侵犯
T_2	单发肿瘤伴血管侵犯；或多发肿瘤伴或不伴血管侵犯
T_3	穿透腹膜但未侵及局部肝外结构
T_4	直接侵犯局部肝外结构
区域淋巴结（**N**）分期	N 分期标准
N_x	区域淋巴结无法评估
N_0	无区域淋巴结转移
N_1	有区域淋巴结转移
远处转移（**M**）分期	M 分期标准
M_0	无远处转移
M_1	有远处转移

（二）AJCC 第 8 版对肝内胆管癌的临床分期

表 3-2　TNM 具体分期

T	N	M	Stage
T_{is}	0	0	0
T_{1a}	N_0	M_0	Ⅰ A
T_{1b}	N_0	M_0	Ⅰ B
T_2	N_0	M_0	Ⅱ
T_3	N_0	M_0	Ⅲ A
T_4	N_0	M_0	Ⅲ B
任何 T	N_1	M_0	Ⅲ B
任何 T	任何 N	M_1	Ⅳ

（三）治疗原则

ICC 占原发性肝癌的 5% ~15%，目前在全世界范围该病发病率呈逐年上升趋势。ICC 的治疗方式主要包括手术治疗、肝动脉介入治疗、化疗、放疗、射频及微波消融、靶向及免疫治疗等。根据患者的身体状况、肿瘤部位、大小、侵犯范围等，通过多学科协作诊疗

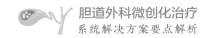

模式（MDT）讨论利用各种治疗方法，最大限度地根治和控制肿瘤，延长患者的生存时间，提高生活质量。

1. 手术治疗

手术治疗是 ICC 患者获得治愈的唯一可能。然而，能够获得根治性手术机会的患者不足 30%，大部分患者因病情发现晚，丧失手术机会。

2. 肝动脉介入治疗

肝动脉介入治疗包括肝动脉灌注化疗（HAIC）、经导管动脉内化疗栓塞术（TACE）、药物洗脱微球经导管动脉内化疗栓塞术（DEB－TACE）、^{90}Y－SIRT 等。对于晚期 ICC 的姑息治疗，肝动脉介入治疗表现出一定的效果，但仍有其局限性，除了相关手术并发症，主要在于肝动脉介入治疗属于局部治疗，对于存在未知或者远处转移灶的患者治疗效果欠佳。

3. 化疗

化疗是不适合手术和局部治疗的晚期 ICC 患者的首选治疗方案。其包括单用吉西他滨或吉西他滨联合铂类似物。根据文献报道，目前吉西他滨联合顺铂效果最佳，患者平均总生存期可达 11.7 月，其目前已成为 ICC 标准化疗的推荐方案。

4. 放疗

放疗是 ICC 的重要治疗手段。随着技术的进步，放疗的安全性和有效性得到了显著提升。其包括三维适形放疗、适形调强放疗等，可以结合计算机技术对靶肿瘤实行保型放射，减少副作用。另外，立体定位放疗已被用于晚期肿瘤的放疗，与传统外照射治疗相比，其具有更高的放射剂量，对肿瘤细胞具有更强的杀伤效果，可明显提高患者肿瘤缓解率及 1 年生存率。另外还有质子束治疗等方式，需要更多的临床研究明确质子束治疗等方式的适应证及疗效。

5. 射频消融及微波消融

射频消融及微波消融作为一种微创技术，其原理是使用高频交流电在组织内产生热效应，从而达到局部消灭肿瘤的目的。与传统手术比较，该技术具有创伤小、安全性高、住院时间短、花费少等优点，但也存在明显局限性，例如当肿瘤直径＞5 cm 时则难以达到理想的治疗效果。另外，当肿瘤位于邻近大血管旁或瘤体位置深导致无穿刺路径时，则存在手术禁忌证。微波消融与射频消融类似，但微波消融范围更大、消融时间更短，但目前大部分都是单中心的小样本回顾性研究，证据强度不足，远期疗效不确切。期待更多高质量、大样本、多中心的前瞻性研究。

6. 靶向及免疫治疗

随着近年来基因检测技术的发展与成熟，逐渐揭开了肿瘤分子的发病机制并指导相关的靶向治疗方案。ICC 是一类高度异质性肿瘤，目前全球对于 ICC 的分子发病机制、靶向及免疫治疗方面的研究十分有限。现阶段有研究提示 ICC 可能存在的潜在靶点包括成纤维细胞生长因子受体（FGFR）、异柠檬酸脱氢酶（IDH）、神经营养酪氨酸受体激酶（NTRK）、人表皮生长因子受体 2（HER－2）、Kirsten 大鼠肉瘤病毒癌基因同源物（KRAS）、细胞周期素 E1 等。随着对 ICC 中潜在靶点的揭示，靶向药物治疗相关临床试验顺利开展，这极大地促进了人们对 ICC 的认识，使得 ICC 的诊治有了新的进展。近年来已有相关药物陆续获批，个体化的精准药物治疗将是未来 ICC 新辅助治疗和终末期治疗的新方向。

二、放射性粒子植入治疗的适应证及剂量学参数

（一）适应证

（1）患者一般情况可，无明显心肺等重要脏器病变或功能不全；卡氏生存质量（KPS）评分≥70 分。

（2）病理确诊 ICC，且经综合评估失去根治性手术机会、局部晚期肿瘤不适合手术或拒绝手术者。

（3）肿瘤直径≤5 cm，且无血管受侵。

（4）手术后残留或瘤床切缘阳性。

（5）TACE 治疗后病情进展或 TACE 后行粒子植入序贯综合治疗者。

（6）肝切除术后复发的小病灶，不适合或不接受再次手术者。

（7）预计生存期＞3 个月。

（二）放射性^{125}碘粒子治疗的剂量学参数

（1）推荐^{125}碘粒子活度：0.6～0.8 mCi。

（2）推荐处方剂量：120～160 Gy。

三、技术流程

（一）术前检查及准备

（1）病史采集：评估患者是否有肺部疾病、心脑血管疾病、高血压病、糖尿病以及长期使用药物史。

（2）术前检查：血常规、凝血常规、肝肾功能、电解质、血糖、血脂、输血前检查、肿瘤标志物［糖类抗原 19－9（CA19－9）、糖类抗原 125（CA125）、癌胚抗原（CEA）］、胸腹部增强 CT、心电图等，根据患者年龄及心肺情况评估是否完善肺功能及心脏彩超。

（3）病理学检查：术前需穿刺活检以明确诊断。

（4）改善心肺功能及全身状况，术前 8 小时禁饮禁食。

（二）术前计划

（1）术前完成上腹部增强 CT，并将图像传输至治疗计划系统（TPS），由医生及物理师共同勾画确定肿瘤靶区及周围危险器官；必要时做肝脏增强 MRI 或 PET/CT 检查，通过 MRI 或 PET/CT 图像融合，有利于肿瘤范围确定。

（2）根据病灶与周围解剖结构、重要脏器的关系，设计进针路线。穿刺路径需要避开腹腔大血管、门静脉主干及一级分支、结肠等。在 TPS 上模拟粒子分布，根据处方剂量及粒子活度，确定粒子数量及排列分布（图 3－11 至图 3－13）。

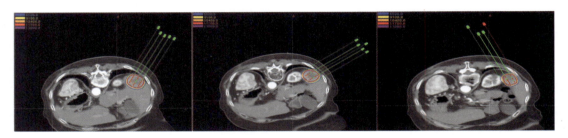

图 3-11　术前 TPS 设计穿刺路径

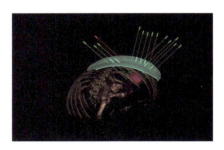

图 3-12　术前针道分布图

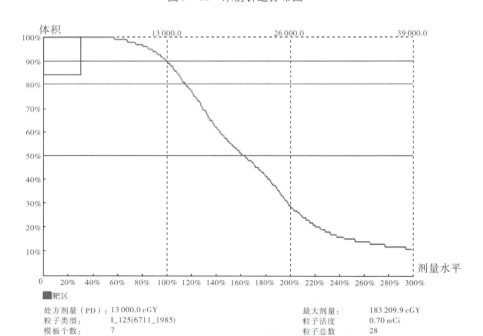

处方剂量（PD）：13 000.0 cGY　　　　　　　最大剂量：　　　183 209.9 cGY
粒子类型：　I_125(6711_1985)　　　　　　　粒子活度：　　0.70 mCi
模板个数：　7　　　　　　　　　　　　　　　粒子总数　　28

组织名称	体积（cc）	最小剂量	最大剂量	平均剂量	D5.00cc	D2.00cc	D50.0	D90.0
靶区	29.5	6 364.0	183 209.9	27 451.3	30 537.4	57 186.6	21 118.8	12 955.5

组织名称	D100.0	V90	V100	V150	V200
靶区	6 364.0	27.7(93.9%)	26.5(89.9%)	16.4(55.7%)	8.5(28.9%)

图 3-13　术前靶区剂量体积直方图（DVH）

（三）术中粒子植入

（1）固定患者体位，给予心电监测，常规消毒铺巾，以2%盐酸利多卡因局麻。

（2）将 3D 模板与皮肤表面贴合，按预设针道将穿刺针置入到模板的引导孔，行 CT 扫描，再次校对穿刺针方向，根据穿刺针伪影延长线判断穿刺路径是否与术前预设一致，同时评估穿刺路径上是否存在重要器官需要避开（图 3-14）。

（3）根据术前治疗计划中每一个针道的进针距离（图 3-15），依次将穿刺针植入肿瘤内，再次行 CT 扫描，评估是否存在针道偏移，若针道存在明显偏移，需重新调整进针。

（4）根据术前计划，使用穿刺针逐个植入粒子。

（5）粒子植入完成后，再次扫描，评估粒子的分布情况，必要时需补种粒子（术中优化）。

（6）手术完成，术区纱布加压包扎，护送患者回病房。

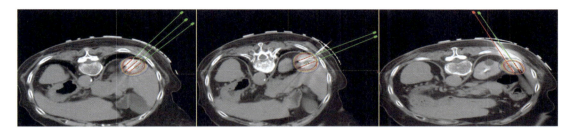

图 3-14　术中穿刺针沿预设针道穿刺进入肿瘤内

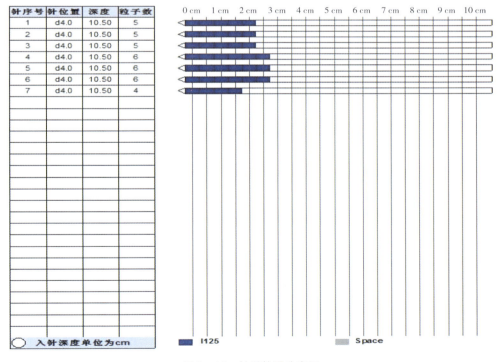

图 3-15　针道粒子分布图

（四）术后剂量验证

将术后复查的 CT 图像传输至 TPS，标记植入的粒子，进行术后剂量验证（图 3-16、

图 3 - 17）。

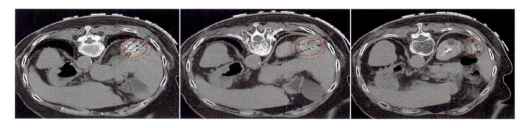

图 3 - 16　术后粒子标记

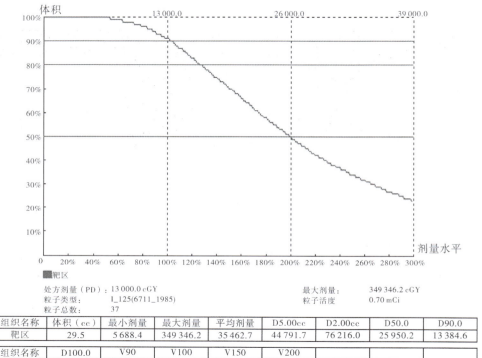

处方剂量（PD）：13 000.0 cGY　　　　　　　　最大剂量：　　　349 346.2 cGY
粒子类型：　　　 I_125(6711_1985)　　　　　　粒子活度　　　　0.70 mCi
粒子总数：　　　 37

组织名称	体积（cc）	最小剂量	最大剂量	平均剂量	D5.00cc	D2.00cc	D50.0	D90.0
靶区	29.5	5 688.4	349 346.2	35 462.7	44 791.7	76 216.0	25 950.2	13 384.6

组织名称	D100.0	V90	V100	V150	V200		
靶区	5 688.4	27.7(93.7%)	26.8(90.9%)	20.8(70.3%)	14.7(49.8%)		

图 3 - 17　术后 DVH

（五）复查

术后 1、3、6、12 个月复查增强 CT，评估肿瘤情况及疗效。

四、结语

作为发病率仅次于肝细胞癌（HCC）的第二大肝脏原发恶性肿瘤，ICC 肿瘤低分化比例更高，恶性程度高，多为巨大或多发肿瘤。患者临床症状无特异性，早期诊断困难，就诊时常处于疾病中晚期。虽然手术切除是其唯一可能治愈的方式，但只有绝少部分患者有机会行根治性手术治疗，大部分患者根据病情及身体状况选择各种综合治疗方案。尽管放射性125碘粒子并不是 ICC 综合治疗的优先选择方案，但对于一般情况稍差，无法承受长期的化疗及外放疗所带来的严重副作用，或者 TACE 等介入治疗后肿瘤仍持续进展的患者，可考虑行放射性粒子植入手术。

（张凌　姜育良）

第四节　肝内胆管癌经皮经肝穿刺热消融治疗术

ICC 是源自肝内二级以上胆管支的上皮细胞恶性肿瘤，相对于肝细胞肝癌少见。ICC 患者大多发病隐匿，癌灶组织容易侵犯肝脏周围器官、组织和神经，并且容易发生淋巴结转移和肝脏外转移，大多数病例在确诊时即已处于晚期。ICC 的临床治疗主要是以肝切除术、系统性化疗、区域性治疗、免疫治疗和靶向治疗等方式组合的多学科个体化治疗。热消融治疗是目前肝肿瘤局部消融治疗手段中临床应用最广泛的方式，主要包括射频消融和微波消融，其基本原理一方面是在肿瘤病灶局部产生高温致使组织变性坏死，另一方面是肿瘤细胞坏死崩解进一步激活机体对肿瘤的免疫应答，进而增强机体对肿瘤组织的免疫杀伤力。热消融治疗 ICC 具有创伤小、痛苦少、恢复快等优点。根据《肝内胆管癌外科治疗中国专家共识（2020 版）》建议，肝切除手术是 ICC 首选的治疗方法，对于可切除的 ICC 目前不推荐进行肿瘤消融治疗。在临床诊断为 ICC 的病例中，对于肿瘤直径 <5 cm、肿瘤数目 <3 个，且不适合行肝切除术的患者，该共识则推荐行消融治疗。ICC 的热消融治疗可以通过经皮经肝穿刺消融、经腹腔镜消融、开腹手术消融等 3 个途径实现（图 3 - 18 至图 3 - 20），其中后两种途径需在手术室全麻状态下进行，而经皮经肝穿刺消融可在超声或 CT 引导下局麻完成手术操作，其治疗更加方便、微创、经济，临床应用最广泛。

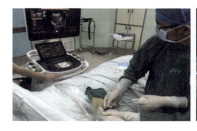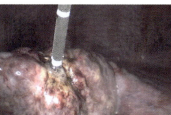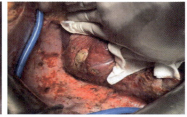

<table>
<tr><td>图 3 - 18　经皮经肝穿刺消融</td><td>图 3 - 19　经腹腔镜消融</td><td>图 3 - 20　开腹手术消融</td></tr>
</table>

一、术前管理重点

（1）术前常规检查：血常规、凝血功能、肝肾功能、电解质、心电图、肺功能等，有明显异常者应予以纠正。

（2）给予患者心理支持与人文关怀。

（3）术前需常规禁食 6 小时，禁饮 2 小时。

二、手术前规划

（1）术前通过增强 CT、MRI 等检查详细评估病灶大小、位置、数目及其与周围组织毗邻关系，必要时结合三维重建评估病灶情况，并制定穿刺消融路径及策略（图 3 - 21）。

（2）对于超声引导穿刺消融病例，术前通过超声检查（必要时超声造影）评估病变，并评估超声下有无安全有效的穿刺路径（图 3 - 22）。

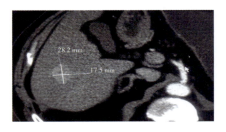 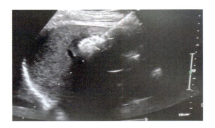

图 3 - 21　术前增强 CT 评估病灶　　　　图 3 - 22　术前超声影像

（3）术前根据患者及医院条件，确定是在手术室全麻下进行手术，还是在超声或 CT 介入室局麻下手术。

三、手术关键步骤

（1）确定肿瘤部位，并根据肝病灶部位、大小选取体位。

（2）检查射频/微波消融仪、消融针、连接线、冷循环系统等。

（3）确定穿刺点、采用局部浸润麻醉部位。

（4）消融穿刺前行超声造影显影并评估病灶情况。

（5）射频/微波消融针穿刺、固定。

（6）射频/微波消融功率及时间的设定。

（7）进行肿瘤病灶消融，建议消融全程在超声监控下进行。

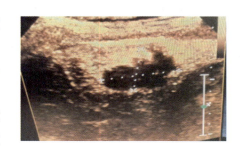

（8）在消融治疗结束后，一边消融一边缓慢退出消融针，尽可能避免肿瘤经针道途径转移。

（9）消融结束后约 5 分钟进行术中超声造影检查（图 3 - 23），与造影前对比，评估确定消融治疗效果，必要时再次穿刺消融，确定消融范围有效覆盖病灶范围后结束手术。

图 3 - 23　术中超声造影检查

四、术中风险防范

治疗过程中需注意保护肝门、胆管、胆囊、大血管及胃肠道等重要结构。

（1）术中穿刺肿瘤时应充分评估定位，必要时以穿刺定位器辅助穿刺，尽可能一次穿刺成功到位，避免反复穿刺导致针道转移。

（2）穿刺时应注意避开重要血管、胆管及空腔脏器，避免肝门、胆管、胆囊、大血管及胃肠道等重要结构损伤。

（3）消融结束后维持低频能量缓慢退针，减少针道转移风险及穿刺点出血风险。

五、术后管理要点

（1）术后 24 小时严密监测患者生命体征和腹部体征。

（2）术后予以保肝、止痛、补液治疗；全麻患者术后 6 小时开始逐步恢复进食进饮，局麻患者术后 2 小时开始进食进饮。

（3）监测凝血功能、肝功能。

（4）术后 1 个月复查肿瘤标志物、上腹部增强 CT（图 3-24）或 MRI 评估病灶失活状态。

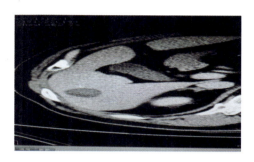

图 3-24 术后 1 个月复查上腹部增强 CT

（蒋康怡）

第五节 化脓性胆囊炎经皮经肝胆囊穿刺引流术

急性胆囊炎（AC）通常发生于有胆囊结石的患者中，时间的进展或结石梗阻可能会使 AC 发展成急性化脓性胆囊炎（ASC）。ASC 被认为是 AC 最严重的类型之一，通常患者会出现剧烈腹痛、寒战、高热等全身症状，常规使用抗生素的治疗效果不佳，如不及时处理，易发展成穿孔、脓毒血症、感染性休克或多器官功能衰竭。虽然 LC 是目前治疗 AC 的"金标准"式，具有创口小、疼痛轻、住院时间短等优势，但其治疗效果要根据急性胆囊炎的严重程度而定。发展为 ASC 的患者往往有多种全身症状，其大部分患者都很难耐受 LC 治疗。对于 ASC 患者而言，此时他们有胆囊内压力高、胆囊壁增厚、胆囊三角炎症加重等情况，这使得手术难度和风险极大，手术获益较差。

经皮经肝胆囊穿刺引流术（PTGBD）是一种微创的利用图像引导的手术方式，其通过将胆囊的内容物引流出体外，达到缓解压力的目的。Radder 医生于 1980 年首次实施并报道，PTGBD 可减轻患者中毒症状，并改善肝功能及全身情况，从而为进行后续的手术治疗创造条件，也可单独使用作为最终的治疗措施。目前已有临床研究证实，PTGBD 是治疗高危 ASC 安全有效的方法。

一、手术适应证和禁忌证

（一）适应证

（1）《急性胆道系统感染的诊断和治疗指南（2021 版）》建议，对于重度 AC 患者，如果患者查尔森合并症指数（CCI）≥4 和（或）美国麻醉医师协会体质（ASA）分级标准≥Ⅲ级。

（2）患者所在的医院不能满足重症监护要求。

（3）术者对于复杂胆道外科手术的能力缺乏。

（4）患者出现器官功能障碍，威胁生命，不能耐受急诊手术。

（5）如果抗生素及全身支持治疗无效，胆道感染需要及时行 PTGBD 缓解时。

（二）禁忌证

无绝对禁忌证，相对禁忌证如下。

（1）胆囊穿孔、胆囊内结石充盈，以及 GBC 有穿刺路径播散的风险。

（2）凝血功能障碍。对于无慢性肝炎的患者，术前血小板计数应 $>50 \times 10^9/L$，凝血酶原时间活动度国际标准化比值（INR）应调整至 $1.5 \sim 1.8$。慢性肝炎者，应保证血小板计数 $>20 \times 10^9/L$，纤维蛋白原 >100 mg/dL。

（3）有腹腔积液者。

（4）穿刺路径上有大血管难以避开者。

（5）伴有严重心、肺部疾病或多器官功能衰竭者。

二、手术方式

PTGBD 可通过超声、荧光透视或 CT 等方法进行成像引导，其中超声引导 PTGBD 以其独有的优势，目前临床应用最为广泛。本技术可选择"一步法"或"两步法"，可根据具体情况决定是否选用超声探头支架。

1. 一步法

患者取平卧位或左侧卧位。床旁超声定位，确定合适的穿刺路径后，再标记穿刺点。常规术区消毒铺巾，2% 盐酸利多卡因局麻后，切开穿刺点皮肤，使用 F8 套管针穿刺，在超声引导下实时调整进针方向，待有突破感后，退出套管针心，回抽可见胆汁。继续将导管前进 $2 \sim 3$ cm，使其在胆囊内盘曲，退出内支撑针，将导管用丝线固定于皮肤表面，接引流袋，无菌贴膜覆盖，结束手术。

2. 两步法

患者取平卧位或左侧卧位。床旁超声定位，确定合适的穿刺路径后，再标记穿刺点。常规术区消毒铺巾，2% 盐酸利多卡因局麻后，切开穿刺点皮肤，使用 18G 穿刺针进行穿刺，在超声引导下实时调整进针方向，避免损伤肝内血管和胆管，待有突破感后缓慢拔出针芯，回抽可见胆汁。推入导丝后退出穿刺针，用扩张管扩张穿刺通道，将 F6 ～ F10 猪尾导管顺导丝放入胆囊，再次回抽胆汁，确认导管位置无误后，将导管继续前移 2～3 cm，使导管头部盘曲，将导管拔出，用丝线将导管固定于皮肤表面，接上引流袋，无菌贴膜覆盖，结束手术。

3. 两种方法比较

这两种技术的优点和缺点是显而易见的。许多人认为"两步法"更安全，因为其最初使用的是细针，在穿刺不准确的情况下造成的伤害更小。然而，其操作中的连续扩张和烦琐的操作会带来胆漏和出血的风险，同时，手术时间也更长。套管针技术由于其一步走的性质而更快、更简单，但由于使用直径较大的穿刺针，增加了初始穿刺直径，因此被认为具有更大的并发症风险。有趣的是，这两种方法都没有被证明谁更安全或更有效。Arkoudis 等人的临床研究表明，两种方法在疗效和安全方面上并无差异，但"一步法"更快、更简单，患者术后疼痛更加轻。Reppas 等认为"一步法"的手术时间更短，术后并发症发生率更低，但认为"两步法"的术后疼痛评分更低。具体操作时，建议根据外科医生的经验及其与超声科医生的配合默契程度和患者胆道情况进行综合评估选择。

三、手术入路途径选择

有两种 PTGBD 入路途径可供选择，一种是经肝脏途径进入（图 3-25a）；另一种经腹腔途径进入（图 3-25b）。经肝脏途径是导管通过肝脏内部再进入胆囊，经腹腔途径是导管从腹腔直接穿进胆囊而不通过肝脏。入路途径的选择取决于胆囊的位置、胆管扩张程度或肠道的位置。大多数外科医生更倾向于使用经肝脏途径，因为它降低了胆漏的风险，并且有肝脏的包裹使得引流管更加牢靠，还可以加速纤维窦道的成熟。在穿刺过程中，经肝脏途径的导管在进入胆囊之前先穿过肝脏，适用于无肝脏疾病、腹水及肠解剖结构异常的患者。若患者不宜行经肝脏途径，则应选择直接穿过腹腔到达胆囊而不穿过肝实质。有临床研究表明，经腹腔和经肝脏途径入路无明显差异，但通常行 PTGBD 患者常常需要行二期 LC，经腹腔途径常常会造成胆囊周围组织粘连，导致二期 LC 难度加大，其并发症发生率和手术时间会增加，因此更推荐行经肝脏途径的 PTGBD。

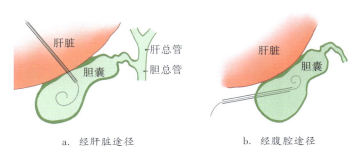

a. 经肝脏途径　　　　　　　　b. 经腹腔途径

图 3-25　两种入路途径示意图

四、术前管理重点

（1）术前予以静脉滴注抗生素、保肝等对症处理和支持治疗，密切关注患者生命体征。

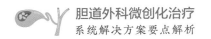

（2）了解患者的肝肾功能、凝血功能、血常规检查结果。

（3）通过影像学检查（B超、CT、MRI等）选择合适的穿刺点，避免损伤周围脏器。

五、手术前规划

在临床多数情况下，PTGBD是过度治疗，在告知患者及家属手术风险和术后可能出现的并发症的同时，还应充分告知手术治疗的必要性和可行性；告知患者及家属术前的病情、进展和预后及后续治疗情况；穿刺手术必须在患者或其近亲属知情并签字同意后方可实施。

应用线阵扫描型超声探头评估最佳穿刺路径，彩色多普勒了解探查穿刺道上有无重要血管、肋间神经或重要胆管走行，确保扫描方向与穿刺路径平行，以减少穿刺相关并发症。

六、术中风险防范

胆囊紧贴肝脏，是腹膜间器官，经肝胆囊穿刺可以减少胆漏的风险，引流管也更加稳定且容易形成窦道。穿刺点以腋前线肋缘下为最佳，如穿刺点穿过肋间隙，应避免损伤胸膜、肋间血管及神经，膈肌是良好的解剖标志，穿刺时应紧贴下肋上缘，避开肋间神经血管束。应在超声全程实时监控下进行穿刺，以避免盲穿导致穿刺针进入腹腔内或刺穿胆囊壁，引起不必要的并发症。如果胆囊巨大，胆囊内压力大，胆囊壁变薄变朽，导丝不能进入胆囊过多，以防刺破胆囊。

七、术后管理要点

（1）术后应密切观察患者的生命体征，警惕术中、术后发生的并发症，如出血、胆漏、感染、周围空腔脏器损伤等。

（2）妥善固定引流管，做好术后的宣教工作，告知患者注意防止引流管扭曲、受压，引流袋要在引流口水平位置以下，这样有利于引流胆汁，防止逆行感染，活动或翻身时要避免牵拉引起引流管脱出。

（3）护士应每天记录引流液的颜色、性状和引流量等情况，做好护理工作。正常引流液为清亮、无杂质的金黄色液体，如果变为墨绿色或浑浊脓性液体则提示可能存在感染，如果变为暗红色或鲜红色则提示胆道内有出血的可能。单纯外引流者24小时的引流液通常为800～1 000 mL，如果少于100 mL应考虑导管脱落、返折或堵塞等情况，应及时告知医护人员。

（4）使用广谱抗生素（三代头孢＋甲硝唑）静脉输注抗感染。抗生素应根据胆汁细菌培养结果进行调整。穿刺引流后，待窦道形成，可以根据患者的营养状况择期拔除引流管，拔管前可安排复查腹部超声，检查有无胆囊增大及周围渗出。

（5）对全身情况许可且有手术意愿者可以考虑择期行胆囊切除术。

（龚杰　毛天阳）

第六节　腹腔镜肝内胆管结石的各病变肝脏切除手术

肝内胆管结石是指由于肝内胆管存在结石继而诱发腹痛、发热等症状的临床疾病总称，可以单独发生，也可以伴随着肝外胆管结石。结石可以发生在肝脏的任何部位，尤其好发于肝左外叶。最近的报告显示，西方国家只有 0.6% ~ 1.3% 的患者有肝内胆管结石，而东方国家特别是东南亚却常见易发。长期的肝内胆管结石可引发胆管炎症、胆源性肝脓肿、肝实质受损等，进而诱发胆汁性肝硬化和门静脉高压症，甚至胆管癌变，严重影响患者的健康和生活质量。

肝内胆管结石的治疗方法很多，包括 PTCSL、胆管切开取石术和肝切除术。在这些治疗方法中，肝切除术被认为是肝内胆管结石的最佳根治性治疗选择。过去，常选择开腹肝切除术，配合胆道探查取石。20 世纪 90 年代，随着腹腔镜技术的不断成熟，欧美学者开始尝试腹腔镜肝切除术治疗肝内胆管结石。Gagner 等人于 1992 年报道了行腹腔镜肝楔形切除术治疗肝内胆管结石的病例。之后虽然腹腔镜下各种术式的肝切除术逐步开展，但大多数研究集中在恶性肿瘤的治疗领域，仅有少数运用腹腔镜肝切除术治疗肝内胆管结石的报道。21 世纪后，随着设备和技术的进一步改良，腹腔镜肝切除术的安全性和切除范围不断扩大。对于肝内胆管结石，腹腔镜肝切除术的优势也越来越明显。与开放手术相比，腹腔镜手术创伤更小、恢复更快、对肝功能的影响更小，并且能进行更精细的手术操作，有利于保留更多的正常肝组织。多项 Meta 分析表明，腹腔镜手术的手术时间虽长，但出血量更少、并发症更少、住院时间更短。因此腹腔镜肝切除技术被越来越多地运用在肝内胆管结石的治疗上。

目前，采用腹腔镜肝切除术治疗肝内胆管结石在技术上已经成熟，并取得满意疗效。但由于肝内胆管结石的部位和范围不一，并发症不同，手术难度存在一定差异。需要根据每个患者的具体情况，选择合适的手术方式。腹腔镜肝切除术对外科医生的要求也比较高。这些因素不可避免地制约着腹腔镜肝切除术在肝内胆管结石治疗中的进一步推广。总体而言，经过 20 多年的发展，腹腔镜肝切除术已成为治疗肝内胆管结石的重要选择之一。未来随着技术进步，该手术方式有望取得更大程度的应用。

一、腹腔镜左半肝（S_2~S_4）切除术

左、右肝内胆管在解剖结构上存在的差异，左肝内胆管为肝内胆管结石最常累及的部位。既往受外科技术限制，导致肝内胆管结石治疗后的高复发率，很多患者都需接受反复多次的手术治疗。随着解剖性肝脏切除术逐渐被证实是肝内胆管结石的根治治疗手段，在传统解剖性肝切除术基础上应运而生的腹腔镜肝切除术，包括腹腔镜左半肝切除术和腹腔

镜左外叶肝切除术，已成为左肝内胆管结石患者的常规治疗手段，且被证实安全有效。

（一）适应证

（1）左侧一级、二级或三级肝内胆管结石，分布广泛，或二级病变胆管累及矢状部，存在有胆管狭窄、伴或不伴肝外胆管结石、严重的肝实质纤维化或萎缩（如图 3 - 26 所示）。

（2）无多次上腹胆道相关手术史或严重的腹腔粘连。

（3）肝功能 Child - Pugh A 级。

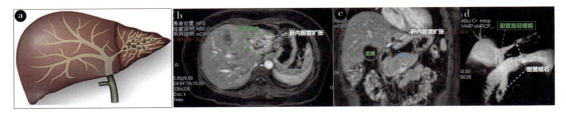

图 3 - 26　典型左侧肝内胆管结石伴胆总管结石、左肝实质萎缩、左肝管近端狭窄及远端扩张

（二）术前评估与准备

1．结石分布范围、肝脏实质状态与肝内胆管狭窄情况评估

肝内胆管结石可分布于肝内任何分段，临床上好发于左外叶或右后叶肝段，肝内胆管炎症、狭窄，相应肝段萎缩，正常肝段增生是其最基本的病理变化过程。准确评估结石的分布范围对制定手术方案至关重要。术前应用 B 超、增强 CT、MRI 和 MRCP 等影像学检查，精确判断结石的范围、位置，判断是否合并胆管狭窄、肝叶萎缩等。B 超作为首选的肝胆管结石筛选手段，可以为诊断提供必要线索。通过增强 CT 检查可以全面地了解肝胆管结石的分布情况，同时判断胆管病灶与肝内外各支血管的相对关系，为术前手术规划提供重要依据。但是，增强 CT 对于一些"阴性胆固醇性结石"的检出是相对困难的。MRI 加 MRCP 检查对不明显扩张的肝内胆管显示效果更好，可更清晰地显示"阴性结石"，两种检查互为补充，临床上常联合应用。有条件的医院可采用三维重建技术，该技术可更立体、精准地评估结石分布、胆管受累、肝脏萎缩和增生的范围和程度（如图 3 - 27 所示）。

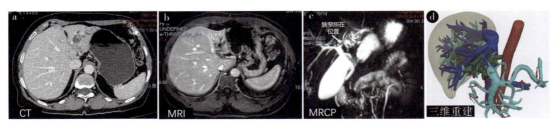

图 3 - 27　左肝内胆管结石合并左肝萎缩影像

注：图 a 和图 b 中，CT 和 MRI 可以清晰地显示左肝内胆管结石伴扩张及左肝完全萎缩，病变胆管累及门静脉矢状部；c．MRCP 可清晰地显示左肝管狭窄环位于起始部；d．三维重建模拟了左半肝的切除，进而判断能否完整切除全部病变胆管。

2. 合并肝外胆管结石及 Oddi 括约肌功能状态评估

查看患者病史上是否有典型的胆绞痛、发热和黄疸等，可提示合并肝外胆管结石。实验室检查中的胆红素、胆碱酯酶、胆汁酸等指标的异常升高，可提示肝外胆管梗阻。B 超、CT、MRCP 等无创检查均能提高肝外胆管结石的诊断率，是肝胆管结石病的常规检查方法。Oddi 括约肌功能状态的评估，目前尚无"金标准"，往往需要结合术前胆红素指标，术前影像是否存在胆总管下段狭窄，是否存在肝内外胆道积气，术中胆道镜探查情况等予以综合判断。只有纠正和改善 Oddi 括约肌的功能，才能有效防止术后结石复发及反流性胆管炎等情况的发生，若 Oddi 括约肌极度狭窄或松弛，则需加行胆肠吻合术治疗。

总之，需要综合患者机体状态和各项检查结果判断肝外胆管结石存在状态及 Oddi 括约肌功能状态，以便指导临床治疗。

3. 肝门血管与胆道变异情况评估

长期的肝内胆管结石会导致病变肝脏的萎缩以及健康肝脏的增生，进而导致肝门旋转和肝内胆管与血管之间的致密粘连等情况。因此术前评估肝门部胆管、肝动脉和门静脉是否存在解剖变异，对于避免术中误伤有着重要意义。此外对胆道变异的评估也需要通过术前 MRCP 和三维重建等检查来仔细辨别，如右后肝管开口于左肝管的变异；行左半肝切除术时，切除线应位于右后肝管汇入点的远端等，如图 3－28 中Ⅲa 型所示。

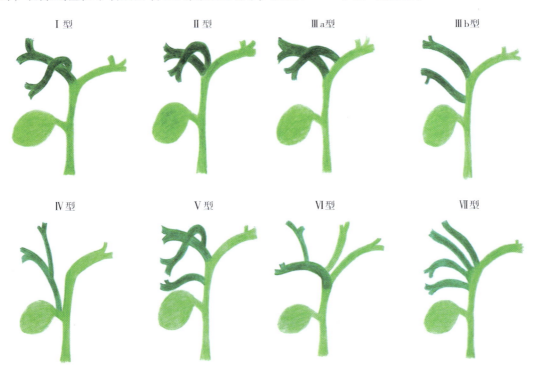

图 3－28　肝门处胆道汇合时可能出现的变异情况

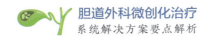

4. 肝脏功能与剩余肝体积（FLR）评估

术前应充分评估肝脏功能，除了常规的 Child-pugh 评分以外，推荐有条件的医院进行 ICG 15 分钟清除率检测（ICG R15）来准确评估肝脏功能。对于无肝病史的单纯肝内胆管结石不伴有肝外结石及黄疸患者，由于正常剩余肝脏会长期地增生肥厚，故大多数情况下，这类患者是可以耐受大范围的肝切除术。对于合并梗阻性黄疸患者，若减黄指标 = 年龄（岁）× [3 + TBiL（mmol/L）] >450 μmmol/L，建议先去除肝外胆道梗阻，纠正血清胆红素水平后再行肝切除术。

5. 术前机体一般状态评估与纠正

术前应戒烟戒酒，积极纠正存在的基础疾病，如高血压病、糖尿病等；纠正低蛋白血症，水、电解质紊乱；对存在胆道感染患者积极予以抗感染治疗，必要时通过 ERCP 或 PTCD 等方式进行胆道引流；对于营养状态不佳者，可适当加用肠外营养制剂，改善其营养状态。

（三）手术流程及关键步骤

（1）气管内插管全麻效果满意后，患者取仰卧位，采用 5 孔法置入套针（Trocar）（图 3-29），气腹压力设定为 10 ~ 14 mmHg（1 mmHg ≈ 0.133 kPa）。术中监测中心静脉压，控制其在 5 cmH$_2$O 以下为宜。

（2）超声刀游离腹腔内粘连，对合并胆囊结石患者先予以显露胆囊三角并切除胆囊。

（3）于肝十二指肠韧带预置阻断带，常规解剖第一肝门。采用鞘内解剖的方法解剖出门静脉左支、肝左动脉、肝中动脉，予以结扎并离断，暂不离断胆管（图 3-30a）。

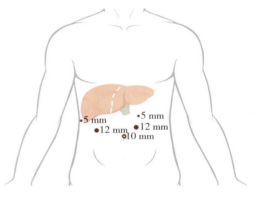

图 3-29　腹腔镜解剖性左半肝切除术的 Trocar 布局

（4）超声刀游离肝周韧带，解剖第二肝门，分离肝左静脉主干，暂不离断（图 3-30b）。

（5）利用肝缺血线以及术中超声，结合电钩标记肝脏膈面及脏面切除线。背侧以静脉韧带为切除标记（图 3-30c）。

（6）超声刀采用小口钳夹，推拨方法循肝中静脉离断部分肝实质后，利用导尿管向右侧牵拉抬举肝左叶，利用超声刀从头侧到足侧循肝中静脉逐步离断肝实质（图 3-30d、图 3-30e、图 3-30f）。

（7）劈开肝实质，充分暴露左肝管后离断并缝合，利用切割闭合器离断肝左静脉。对于合并肝外胆管结石，经左肝管断端或胆总管行胆道探查及取石，依据胆管情况行一期缝合或安置 T 管（图 3-30g、图 3-30h）。

（8）经脐取出肝脏标本，解除气腹，缝合戳孔，完成手术。

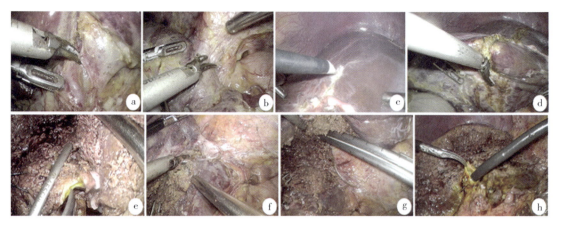

a—解剖第一肝门；b—解剖第二肝门；c—标记切肝线；d—超声刀离断肝实质；e—离断左肝管；f—后入路超声刀离断肝实质；g—离断肝左静脉主干；h—经左肝管断端行胆道镜探查。

图3-30　术中各重要操作步骤

最新技术动态：近红外线荧光辅助腹腔镜左半肝切除术。随着近红外线荧光腹腔镜肝切除时代的到来，临床上可以利用通过外周静脉注射的ICG无法正常通过胆汁排泄而在病变胆管部位聚集的原理，在荧光腹腔镜下观察到病变胆道流域呈节段性荧光显像，并通过该技术的精准定位来实时地引导病变切除。荧光引导下的腹腔镜左半肝手术流程与传统白光腹腔镜下基本相同，但荧光引导下对于病变胆管与重要血管间的辨别解剖却有着显著修饰。如图3-31所示。

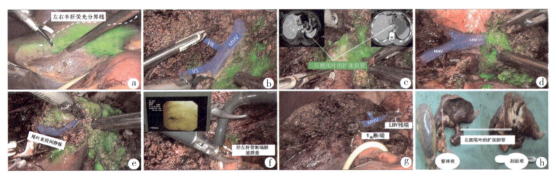

a—术中开启荧光模式后可见左、右半肝清晰的分界线；b—左、右半肝实质劈离过程中可见病变胆管自带荧光显影，紧贴肝中静脉并与之分界清晰；c—左侧尾状叶胆管归入左肝管狭窄处远端，故同样存在梗阻、结石和扩张；d—完全游离左半肝后充分显露肝左静脉；e—沿左侧尾状叶荧光分界平面，切除病变胆管支配的肝实质；f—经左肝管断端行胆道镜探查；g、h—病变胆管联合相应肝实质完整切除。

图3-31　荧光腹腔镜解剖性左半肝联合左尾叶切除术图解

（四）术后管理

术后积极监测患者的心率、血压、呼吸、尿量等生命体征和腹部体征；术后禁食8～12小时，禁食期间应静脉补液，维持水、电解质平衡，不推荐常规予以肠外营养；术后镇痛

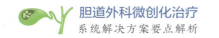

可考虑予以患者自控式镇痛或联合硬膜外镇痛等多模式镇痛方案；胃管一般在术后即可拔除，导尿管一般在术后 24 小时内拔除；术后 24~28 小时给予流质饮食，并逐步过渡到普通饮食；妥善固定腹腔引流管，并记录引流液每天的颜色与量，如无胆漏发生，术后 2~5 天即可拔除；术中行 T 管引流者，需妥善固定 T 管，术后 3~4 周返院行 T 管造影，确认无残石后方可拔除 T 管。

1. 术后抗生素使用

由于肝内胆管结石导致长期慢性炎症，故术后一般建议预防性使用抗生素，但大多数时候使用不超过 24 小时。若出现术后相关并发症，如胆漏、腹腔积脓、肝内毛细胆管炎等情况时，需在留取细菌培养标本基础上，根据药物敏感试验选择相应抗菌药物治疗，治疗上建议针对革兰阴性杆菌使用广谱抗生素，如三代头孢等。

2. 术后相关并发症处理

（1）胆漏。术后胆漏是肝内胆管结石行肝切除术后最常出现的并发症之一，其处理措施包括：①改善引流。持续负压引流，适当冲洗引流管避免堵管。如胆漏量大，可在超声定位下加置多孔引流管辅助引流。必要时可调整已有引流管位置，使其引流更充分。②加强营养支持治疗。口服富含高蛋白和中链脂肪酸的营养配方饮食，促进胆漏愈合。③加强抗感染治疗。④积极治疗糖尿病等原发基础疾病。⑤如胆漏量大，或者弥漫于全腹，则需再次手术探查修补，术中应反复、仔细地检查创面，精准处理，消除胆漏。

（2）肝功能衰竭。该并发症主要可能是因术前评估不充分导致 FLR 不足所致，也可能是因术中肝血流阻断时间过长、肝断面残留的无功能肝实质坏死感染、术中无损伤需保留的肝脏单位的流入道（缺血）或流出道（淤血）等情况所致。建议常规行 ICG 排泄试验和肝脏体积测定，术中精准操作，防止损伤残留肝脏的重要管道结构。

（3）出血。该并发症可因术中止血不彻底或术后缝线、血管夹、肝组织坏死等脱落所致。此外，也可因为凝血功能改变引起，如凝血酶系统及纤维蛋白原的缺失、纤维蛋白溶酶活性增高等。对术后出现的腹腔或肝创面外科性出血应尽早行腹腔镜下或开腹探查、止血。

（谢青云）

二、腹腔镜左肝外叶（S_2、S_3）切除术

1991 年，第一例腹腔镜下的肝楔形切除术在法国完成。此后各大医学中心开始尝试腹腔镜肝切除手术。但受限于早期设备水平，手术风险较大，多采用腹腔镜辅助开放式手术。2002 年，首例全腹腔镜左肝外叶切除术在香港完成。随后日本、意大利等国也出现成功案例。虽然手术设备和技术不断地改进，但受限肝外叶血管离断难度大，多采用手助腹腔镜完成。2013 年，国际腹腔镜肝胆外科学组织制定了腹腔镜肝切除规范。随着医生经验积累、器械改进，全腹腔镜左肝外叶切除术逐渐成熟并推广。目前，腹腔镜左肝外叶切除术已经

成为临床治疗左半肝病变的重要选择之一。对于肝内胆管结石而言，腹腔镜左肝外叶切除术是最常使用的术式之一。

（一）适应证

与腹腔镜左半肝切除术的适应证基本一致，但需注意腹腔镜左肝外叶切除术术前应用影像学检查明确受累胆管和肝实质只位于左肝外叶，如图 3 - 32 所示。

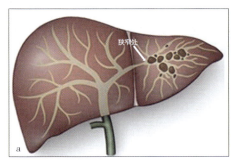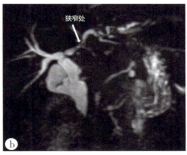

图 3 - 32　左肝外叶病变示意图及影像图

（二）术前管理重点

与腹腔镜左半肝切除术的术前评估与准备一致。此外，需要着重评估是否需要术中联合胆道探查取石，因为左外叶胆管开口相对于左肝管根部开口较小，胆道镜可能无法有效经肝管断端进入，所以建议此类合并肝外结石（直径≤1 cm）病例可先行 ERCP 相关内镜技术取石后再行此手术。

（三）手术流程及关键步骤

（1）气管内插管全麻效果满意后，患者取仰卧位，采用"5 孔法"置入 Trocar（图 3 - 33a 所示为 Trocar 布局），气腹压力设定为 10 ~ 14 mmHg。术中监测中心静脉压，控制在 5 cmH$_2$O 以下为宜。

（2）离断左侧三角韧带和冠状韧带，镰状韧带和肝胃韧带可根据切除范围决定是否离断，使用术中超声再次确定结石与病变胆管分布范围（图 3 - 33b）。

（3）沿镰状韧带从腹侧或足侧开始离断肝实质（图 3 - 33c）。

（4）解剖出脐裂静脉（UFV），根据其走行解剖至肝左静脉根部，切割闭合器或直接处理肝左静脉（图 3 - 33d、图 3 - 33e）。

（5）使用"狗头"夹临时阻断 S$_2$ 段和 S$_3$ 段肝蒂后使用剪刀离断胆管，使用可吸收夹离断血管结构（图 3 - 33f、图 3 - 33g）。

（6）经 S$_2$ 与 S$_3$ 共同胆管开口断端置入胆道镜，进行全面的胆道探查，随后使用可吸收缝线联合缝合关闭处理断端（图 3 - 33h）。经脐取出肝脏标本，解除气腹，缝合戳孔，完成手术。

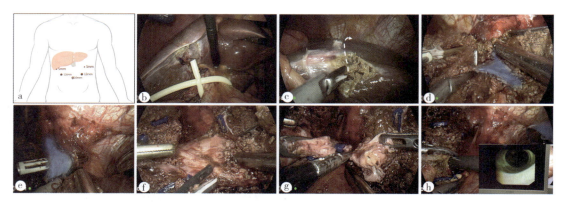

图 3－33　腹腔镜左肝外叶切除联合经肝管胆道探查术

（四）术后管理要点

本术式术后管理措施与腹腔镜左半肝切除术术后管理措施相同。

三、腹腔镜肝 S_3 切除术 （荧光显像辅助）

本部分介绍应用最新技术荧光显像辅助肝段切除的技术要点。

（一）适应证

与腹腔镜左肝外叶切除术的适应证基本一致，但需注意本术式术前的影像学检查，需明确受累胆管和肝实质只位于肝 S_3 段内，如图 3－34 所示。

（二）术前管理重点

与腹腔镜左肝外叶切除术的术前管理重点基本一致。

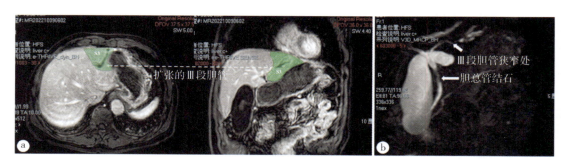

图 3－34　左肝 S_3 病变影像

注：该图展示了典型的Ⅲ段胆管狭窄伴远端肝内胆管结石形成及肝实质萎缩，同时该患者伴有胆总管结石。

（三）手术流程及关键步骤

（1）气管内插管全麻效果满意后，患者取仰卧位，采用"5 孔法"置入 Trocar（图 3－35a 所示为 Trocar 布局），气腹压力设定为 10 ～ 14 mmHg。术中监测中心静脉压，控制在 5 cmH$_2$O 以下为宜。

（2）使用术中超声再次确定病变范围与术前规划一致（图 3－35b）后使用 Glisson 鞘

外解剖术，游离出肝Ⅲ段肝蒂后予以临时阻断（图3-35c）。

（3）经外周注入ICG溶液1 mL（0.25 mg/mL），沿荧光立体分界在全肝入肝血流阻断（Pringle）法及低中心静脉压支持下进行肝实质劈离。使用超声刀、双极电凝，助手使用吸引器、波浪钳，全程在荧光引导下完成肝实质离断。沿荧光分离肝实质的过程中首先可以分离出扩张的病变的胆管（图3-35d）。

（4）在胆管头背侧可以看到Ⅲ段的回流静脉（V_3）刚好处于荧光显影与无荧光显影的间隙（图3-35e），予以结扎后离断。

（5）继续劈离Ⅱ段与Ⅲ段界面的过程中可以看到行走在两段之间无荧光染色的细小段间静脉（图3-35f）。

（6）随后转向镰状韧带右侧切除平面，继续离断肝实质，直至完全显露之前阻断的Ⅲ段肝蒂（图3-35g）。予以腹腔镜下直线切割闭合器，离断后可见断肝平面上只有2枚离断Ⅲ段回流静脉的Hem-o-lok夹（图3-35h）。术中荧光模式下观察切除的Ⅲ段标本未见结扎夹与肝实质荧光显影，解剖标本可见扩张的胆管及嵌顿的结石（图3-35i）。

（四）术后管理要点

该术式术后管理要点与腹腔镜左半肝切除术术后管理要点相同。

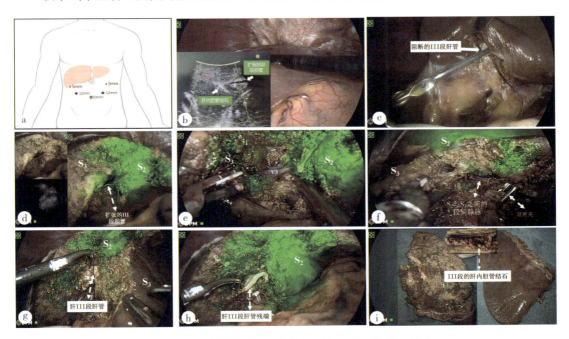

图3-35　荧光显像系统辅助的腹腔镜解剖性S_3段切除术

四、腹腔镜右半肝（S_5~S_8）切除术

第一例腹腔镜右半肝切除术完成于1992年。早期腹腔镜右半肝切除术多采用腹腔镜辅助切除。随着医疗技术的进步，世界各地的医学中心逐步开展了腹腔镜右半肝切除技术的

探索。目前在肝内胆管结石的治疗领域，腹腔镜解剖性右半肝切除术联合胆道探查术成为治疗右肝复杂肝胆管结石的安全、有效的方法。肝胆管结石患者肝功能往往是正常的，其中大部分患者伴有右肝的萎缩和左肝的增生，因此不同于肝癌的治疗，大范围的腹腔镜解剖性右半肝切除术后 FLR 大多能满足机体需求。该术式不仅可以切除病变胆管及萎缩肝段，还能有效防止癌变，减少残余结石和复发性结石。

（一）适应证

（1）局限于右侧肝内胆管结石伴右肝整体萎缩，病变胆管累及右前、右后胆管汇合部，伴有不可逆的胆管狭窄，伴或不伴肝外胆管结石，如图 3 - 36 所示。

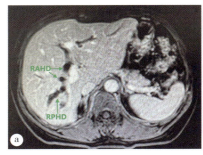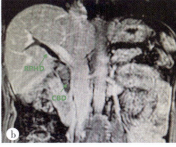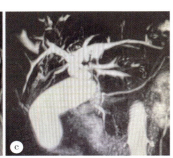

a—RAHD 和 RPHD 均明显扩张；b、c—RAHD 和 RPHD 汇合部狭窄伴胆总管（CBD）多发结石。

图 3 - 36　典型的右肝内胆管结石伴胆总管结石病例

（2）无多次上腹胆道相关手术史或严重的腹腔粘连。

（3）肝功能 Child - Pugh A 级（排除肝外胆道梗阻引起血清胆红素水平升高的情况）。

（4）血清 TBiL 水平在 1.0 mg/dL 以下，ICG R15 在 10% 以下。

（二）术前管理重点

本术式术前管理同腹腔镜左半肝切除术的术前评估与准备基本一致。由于拟切除的肝实质体积往往较大，术前胆道引流减黄在拟行右半肝切除的病例中尤为重要，可采取经内镜下鼻胆管引流术（ENBD）或超声引导下 PTCD，待胆红素水平完全下降、胆道感染充分控制后再行右半肝切除术。

（三）手术流程及关键步骤

气管内插管全麻效果满意后，患者取仰卧位，采用"5 孔法"置入 Trocar（图 3 - 37 所示为 Trocar 布局），气腹压力设定 10 ~ 14 mmHg。术中监测中心静脉压，控制在 5 cmH$_2$O 以下为宜。

1. 右半肝切除（见图 3 - 38）

（1）离断右肝周围韧带，仔细剥离右侧肾上腺，组织粘连较紧密时可于解剖离断后

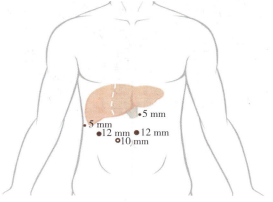

图 3 - 37　腹腔镜解剖性右半肝切除术的 Trocar 布局

缝合处理，尽量离断右侧腔静脉韧带显露 IVC（IVC 指下腔静脉）（图 3-38a）。

（2）第二肝门解剖腔静脉窝，由于肝内胆管结石往往伴第一肝门肝蒂炎症，粘连而难以实现鞘外解剖，故选肝实质为优先路径，可先在术中超声定位 MHV（MHV 指肝中静脉）的肝表面投影并予以预切除线标记（图 3-38b）。

（3）常规预置阻断带，沿预切线自足侧向头侧沿肝中静脉离断肝实质，解剖出 V_5 与 V_{4b} 汇合成为肝中静脉主干的 B 点，并结扎离断 V_5 后继续循肝中静脉劈离肝实质（图 3-38c、图 3-38d）。

（4）从足侧向头侧及腹侧向背侧离断显露肝中静脉右侧 180° 全程，此时肝门板周围肝实质已被充分敞开（图 3-38e）。

（5）第一肝门阻断下，使用剪刀锐性离断右肝管并取出结石。使用直线切割闭合器（白钉）闭合离断右肝蒂内血管结构（图 3-38f、图 3-38g）。

（6）沿肝中静脉及腔静脉平面离断肝实质至第二肝门，游离 RHV（RHV 指肝右静脉）根部，使用切割闭合器或直接离断肝右静脉，完整切除右半肝（图 3-38h）。

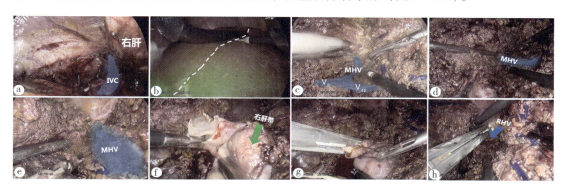

图 3-38　肝内胆管结石行腹腔镜右半肝切除术图解

2. 肝外胆管结石网篮取石、胆管整形及引流（见图 3-39）

（1）从主操作孔经右肝管开口置入胆道镜并使用取石网篮取尽肝外胆管内结石（图 3-39a、图 3-39b）。

（2）使用电刀切断右前、右后胆管间棘，扩大胆管开口从而完成胆管整形（图 3-39c）。

（3）置入 24 号 T 管，并使用 4-0 倒刺线连续缝合，关闭间隙。固定 T 管后进行注水实验，确定无胆漏（图 3-39d、图 3-39e）。

（4）完成胆道取石后需缝合镰状韧带与腹壁，完成左肝固定，避免肝门扭转（图 3-39f）。

（四）术后管理要点

预防肝功能衰竭。建议术后 72 小时连续监测血常规、肝功能、凝血功能变化；予以长效激素冲击、少量多次新鲜冰冻血浆输入、人血白蛋白滴注等措施，缓解肝脏负荷。刺激肝脏再生，预防肝功能衰竭发生。

其余术后管理要点同腹腔镜左半肝切除术的术后管理要点。

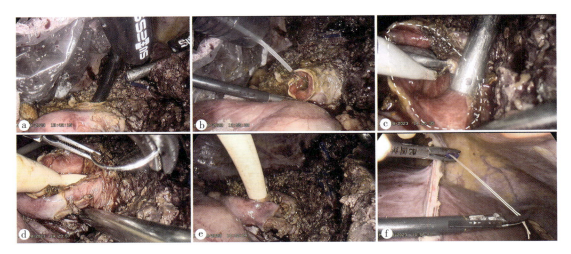

图 3-39 肝外胆管结石网篮取石、胆管整形及引流操作图解

五、腹腔镜右肝前叶（S_5＋S_8）切除术

（一）适应证

需要影像学检查确定病变的肝内胆管及结石局限于右肝前叶内；血清 TBiL 水平在 1.0 mg/dL 以下，ICG R15 值在 20% 以下；其他适应证标准与腹腔镜右半肝切除术一致。如图 3-40 所示。

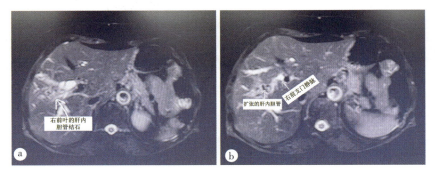

图 3-40 右肝前叶病变影像

（二）术前管理重点

术前管理重点与腹腔镜左半肝切除术的术前评估与准备一致。

（三）手术流程及关键步骤

（1）气管内插管全麻效果满意后，患者取仰卧位，采用"5 孔法"置入 Trocar（图 3-41 所示为 Trocar 布局）；Trocar 可经肚脐插入，也可根据术前影像显示的右肝前叶萎缩后位置适当右移；主操作 Trocar 以目标区域（右肝前叶）为中心做同心轴，圆状分布其余 Trocar。气腹压力设定 10～14 mmHg。术中监测中心静脉压，控制在 5 cmH₂O 以下为宜。

（2）充分游离右肝，根据不同情况决定是否进行右肝后叶与右侧肾上腺之间的剥离。

一般情况下，右肝前叶切除不需要处理下腔静脉韧带和离断肝段静脉，头侧可显露肝右静脉即可（图3-42a）。

（3）沿肝圆韧带解剖至第二肝门，显露肝中静脉、肝右静脉根部以及腔静脉窝，对右冠状韧带稍作游离，切除胆囊，解剖右前肝蒂并预阻断，获取缺血线（图3-42b）。

（4）沿左侧缺血线或半肝线（缺血线不明显时）开始肝实质离断，循肝中静脉劈肝至第二肝门（图3-42c）。

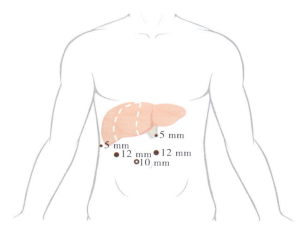

图3-41　腹腔镜解剖性右肝前叶切除术的 Trocar 布局

（5）可使用纱布或水囊将右后叶肝脏垫高，更方便断肝平面的显露（图3-42d）。

（6）头侧和（或）背侧入路沿肝右静脉走行向足侧离断肝实质，或从足侧沿右侧缺血线离断肝实质。寻及肝右静脉分支，沿肝右静脉走行，离断肝实质（图3-42e）。

（7）充分暴露右前肝蒂，使用切割闭合器或直接处理右前肝蒂，残端再缝合处理，继续离断肝实质直至右肝前叶完整切除（图3-42f）。

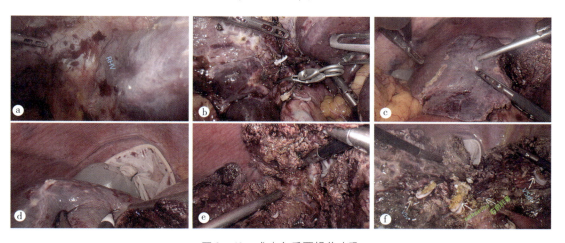

图3-42　术中各重要操作步骤

（四）术后管理要点

肝脏右前区切除是切除面最大的规则性肝切除术，是术后胆漏发生率较高的腹腔镜肝切除术式之一，在术后应重点关注这方面并发症的预防和处理。如果术后出现发热或查体异常，应进行超声或 CT 检查，必要时进行穿刺引流。其中保持引流管通畅十分重要，但若术后没有胆漏表现，也应遵循尽早（术后2~3天）拔除的原则。其余基本术后处理原则同腹腔镜左半肝切除术的一致。

六、腹腔镜右肝后叶（$S_6 \sim S_7$）切除术

本部分主要介绍采用最新的荧光显像技术辅助行腹腔镜右后叶（$S_6 \sim S_7$）切除术的一些要点。

（一）适应证

需要影像学上充分认定病变的肝内胆管及结石局限于右肝后叶内；血清 TBiL 水平在 1.0 mg/dL 以下，ICG R15 值在 20% 以下；其他适应证标准与腹腔镜右半肝切除术的一致。病例如图 3-43 所示。

（二）术前管理重点

该术式术前管理重点与腹腔镜左半肝切除术的术前评估与准备重点一致。

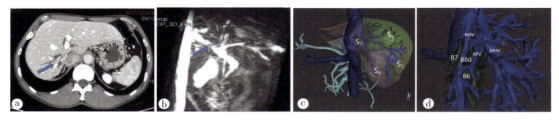

a—CT 显示右肝后叶局限性萎缩，病变胆管充满结石，病变胆管与肝右静脉及腔静脉紧贴；b—MRCP 显示右后支胆管根部狭窄，导致远端胆管"蔓藤状"扩张；c、d—三维重建立体地显示了右肝后叶明显萎缩变薄，扩张的病变胆管包绕肝右静脉。

图 3-43　右肝后叶病变影像

（三）手术流程及关键步骤

（1）气管内插管全麻效果满意后，患者取仰卧位，右肩背部垫高约 30°，采用"5 孔法"置入 Trocar（图 3-44）；Trocar 可根据患者体型大小适当向头侧、向右侧移动 2~4 cm；主操作 Trocar 以目标区域（右后叶）为中心做同心轴，圆状分布其余 Trocar。气腹压力设定为 10~14 mmHg。术中监测中心静脉压，控制在 5 cmH$_2$O 以下为宜。

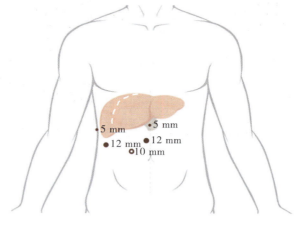

图 3-44　腹腔镜解剖性右肝后叶切除术的 Trocar 布局

（2）游离肝圆韧带、镰状韧带、右侧冠状韧带、三角韧带等肝周韧带，仔细剥离右侧肾上腺，对右侧腔静脉韧带进行游离、结扎、离断，充分向左外上方牵拉选择以暴露右肝后叶，并预置 Pringle 法全肝阻断带（图 3-45a、图 3-45b）。

（3）沿荧光边界划定肝脏预切线，自足侧向头侧沿肝右静脉走行离断肝实质，逐一结扎肝右静脉右侧回流支（图 3-45c）。

（4）循肝右静脉主干从足侧向头侧第二肝门处解剖，剥离病变胆管与肝右静脉之间粘连，游离出Ⅶ段主要回流静脉（V_7）后予以闭合离断（图 3 - 45d、图 3 - 45e）。

（5）离断肝实质至右后肝蒂充分暴露后，使用剪刀锐性剪开右后胆管并取出结石，随后使用切割闭合器处理右后肝蒂内的血管结构（图 3 - 45f）。

（6）经右后胆管残端开口置入胆道镜行胆道探查（图 3 - 45g）。

（7）依据胆管情况行一期缝合或安置 T 管（图 3 - 45h）。

（8）经脐取出肝脏标本，解除气腹，缝合戳孔，完成手术。

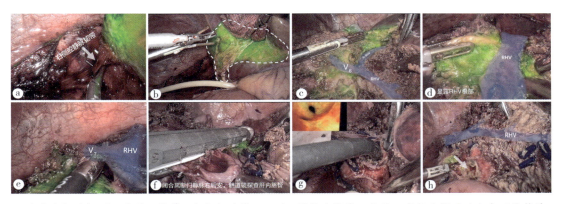

a—充分右肝游离；b—安置阻断带，标记切除线；c、d—循肝右静脉入路逐一离断右肝后叶分支回流静脉；
e—离断Ⅶ段粗大回流支静脉；f—使用直线切割闭合器离断右后肝蒂内血管结构；g—经右后肝管行胆道探查；
h—依据胆管情况行一期缝合或安置 T 管于右后肝管。

图 3 - 45　术中各重要操作步骤

（四）术后管理要点

术后管理要点及处理措施同腹腔镜下右肝前叶切除术的术后管理一致。

（谢青云）

七、基于右肝表面标志引导线的腹腔镜肝 S_6 切除术

本部分主要介绍一种完全有别于传统手术方式的自创术式，该术式可在术中缺乏 B 超等定位条件下，依据肝表面标志引导线 "R - G2 - R" 辅助下行肝 S_6 切除术。

（一）右肝表面标志引导线的确立及定义

笔者团队所在的西南医科大学附属医院肝胆外科，在前期积累了丰富的开腹及腹腔镜肝切除手术经验的前提下，详细回顾并学习了肝脏右叶解剖学特点，发现了肝脏右叶切除手术中的潜在表面标志点，主要如下。

（1）Rouviere 沟作为右肝重要的解剖表面标志，由沟底、沟体和沟尖构成，有着重要的解剖学意义，其沟尖外侧是肝脏 S_5 段和 S_6 的大致分界线。

（2）经过多次 Glisson 鞘 S_6 肝蒂阻断，我们发现胆囊底外侧约 2 cm 处可作为 S_6 段肝脏膈面下界定位点。

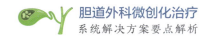

（3）右三角韧带起点与肝 S_6 膈面上界在体表的投影重合，约位于第九至第十肋骨附近。

据此，我们提出了 Rouviere 沟外侧至胆囊底外侧 2cm 再到右三角韧带起点（lateral point to Rouviere sulcus - point of 2cm from Gallbladder - origination point of Right triangle ligament，R - G2 - R line），构成了右肝表面标志引导线，简称 R - G2 - R 线，并将其与 Glisson 鞘肝蒂解剖法所得到的肝 S_6 缺血线进行比较，发现两者的切除范围基本一致。沿 R - G2 - R 线离断 G_6 肝蒂及部分 G_7 背侧分支，可完整地切除肝脏 S_6，而离断部分 G_7 背侧分支并不影响肝脏 S_7 的供血。标志点及引导线在结扎肝蒂后缺血肝脏标本、肝脏模型和术前 CT 三维重建模型中的示意图见图 3 - 46。

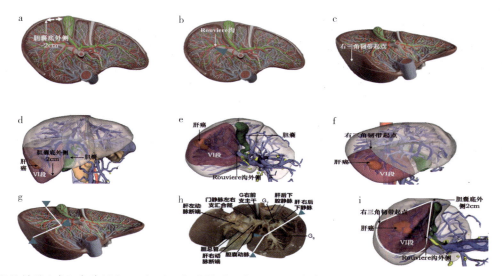

a—肝脏模型示意胆囊外侧 2cm 处；b—肝脏模型示意 Rouviere 沟外侧；c—肝脏模型示意右三角韧带起点；d—术前 CT 三维重建模型示意胆囊外侧 2cm 处；e—术前 CT 三维重建模型示意 Rouviere 沟外侧；f—术前 CT 三维重建模型示意右三角韧带起点；g—肝脏模型示意表面解剖标志点；h—肝脏标本示意 R - G2 - R 线；i—术前 CT 三维重建模型示意表面解剖标志点。

图 3 - 46　三维重建肝模型标志示意图

（二）术式优点

1. 肝实质优先入路

与临床常用的 Glisson 鞘肝蒂解剖法和门静脉穿刺染色法相比，沿右肝表面标记点形成的引导线行肝脏切除，采用肝实质优先入路的方式，优先进行肝实质的离断，将肝蒂完整暴露后再行处理，这降低了手术难度和术中大出血风险。

2. 右肝表面标志点与引导线

R - G2 - R 线由相对固定的解剖标志点作为定位，路径明确且固定，避免了由于缺血线或染色在手术过程中变模糊而导致的肝静脉误伤。

3. 可直接进行全肝血流阻断

在肝切除术中，进行选择性肝门血流阻断还是全肝肝门血流阻断尚存争议，近期一项大规模随机对照研究发现，相较于选择性肝门血流阻断，全肝门血流阻断可以节省肝门阻断和手术时间，并减少术中失血。本方法不依赖缺血线确定切除范围，无需单独分离出 S_6 肝蒂行选择性肝门血流阻断，可以直接进行全肝门血流阻断，从而使腹腔镜肝 S_6 切除术变得更加简单、易行且安全。

4. 避免不必要的胆囊切除术

此外，传统的 Glisson 鞘肝蒂解剖法在暴露肝蒂时，无论患者是否具有胆囊病变，通常需进行胆囊切除。既往的研究发现胆囊切除有增加肝脏代谢性疾病的风险，运用 R－G2－R 线切肝可以避免不必要的胆囊切除，缩短手术时间，减少患者术后发生肝病的风险，有助于提高患者术后生活质量，改善患者预后。

（三）适应证

该手术方式适用于发生在肝脏 S_6 的病变如肝癌、肝血管瘤，以及发生在此段的肝内胆管结石病变等，和经术前评估需进行肝脏 S_6 切除者。对于反复手术或炎性病变所致肝脏形态变形严重的，如肝胆管结石患者，需慎重评估选择；其他适应证标准与腹腔镜肝 S_6 切除术一致。

（四）术前管理重点

该术式术前管理重点与腹腔镜左半肝切除术的术前评估与准备重点一致。

（五）手术流程及关键步骤

（1）全麻，患者采用"人"字形体位，头高足低 30°，左侧卧位 25°。脐右上缘小切口穿刺气腹针，建立 CO_2 气腹及观察孔，压力维持在 10～14 mmHg。术中中心静脉压控制在 5 cmH_2O 以下为宜。Trocar 布局见图 3－47。

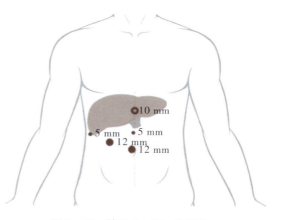

图 3－47　基于 R－G2－R 线的腹腔镜肝脏 S_6 切除术的 Trocar 布局

（2）腹腔镜下寻找并确定标志点：胆囊底外侧 2 cm 处（图 3－48a）、Rouviere 沟外侧（图 3－48b）、右三角韧带起点（图 3－48c）。

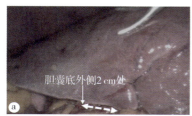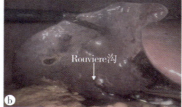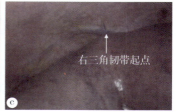

a—胆囊外侧 2 cm 处；b—Rouviere 沟外侧；c—右三角韧带起点。

图 3－48　肝脏 S_6 切除术中标志点的确认

（3）充分游离肝周韧带，同时结扎肝圆韧带，将其牵拉固定于左侧腹壁，充分暴露肝脏右后叶。利用术中 B 超检查有无肝内转移，定位肝右静脉走行，验证拟切除线范围（图 3－49a）。沿 R－G2－R 线电凝钩标记拟切除线（图 3－49b、图 3－49c）。足侧至头侧进行切除，以胆囊底外侧 2 cm 处为起点，逐步与 Rouviere 沟外侧、右三角韧带起点会合（图 3－49d）。Pringle 法间断阻断肝门，超声刀切开肝实质，遇较细管道采用超声刀离断，较粗管道用 Hem－o－lok 夹闭切断。逐渐显露肝静脉 V_6 分支、Ⅵ段 Glisson 鞘 G_6 主干，通常两者呈阶梯状结构，可作为肝内的解剖标志（图 3－49e）。肝Ⅵ段 Glisson 鞘及肝静脉Ⅵ段分支用 4－0 丝线结扎加 Hem－o－lok 夹闭离断，或用直线切割闭合器切断，直至完成肝Ⅵ段的切除（图 3－49f）。去除阻断带，冲洗肝脏创面，严密止血，常规放置腹腔引流管 1 根。将切除的组织置入标本袋，经耻骨上扩大的横切口取出。

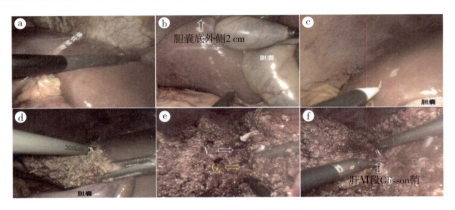

图 3－49　术中各重要操作步骤

（六）术后管理要点

本术式术后管理要点及处理措施同腹腔镜右肝前叶切除术的一致。

（苏松）

第七节　肝内胆管癌腹腔镜根治性切除术

ICC 是一种罕见的胆道恶性肿瘤。它是肝脏的第二大常见原发性恶性肿瘤，其发病率在美国呈上升趋势。过去 10 年中，ICC 的诊断、分期和治疗方面取得了几项进展。AJCC 第 7 版分期手册为 ICC 引入了一个独特的分期系统，第 8 版对该分期系统进行了进一步改进，对疾病预后预测更加准确。对 ICC 遗传学基础的理解改变了对新分子生物标志物的识别和增加了靶向治疗机会。目前尽管 ICC 预后预测和靶向免疫等治疗均有所进展，但 ICC 患者的总生存率仍然很低，5 年总生存率低于 10%。这在一定程度上与 ICC 患者多数确诊时即处于转移性或局部晚期不可切除的状态有关，有效的全身治疗方案仍然缺乏。对于局限性或潜在可切除的 ICC 患者而言，手术切除仍然是最重要的治疗手段。相关手术原则包括达到 R_0 的阴性切除边缘和彻底地进行肿瘤定向区域淋巴结清扫。尽管手术切除对 ICC 整体预后非常重要，但术后复发很常见，根治性手术后 5 年患者复发率可达 75%。

ICC 的临床分型为：肿瘤形成型、胆管浸润型、腔内生长型，如图 3－50 所示。

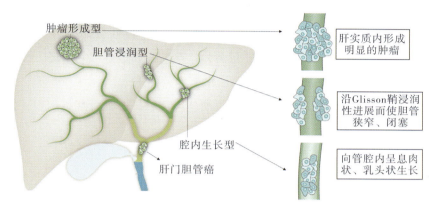

图 3－50　ICC 的临床分型

ICC 的临床表现缺乏特异性，实验室检查中的 CA19－9 与 CEA 结合使用可提升诊断效能，同时对预后也具备一定参考意义。在 ICC 的诊断当中，影像学检查是最为重要的检查手段。如图 3－51 所示，关于典型 ICC，增强 CT 表现为：①动脉期边缘不规则强化；②常伴

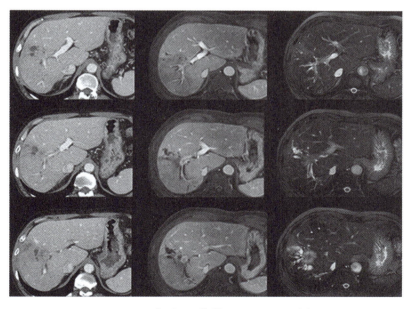

图 3－51　典型 ICC 的增强 CT 和 MRI 影像

注：边缘强化和向心强化在 MRI 影像中可能比 CT 更明显。MRI 在 T2 加权图像上显示高信号，同时可显示出与纤维化区域或液化坏死相对应的中央低信号区域，在 T1 加权像图像上显示低信号。

随多周围卫星结节；③肿瘤累及相关胆管扩张（有力证据）。而增强 MRI + MRCP 检查应作为首选检查，它的表现为：①造影增强具备与 CT 相似表现；②常见肝固有动脉交叉处以上淋巴结肿大；③弥散加权成像（DWI）对肿瘤敏感性较高；④MRCP 对大胆管内浸润型诊断很有意义。

一、肝内胆管癌的临床分期

最常用的评估 ICC 进展和可切除性的分类方案是 AJCC TNM 分期指南，在第 7 版之前，并没有独立的 ICC 分期系统，以往 ICC 被归类为原发性肝癌进行统一阐述。最新的第 8 版 TNM 分期指南中，在 T_1 期增加了肿瘤的大小作为细分依据（$T_{1a} \leqslant 5 cm$，$T_{1b} > 5 cm$），在 T_2 期中统一了血管侵犯和多发肿瘤，进而不再细分。其中，TNM 分期指南中还特别强调常规清扫 6 枚淋巴结以上才有意义。

二、肝内胆管癌的治疗策略

欧洲肝病协会对 ICC 的治疗策略推荐图如下所示（图 3 - 52）。

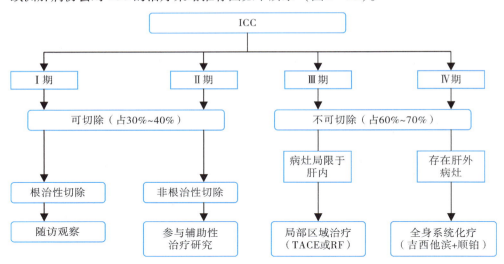

图 3 - 52　欧洲肝病协会对 ICC 的治疗策略推荐图

三、肝内胆管癌的手术适应证及术式选择

（一）适应证

（1）病变局限且完整切除后的 FLR 能满足身体需求。

（2）无主动脉旁或纵隔淋巴结转移。

（3）无远处转移。

（二）术式选择

（1）肿瘤形成型。考虑到该型的肝内转移性进展特性，故应在充分保证切缘的情况下行大范围的解剖性肝切除。当肿瘤侵犯 2 级到 3 级 Glisson 鞘分支，导致相应肝内胆管扩张及肝叶萎缩时，应考虑肿瘤沿 Glisson 鞘浸润可能，切除时必须保证 Glisson 鞘的断端为阴性。

（2）胆管浸润型。该型具有沿胆管黏膜下层连续性浸润进展的特性。因此要注意当该型肿瘤靠近 1 级 Glisson 鞘分支时，需参考肝门胆管癌根治标准，行患侧半肝切除＋肝外胆管切除＋淋巴结清扫＋高位肝肠吻合术。

（3）胆管腔内生长型：该型常伴有肿瘤远端胆管扩张，相对于上述两种，其侵袭性稍弱，故在患侧半肝切除时在保障切缘断端阴性的基础上，可缩小淋巴结清扫范围。

（4）淋巴结清扫范围。AJCC 对位于左肝和右肝的 ICC 的区域淋巴结范围进行了定义，如图 3 - 53 所示。日本学者在之前阐述的区域淋巴结基础上进一步细化，对左、右肝 ICC 的区域淋巴结分为了三站，并且建议清扫范围至少应该达到第二站，如图 3 - 54 所示。

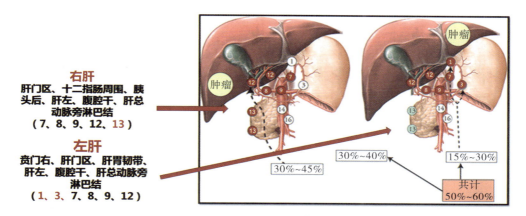

图 3 - 53　位于左肝和右肝的 ICC 的区域淋巴结范围

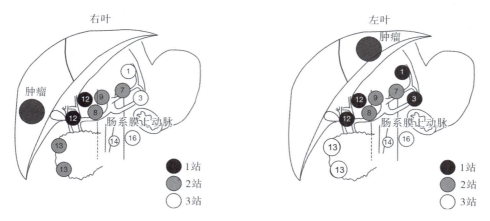

图 3 - 54　日本学者对左肝 ICC 和右肝 ICC 的区域淋巴结的分布示意图

四、术前管理重点

（一）术前影像学诊断与手术规划

ICC 的超声影像学检查多表现为低回声或等回声病灶，边界不清，实性占主导，伴有糜烂性坏死。有时可见肿瘤钙化性坏死。CT 上多呈现粗大血管簇周围不均匀强化的软组织肿块，多发生于肝门部、肝内胆管分叉处，可伴胆管扩张。MRI 的各序列中的 T1 加权像：多呈略高信号或等信号，较 HCC T1 信号稍高；T2 加权像：多呈明显高信号，灶内可见较低信号的纤维间隔，T2 信号相对 HCC 更不均匀；DWI：多数病灶呈现明显的高信号，ADC 图呈低信号，可以反映细胞密度较高。MRI 动态增强扫描中的动脉期：病灶周围及内部均可见不均匀的显著强化；静脉期：增强度开始减低；门静脉期和延迟期：病灶内信号进一步减低，但仍高于肝实质，呈渐进式稍低信号，强化程度高于 HCC，时间也更持久。缓慢逐渐衰减是 ICC 特点；部分病灶可引起胆管扩张，有时可见 taggit 愈合征、胶囊征等。相较于 CT，MRI 可以更加清晰地展现病灶的局部浸润或扩散情况，MRCP 可以更加完整地显示整个胆管树系统，以提供手术规划中胆道离断相关的信息。左肝肿块型 ICC 的 MRI + MRCP 影像如图 3 - 55 所示。

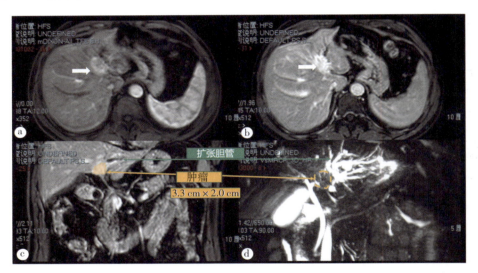

a—动脉期显示了病灶中心及周围的不均匀显著强化；b—门脉期可见强化信号有所减低，但仍高于正常肝实质；c、d—结合 MRI 冠状位与 MRCP 可以清晰看出肿瘤位于左肝管起始部，并累及二级分支，进而导致远端胆管蔓藤状扩张，这提示了术中处理左肝管时需要鞘内解剖、胆管切缘长度、切除肝脏范围等重要信息。

图 3 - 55　左肝肿块形成型 ICC 的 MRI + MRCP 影像

（二）三维重建手术规划

肝脏影像学三维重建技术可以清晰地显示肝脏解剖结构及病变位置、大小、邻近血管关系，对提高肝脏手术的精确性、安全性提供了重要支持，对于现代肝脏外科手术发展而言具有重要意义。该技术的主要作用如下。

（1）可以进行胆道系统三维重建，显示段内胆管、胆囊管和门静脉的空间关系，涉及胆道修整的手术技术，如图 3 - 56a、图 3 - 56b 所示。

（2）术前进行病变相关血管（肝动脉分支、门静脉分支、肝静脉分支）的三维重建，可以了解肿瘤与主要血管的空间关系，判断手术切除的可行性，如图 3 - 56c、图 3 - 56d 所示。

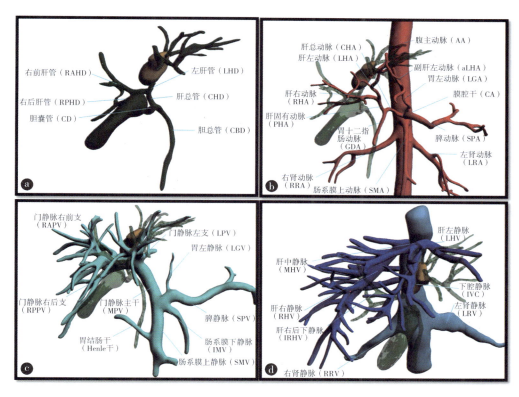

图 3-56 左肝 ICC 的肝内各重要管道的三维重建图

（3）可进行多平面重建，配合导航定位系统，提高手术准确性，保护血管结构，如图 3-57 所示。

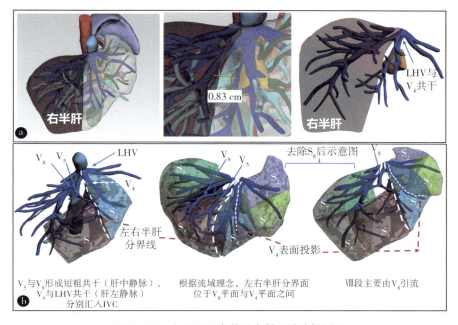

图 3-57 左肝 ICC 术前手术断面重建规划图

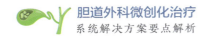
（4）进行肝脏分段和术后残肝体积的预估，指导断肝切线设计，如图 3-58 所示。

肝区信息	体积/cm³	体积比/%
病灶（/全肝体积）	6.72	0.74
切除肝体积（/全肝体积）	245.91	27.02
剩余肝体积（/全肝体积）	664.11	72.98
健康肝体积（/全肝体积）	903.30	99.26
切除健康肝体积（/全肝体积）	239.18	26.48
剩余健康肝体积（/全肝体积）	664.11	73.52

评价方法	测得率/%	参考值
剩余肝体积率	73.52	正常肝>20%~25%，硬化肝>40%
健康肝体积/标准肝体积	66.70	正常肝>30%，硬化肝>40%
剩余肝体积（L）/体重（kg）	1.15	正常肝>0.5%，硬化肝>0.8%
标准残肝体积	422.65	416 mL/m²

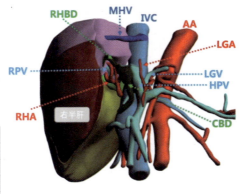

图 3-58　左肝 ICC 行左半肝 + 左尾状叶切除术的术前模拟手术规划图

（5）术后进行残余肝形态和血管重建情况评估，指导术后监护。

（三）肝脏功能与 FLR 评估

对于 ICC 而言，由于常常需要行半肝或者更大范围的肝切除才能满足根治性 R_0 切除的要求，所以术前应充分评估肝脏功能，除了常规的 Child-pugh 评分以外，推荐使用 ICG R15 来准确评估肝脏功能。对于大多数无基础肝病史且肝功能正常的 ICC 患者，预计残肝体积 >20% 即可；若存在明显的脂肪肝，则要求残肝体积 >30%；若合并肝硬化，则残肝体积需 >40%。

（四）术前机体一般状态评估与纠正

（1）术前应戒烟戒酒。

（2）积极纠正存在的基础疾病，如高血压病、糖尿病等。

（3）纠正低蛋白血症和水、电解质紊乱。

（4）对存在胆道感染患者积极予以抗感染治疗，必要时通过 ERCP 或 PTCD 等方式进行胆道引流。

（5）对于营养状态不佳者，可适当加用肠外营养制剂改善营养状态。

五、左肝 ICC 行腹腔镜左半肝 + 左尾状叶切除术手术流程及关键步骤

1. 一般准备

气管内插管全麻效果满意后，患者取仰卧位，采用"5 孔法"置入 Trocar（图 3-59），气腹压力设定为 10~14 mmHg。术中监测中心静脉压，控制在 5 cmH₂O 以下为宜。

2. 左肝 ICC 行区域淋巴结清扫廓清术

（1）首先使用超声刀游离腹腔内粘连，对合并胆囊结石患者先予以显露胆囊三角，并切除胆囊（图 3-60a）。

（2）针对较为表浅的 1、3、7、8、9、12 组淋巴结，以肝十二指肠韧带为右侧界、贲门侧为左侧界，以脐静脉导管（Arantius 导管）为头侧界、胃小弯侧为尾侧界，以顺时针为清扫方向，按照"No Back"远侧进行清扫，过程中需要注意保护可能发自胃左动脉的变异迷走动脉或副肝左动脉（图 3-60b）。

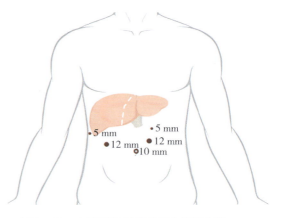

图 3-59　左肝 ICC 行腹腔镜左半肝切除 + 左侧尾状叶切除术的 Trocar 布局

（3）清扫贲门右侧第 1 组淋巴结，注意保护胃贲门血供（图 3-60c）。

（4）清扫胃小弯侧第 3 组淋巴结和胃左动脉旁第 7 组淋巴结，注意保护胃左动脉和副肝左动脉（图 3-60d、图 3-60e）。

（5）清扫腹腔干周围第 9 组淋巴结，显露腹腔干根部（图 3-60f）。

（6）清扫肝总动脉前后第 8 组淋巴结，随后对肝总动脉进行悬吊保护，这样便于追踪和显露 GDA 和门静脉前壁（图 3-60g）。

（7）清扫肝十二指肠韧带内的 12 组淋巴结，骨骼化显露肝右动脉、肝左动脉、门静脉和肝外胆管（图 3-60h），至此便达到指南要求的左肝 ICC 第二站区域淋巴结清扫。

（8）显露并离断肝左动脉，注意保护肝固有动脉和肝右动脉（图 3-60i）。

（9）解剖显露门静脉左支，由于要联合左侧尾状叶切除，故门静脉的血流结扎离断需在左尾状叶支（P1L）与门脉左支汇合后进行（图 3-60j、图 3-60k）。

（10）左半肝入肝血流完整阻断后在肝表面可见左、右半肝分界缺血线（图 3-60l）。

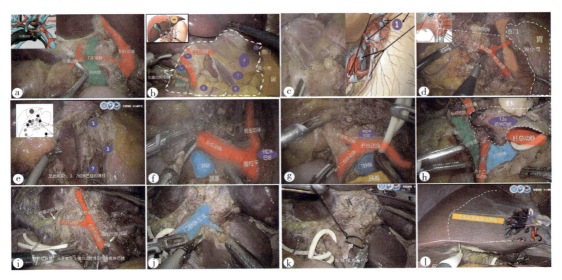

图 3-60　左肝 ICC 行区域淋巴结清扫廓清术图解

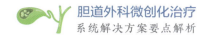

3. 左肝 ICC 行腹腔镜左半肝切除 + 左侧尾状叶切除术的步骤

（1）沿肝表面缺血线，使用电极钩进行肝切除界面的标记（图 3 - 61a）。

（2）超声刀采用小口钳夹，逐步离断肝实质。区别于传统的左半肝切除术，左肝 ICC 的病例需要首先确认术前计划的胆管切缘有无肿瘤累及，需先行显露第一肝门部左、右肝管汇合部（图 3 - 61b）。

（3）使用剪刀锐性离断左肝管，将近远端切缘分别送术中快速冰冻病理检查，确认阴性后继续进行左半肝实质离断（图 3 - 61c）。

（4）该图中可见从尾叶左侧腔静脉旁部发出的细小胆管支汇入左肝管根部背侧，予以结扎后离断（图 3 - 61d）。

（5）第一肝门的管道结构全部完整处理后，使用超声刀继续从足侧向头侧，从腹侧向背侧，循左、右半肝间的分界肝静脉（该病例术前三维重建未见经典的 V5 与 V4b 汇合后的肝中静脉结构）入路逐步离断肝实质（图 3 - 61e），逐步分离至肝左静脉根部后（图 3 - 61f），使用直线切割闭合器离断肝左静脉（图 3 - 61g），至此完成左半肝的切除。

（6）经左侧入路，从足侧向头侧，逐一解剖游离出回流左侧尾叶的肝短静脉，予以结扎后离断（图 3 - 61h）。

（7）以下腔静脉纵轴中线为分界，使用超声刀劈离左尾叶与腔静脉旁部（图 3 - 61i）。

（8）最后使用 4 - 0 PDS 缝线连续缝合关闭左肝管断端（图 3 - 61j）。

（9）术区冲洗，创面充分止血后需在断面完整显示肝动脉、胆管、门静脉及肝静脉等管道结构（图 3 - 61k、图 3 - 61l）。

（10）经脐取出肝脏标本，解除气腹，缝合戳孔，完成手术。

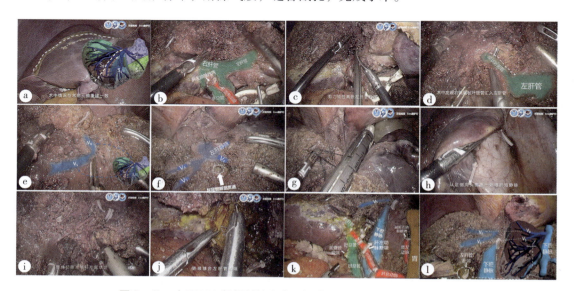

图 3 - 61　左肝 ICC 行解剖性左半肝切除 + 左侧尾状叶切除术图解

六、术后管理要点

(一) 术后肝功能衰竭

肝切除术后需要连续对各项肝功能指标进行监测,如天冬氨酸转移酶(AST)、丙氨酸转氨酶(ALT)、TBiL、血浆凝血酶原时间(PT)、血小板、乳酸值等,需要每日监测。术中肝脏血流阻断、术中出血等不可避免地引起的 ALT、AST 等酶学指标的升高,因此这些指标的升高并不一定表明发生肝功能不全,需连续监测 3 天,若持续未下降,则可能提示肝功能不全。若伴随胆红素升高,则提示肝功能衰竭的可能。针对肝功能衰竭的治疗有研究推荐如下对应处置措施(见表3-3)。

表3-3 肝功能衰竭临床表现及对应处置措施

临床表现	处理措施
黄疸	排除胆道梗阻;植入支架
血流动力学支持	采用交替早期复苏;使用升压药物
肾功能不全	进行连续性肾脏替代治疗;进行血液透析
凝血功能障碍	使用新鲜冰冻血浆
营养状态	早期肠内营养支持;全胃肠外营养支持
疑有感染	早期使用抗生素
腹水	使用呋塞米 + 螺内酯;穿刺引流
肝性脑病	使用利福昔明 + 乳果糖
门静脉高压	使用奥曲肽

(二) 术后感染

随着围手术期管理、外科技术及专业设备水平的提高,行肝切除术死亡率已显著降低。但肝切除术术后感染性的发生率仍有 18.9% ~ 53.3%,其可分为手术部位感染、肝脏周围感染及远处部位感染等。若能采取有效措施降低术后感染发生率,可大幅提高肝切除术后生存率。肝脏手术后的感染以右侧膈下感染多见,严重时会形成膈下脓肿或波及右肺引起反应性胸腔积液,甚至肺部感染,治疗上应首选 B 超或 CT 定位下穿刺置管引流术,同时抽取脓液进行细菌培养和药物敏感试验。同时加强全身支持治疗,包括补液、输血、营养支持和应用足量有效抗菌药物。

(三) 其他管理措施

由于 ICC 需要清扫肝外相应区域淋巴结,故术后胃肠道功能恢复是与其他类型肝切除术后管理有所差别的。建议胃周血管进行骨骼化以及周围淋巴结进行了清扫的病例,术后 24 ~ 48 小时常规留置胃肠减压装置,术后可经胃管进行滋养型肠内营养支持,同时予以适量保护胃黏膜及促进胃肠动力的药物。

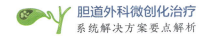

长期留置腹腔引流管不仅会增加腹腔感染的风险，还可能引起由机械压力、侵蚀或抽吸造成的潜在损伤，故而推荐在早期排除出血、胆漏等情况后予以拔除引流管。

（谢青云）

第八节　联合肝脏离断和门静脉结扎的二步肝切除术在肝内胆管癌中的应用

联合肝脏离断和门静脉结扎的二步肝切除术（ALPPS）是由 Hans Schlitt 教授团队近些年来研究发明的针对肝癌切除的新术式，其目的是针对切肝后剩余肝不足可能导致术后肝功能衰竭而采取的促进残肝增生后再手术切除的一种技术。因此，该手术第一步是以促进残肝增生为目的，技术上完成对患侧门静脉分支的结扎，仅保留患侧肝动脉，同时从肝实质完成左、右肝脏劈裂或离断，然后关腹；术后等待 1～2 周，健侧肝脏的快速增生满足机体功能，并且患者全身情况能耐受手术时才考虑下一步手术治疗。该手术第二步的目的是行肝脏肿瘤根治性切除或病灶切除，以期可以极大地提高巨大肝癌或中晚期肝癌患者获得根治性切除的机会。随着肝脏外科医生临床手术经验的积累和外科技术的改良及提高，与介入技术的 PVE 相比，ALPPS 可以更彻底地阻断肝脏血管，快速地诱导健侧肝脏再生，这对于获得根治性切除机会的原发性和继发性肝脏肿瘤患者来说，其应用会越来越广泛，包括 HCC、胆管癌、巨大性肝癌和结直肠癌伴肝转移等。ALPPS 的缺点为一期手术需要完成门静脉患侧支结扎和肝实质离断，增加了手术时间，也使术后并发症发生率极大地增加，同时术中产生的两个较大的肝脏断面间形成致密粘连，这也为 ALPPS 二期手术实施带来了不便。另外，一期手术术中多次的肝门阻断及术中、术后出血对肝功能将产生严重影响，其中尤以肝硬化患者最为显著，从而限制了 ALPPS 的应用与推广。因此，一期手术后健侧肝脏体积的再生速度和尽量减少手术创伤已成为降低 ALPPS 术后并发症发生率和死亡率的关键。经过越来越多的外科医生共同努力，尝试采用不同的改良方式，如射频辅助 ALPPS 法、部分离断 ALPPS 法、微波辅助 ALPPS 法等，以期能够减少该术式的弊端。经大量临床病例表明，ALPPS 具有较好临床应用前景，对相关机制的研究探索有助于为临床寻找诱导肝再生和防治肝功能衰竭的治疗措施提供新的思路。

一、手术适用病变范围

（1）一侧多发肿瘤、肿瘤部位特殊以及巨大肝癌需行较大范围肝切除术才能达到 R_0 切除者［有肝硬化史：FLR/标准肝体积（SLV）＜40%，非肝硬化者：FLR/SLV＜30%］。

（2）ICG R15 为 10%～20%，且 FLR/SLV＜50%。

（3）不宜行射频消融术或微波消融术者。

（4）肝硬化者 ICG R15＜10％，但 FLR/SLV＜40％。

（5）全身情况良好。

二、手术禁忌证

（1）全身重要器官基础功能差，难以耐受 ALPPS 或麻醉的患者。

（2）合并严重的门静脉高压、肝硬化、门静脉海绵样改变等的患者。

（3）增生 FLR 不足者。

（4）对于超过 70 岁的患者，实施 ALPPS 要慎重考虑。

（5）合并肿瘤的远处转移者。

三、术前管理重点

（一）手术学方面评估

（1）一般情况下，患者的年龄低于 65 周岁，高龄者不建议行该术式。

（2）患者一般情况可，体力状态（ECOG）评分 0～1 分，心肺功能可，全身无明显全麻大手术禁忌证。

（3）肝功能 Child – Pugh A 级。

（4）对于没有肝硬化的患者，要求 FLR/SLV＜30％；对于存在肝硬化的患者则要求 FLR/SLV＜40％。

（二）肿瘤学方面评估

（1）肝外无明确肿瘤转移或淋巴结转移。

（2）无肝静脉及下腔静脉侵犯。

（3）如果患者术前影像评估存在门静脉癌栓，门静脉癌栓分级须在 V_{P3} 型以下。

（4）预保留侧肝无明确肿瘤。

（5）预切线切缘距肿瘤最近边缘≥1 cm，消融带能避开保留侧肝静脉（多数时候是肝中静脉）。

（6）经 MDT 讨论 ALPPS 为优先方案。

（三）术前准备

（1）术前常规检测肝炎病毒，如果合并有乙型或丙型肝炎，需要行常规积极抗病毒治疗。

（2）经腹部超声评估肿瘤、预消融带及肝中静脉关系。

（3）经术前增强 CT 或增强 MRI 评估肝动脉及门静脉解剖位置。

（4）术前必须同患方充分沟通相关风险及利弊，并签署手术相关知情同意书。

四、手术前规划

（一）术前评估

（1）一期手术前评估。结合术前 CT、MRI、三维重建（见图 3 – 62、图 3 – 63）评估肿瘤位置和与血管关系。资料显示肿瘤侵犯肝右静脉，极为靠近肝中静脉，拟行腹腔镜右半肝手术或行 ALPPS。术中实际情况与术前判断基本一致，但如切除右半肝，估计 FLR 不足，故手术方案最终为 ALPPS。

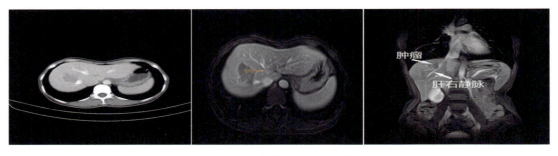

图 3 - 62　术前 CT、MRI 影像

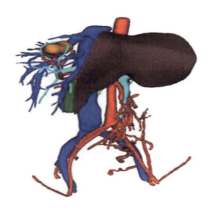

图 3 - 63　术前三维重建示意图

（2）二期手术前评估。一期手术后 1 周行腹部 CT，评估肝脏体积是否有增大，2 周后需要再次行腹部 CT 检查了解残肝增生情况，当慢性肝硬化患者 FLR/SLV > 40% 或 FLR/SLV > 30%，全身情况尚可，未合并其他基础病，能耐受二期手术时就可行二期手术，如果 FLR/SLV 没有达到预期，将不能手术，直到达到预期目标后再进行二期手术治疗。图 3 - 64、图 3 - 65 所示的术后 2 周的残肝体积已达到理想增生，具备二期手术条件。

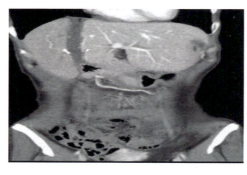

图 3 - 64　术后 2 周残肝增生情况（一）

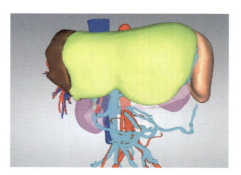

图 3 - 65　术后 2 周残肝增生情况（二）

（二）手术规划

一期手术主要行患侧门静脉一侧的静脉分支结扎，解剖左、右肝脏实质并完成劈裂（图3-66）；等待健侧肝脏再生达到代偿体积，CT检查评估满足条件后再行二期手术（图3-67）。

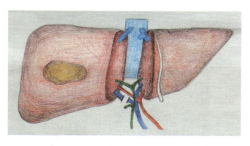

图3-66 一期手术患侧门静脉结扎示意图

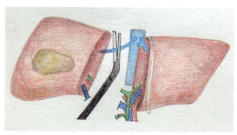

图3-67 二期手术切除患侧肝脏示意图

五、手术流程及关键步骤

（一）一期手术

（1）患者取平卧位，全身气管插管麻醉，气腹压力设定为12~14 mmHg，Trocar位置如图3-68所示。

（2）腹腔探查，排除是否合并肝脏器远处转移。推荐术中行超声明确肝脏肿瘤的大小及位置，以及与肝内重要血管和胆管的关系等。

（3）解剖胆囊三角，切除胆囊，打开网膜孔，留置14号导尿管作为肝门预置阻断。

（4）清扫肿瘤淋巴结。

（5）鞘内解剖门静脉右支、肝右动脉，7号丝线悬吊，用血管夹预阻断，电凝标记缺血线。

（6）间断阻断肝门，沿着缺血线、肝中静脉和下腔静脉形成的离断面离断左、右半肝至尾状叶，显露下腔静脉前壁。

（7）结扎或缝扎门静脉右支并离断，7号丝线悬吊右肝蒂及肝右动脉以便于二期手术寻找（见图3-69）。

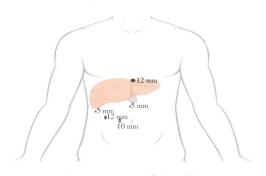

图3-68 Trocar位置示意图

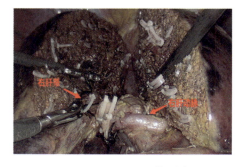

图3-69 ALPPS一期手术

（8）反复检查确认肝断面有无渗血、漏胆，肝脏断面常规留置生物止血纱、腹腔引流管。

（9）关闭 Trocar 孔，术毕患者送入重症监护室（ICU）治疗。

（二）二期手术

（1）麻醉方式及 Trocar 位置同前。

（2）探查腹腔，需要进行腹腔探查了解有无肿瘤转移灶，探查后分离肝周粘连。

（3）术中使用超声影像确认肝脏肿瘤及周围重要管道情况。

（4）采用吸引器轻微刮吸左、右半肝断面之间的粘连，并清除原断面之间的止血材料，彻底分离左、右半肝。

（5）寻找右肝蒂内肝右动脉标记丝线，结扎肝右动脉，用闭合器离断右肝蒂，用 4－0 prolene 线连续缝合右肝蒂近端（见图 3－70）。

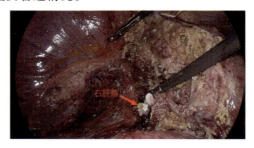

图 3－70　ALPPS 二期手术完成病肝切除

（6）关腹，冲洗并清理术野，放置引流管后关闭 Trocar 孔。术毕，患者送入 ICU 治疗。

（三）手术特别关注点

（1）ALPPS 中由于患者短期内需接受两次大手术，应使用腹腔镜完成更具优势，如创伤小、痛苦轻、术后恢复快。

（2）注意术中的精细化解剖和操作，可明显地降低并发症发生率，特别是胆漏及出血。

（3）推荐完全离断左、右半肝实质，左、右半肝交通支。完全离断后的优势在于可促进健侧肝快速再生，缩短二期手术的等待时间，有利于患者的进一步治疗，避免术后因出血等并发症的发生而不能进行二期手术的风险。

（4）一期手术时的断面应常规放置止血材料，这样可减少胆漏和出血风险，并为二期手术分离左、右半肝提供更容易、更快速的有利条件。

六、术后管理

（1）常规管理：术后对症治疗，如抑酸、护肝、补液、抗病毒、营养支持等。及时复查血常规、凝血、肝肾功能情况。

（2）密切观察腹腔引流液的性质和量，保持引流管的通畅。

（3）术后一个星期左右复查腹部 CT，对肝脏断面引流管的引流效果和残余肝脏进行评估。

（4）术后应特别关注并发症的发生，因劈肝手术后肝脏断面面积大，术后容易发生出血和胆漏等。术后并发症死亡率极高，仓促行二期手术不利于患者的治疗，预后不佳。

（5）术后患者的管理特别重要，如鼓励患者早期下床活动，这有助于消化系统功能的恢复和腹腔引流的通畅，可防止术区之间或腹壁粘连过重，使二期手术易分离，减少手术时间及肝损伤。术后肝功能衰竭发生率可高达 20% ，是 ALPPS 术后患者死亡的主要原因，因此术后保肝、护肝等治疗尤其重要。

（卓诗杰　罗聪）

七、微波技术在 ALPPS 中的应用

目前在施行 ALPPS 技术中，除了可采取开放手术和腹腔镜手术来完成一期手术外，也可使用微波技术完成 ALPPS 中的一期手术，而采用微波技术的所有术前规划、处置原则及管理流程等均和在腹腔镜下行 ALPPS 相同。以下是四川省攀枝花中心医院在 2015 年采用微波技术在开放条件下行 ALPPS 的技术介绍。

（一）术前患者评估

图 3 - 71 中的 a ~ d 分别为患者平扫期、动脉期、静脉期和平衡期的 CT 影像。其中，红箭头所指右肝巨大占位，绿箭头所指左肝为血管瘤。评估行右半肝切除后 FLR 不足，需行二期手术。

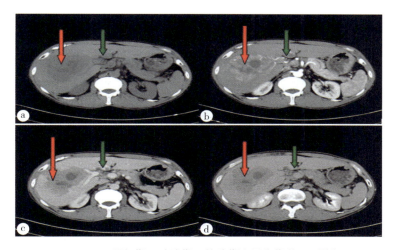

图 3 - 71　平扫期、动脉期、静脉期和平衡期的 CT 影像

（二）一期手术

1. 体位及切口

患者采用平卧位，切口采用沿右侧肋缘下（2 横指）斜切口，逐层切开入腹。入腹后的探查步骤同腹腔镜手术探查步骤。同时使用术中超声探查保留侧肝脏有无肿瘤病灶，进一步评估预消融带。术中若发现肝硬化非常严重，不建议行该术式，应该放弃该术式的选择。

2. 手术操作步骤

（1）第一步，充分暴露术区后分离胆囊三角，分别结扎胆囊管和胆囊动脉，顺逆结合切除胆囊。打开并降低肝门板以便充分显露右肝 Glisson 鞘。

（2）第二步，小心分离出肝右动脉，采用丝线或橡皮圈标志，继续解剖出门静脉右侧支后并结扎（图3-72）。

（3）第三步，彩超引导下在肝中静脉与肿瘤间靠肿瘤边缘开始烧灼建立消融隔离带（注意保护胆管、肝中静脉、下腔静脉等）（图3-73）。

（4）第四步，无须放置引流管引流，常规检查无异常后关腹。

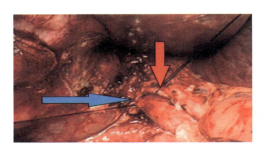 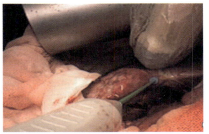

图3-72　解剖出肝右动脉（红）和　　　　图3-73　微波在彩超引导下建立
　　　　门静脉右侧支（蓝）　　　　　　　　　　消融隔离带

（5）术后复查。一期手术后每周复查肝脏CT，并测定FLR/SLV，在术后第3周时FLR/SLV=41.2%。图3-74a所示为术前CT影像，图3-74b为术后1周CT影像，图3-74c为术后2周CT影像，图3-74d为术后3周CT影像。

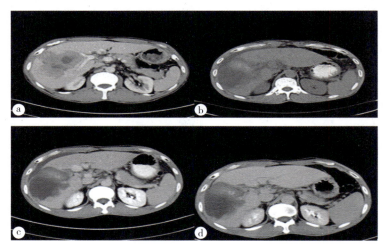

图3-74　术后复查肝脏CT影像

（三）二期手术

1. 体位与切口

患者仍采用平卧位，切口沿原右上腹斜切口入腹。

2. 入腹后的观察内容

入腹后探查有无腹水，肝硬化程度，保留侧肝脏有无转移的肿瘤病灶，脾脏、胰腺、膈肌和可探及的其他腹盆腔器官，以及网膜、腹膜上有无转移病灶或其他病变。

3. 手术操作步骤

（1）第一步，充分游离肝周粘连，使用术中超声进一步探查保留侧肝脏有无转移的肿瘤病灶。

（2）第二步，显露标记的肝右动脉，将其双重结扎后离断。

（3）第三步，沿着消融带切除病灶侧肝脏（图3-75）。

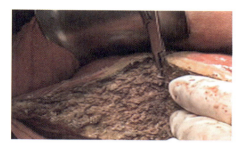

图3-75　沿着消融带切除病灶侧肝脏

（4）第四步，创面止血并检查有无胆漏。

（5）第五步，在肝创面放置腹腔引流管后固定，清点纱布、器械，无误后关腹。

（6）第六步，术后第2个月和第3个月复查CT。图3-76未见明显肿瘤复发。

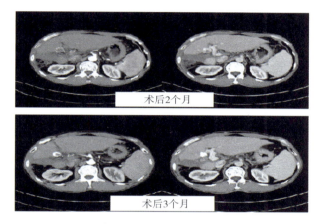

图3-76　术后2个月和3个月复查CT的影像

（四）术中特别关注及风险防范

（1）一期手术中行消融处理时要注意保护右侧肝蒂内的胆管、肝动脉，同时注意保护肝中静脉主干和下腔静脉。消融过程中注意监测患者的生命体征、尿液颜色等。

（2）消融过程中要注意消融天线，尽量避免直接接触肿瘤，避免针道播撒转移。

（3）一期手术结束时，可用丝线标记肝右动脉，以方便二期手术时结扎离断肝右动脉。

（4）二期手术时，若肝肿瘤过大，为避免过多挤压肝肿瘤，可行前入路切除。

（5）由于该术式中涉及切除的肿瘤和半肝组织往往巨大，故二期手术建议开腹进行。

（6）关于引流管问题的探讨。如何放置引流管？放置什么类型的引流管？放置引流管的目的是什么？针对这些问题，我们思考后认为一期手术后一般不需放置引流管；二期手术后需在肝创面放置乳胶引流管，以充分引流术区残留液体并检测术后出血、胆漏等并发症。

（五）术后管理要点

（1）一期手术后，必须继续抗病毒治疗并监测疗效，根据肝功能情况给予护肝治疗。

（2）一期手术后，动态监测肝功能、血常规、感染指标以及保留侧肝脏体积，一般在

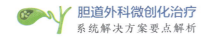

术后 2～3 周，保留侧肝脏增大至 SLV 的 40%（肝硬化史）以上才考虑行二期手术。

（熊勇　冉恒泉）

第九节　肝门部胆管癌的腹腔镜根治性切除术

肝门部胆管癌，又称 Klatskin 瘤，占胆道恶性肿瘤的 40%～60%，是最常见胆道恶性肿瘤之一。其主要发生在 65 岁以上的人群，已知危险因素包括原发性硬化性胆管炎、胆道结石、寄生虫性肝病等。其典型症状为无痛性黄疸、恶病质、乏力和腹痛，通常在该疾病的中晚期才出现上述症状。

肝门部胆管癌的诊断主要依据影像学检查结果，包括 CT、MRI 和 MRCP 等，通过上述检查可明确肿瘤的位置和浸润范围，肿瘤周围血管是否受累和有无远处无转移等情况。ERCP 和 PTCD 主要用于活检和（或）术前减黄治疗。Bismuth－Corlette 分型作为肝门部胆管癌的放射学定位诊断分型，是目前临床最常用的分型方法。根据肿瘤累及胆管位置将肝门部胆管癌分为 4 种类型（图 3－77 所示）。

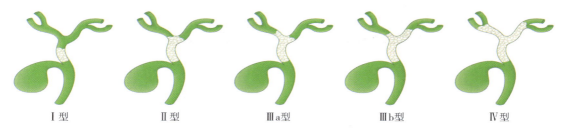

Ⅰ型　　　　Ⅱ型　　　　Ⅲa型　　　　Ⅲb型　　　　Ⅳ型

图 3－77　肝门部胆管癌 Bismuth－Corlette 分型

注：Ⅰ型：病变累及肝总管；Ⅱ型：病变累及肝总管及左、右肝管汇合部；Ⅲa型：病变累及肝总管，左、右肝管汇合部和右肝管；Ⅲb型：病变累及肝总管，左、右肝管汇合部和左肝管；Ⅳ型：病变累及肝总管，左、右肝管汇合部和同时累及左、右肝管。

外科根治性切除术是目前治疗肝门部胆管癌患者唯一有效的方法，然而大多数患者由于早期缺乏特征性临床表现，在就诊时往往已发展为中晚期，失去了根治性切除术的机会，临床上仅有不到 25% 的患者可行手术治疗。肝门部胆管癌的根治性切除术涉及胆总管切除、大范围肝切除、根治性淋巴结清扫、胆道重建，甚至涉及静脉或动脉的切除重建，手术步骤多，切除范围广，手术难度大。与应用腹腔镜技术治疗肝癌或胰腺癌相比，腹腔镜技术在肝门部胆管癌根治性手术中的临床应用较晚，发展较缓慢，仍处于不断探索阶段。不过，肝胆外科医生通过在其他肝胆胰腹腔镜手术中获得的宝贵经验为腹腔镜肝门部胆管癌手术的发展奠定了基础。自 2003 年国内首次报道肝门部胆管癌的腹腔镜根治性切除术以来，越来越多的肝胆外科中心开展该手术。目前，肝门部胆管癌的腹腔镜根治性切除术的可行性和安全性已在临床研究数据中得到证实，同时部分研究结果表明腹腔镜手术同开放手术具有相当的肿瘤学效果，具有较为明显的微创手术优势。总之，随着手术经验的不断积累，微创手术器械的不断改进，新兴融合技术的临床应用，以及相关前瞻性多中心临床研究的开展，相信肝门部胆管癌的腹腔镜根治性切除术将在临床上得到更广泛的应用和有更好的发展前景。

一、Ⅰ型肝门部胆管癌的腹腔镜根治性切除术

Ⅰ型肝门部胆管癌根治性切除术要求行围肝门切除（即肝外胰腺上胆管切除）、肝十二指肠韧带淋巴结廓清、胆管与消化道重建，但不涉及肝脏切除，因此操作相对更容易，是目前腹腔镜手术的最佳适应证，为绝大多数外科医生接受并掌握。

（一）手术适应证

（1）病变位于胆囊管开口以上至左、右肝管汇合部以下，且无远处转移。

（2）病变未侵犯肝动脉及门静脉。图3-78所示的病例考虑为Ⅰ型肝门部胆管癌，但影像学检查提示其肝右动脉及门静脉主干和右前支受累，且无法切除重建，因此无法实施腹腔镜根治性切除术。

（3）肝门区无区域性门静脉高压。

（4）肝功能Child-Pugh A级或B级。

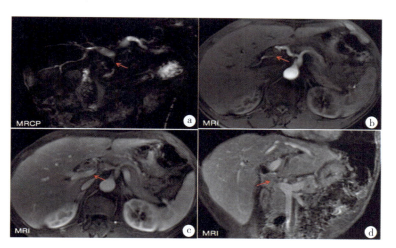

a—MRCP检查提示胆管梗阻部位位于左、右肝管汇合部以下，考虑为 Bismuth-CorletteⅠ型肝门部胆管癌；b—肿瘤侵犯肝右动脉；c、d—肿瘤侵犯门静脉主干及右前支。

图3-78　肿瘤与周围血管关系评估

（二）术前评估与准备

1. 肿瘤可切除性评估

（1）肿瘤与胆道评估：通过CT或MRI检查明确肿瘤部位、浸润胆道范围，且需将其

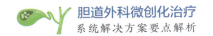

与胆囊颈部癌、GBC 侵犯肝总管或胆总管相鉴别。术前通过 MRCP 或胆道造影检查明确胆道合流形态，了解有无变异胆管。

（2）肿瘤与血管关系评估。了解肿瘤是否侵犯周围血管，特别是肝动脉，其中肝右动脉走行于胆管后方容易受肿瘤侵犯，若肝右动脉受侵，需联合右半肝切除。门静脉若受肿瘤侵犯，需评估能否行腹腔镜下联合切除重建。同时，需注意评估肝动脉走行有无变异。

2．术前胆道引流

根据患者胆道梗阻程度及是否有胆管炎表现决定是否采取术前胆道引流。若实施胆道引流，可联合胆汁回输以改善患者免疫功能和纠正营养不良，减少术后并发症，提高手术安全性。常用的胆道引流包括 PTCD、ENBD 和经内镜胆道支架置入（EBS）3 种方式。为减轻胆管支架或引流管引起的胆管壁组织水肿及其对后续手术操作的影响，主要推荐 PTCD 引流方式。

3．肝脏功能与 FLR 评估

一般情况下 I 型肝门部胆管癌由于不需联合肝脏切除，因此通常无需行 FLR 评估。对肝脏功能血清学检测明显异常的患者，术前予以抗炎护肝类药物治疗。

4．术前机体一般状态评估与纠正

术前应戒烟戒酒；积极纠正存在的基础疾病，如高血压病、糖尿病等；纠正低蛋白血症，水、电解质紊乱；对存在胆道感染患者应积极予以抗感染治疗；对于营养状态不佳者，可适当加用肠内外营养制剂改善营养状态。

（三）手术流程及关键步骤

1．体位及 Trocar 布局

患者在气管插管全麻成功后取仰卧"大"字形体位。采用"5 孔法"置入 Trocar（如图 3 - 79 所示），气腹压力设定为 10 ~ 14 mmHg。

2．探查腹腔

明确腹盆腔内有无转移病灶，同时探查肿瘤累及胆管范围是否超 Bismuth - Corlette I 型，肿瘤是否侵犯周围组织，如胆管下段、胰腺，以判断是否需要更改手术方式。

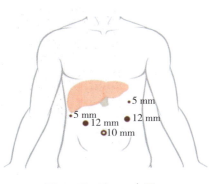

图 3 - 79　Trocar 布局

3．游离十二指肠，清扫区域淋巴结离断远端胆管

腹腔镜下行科氏法（Kocher 法）游离十二指肠侧壁（图 3 - 80a），充分显露下腔静脉后分离显露出左肾静脉至肠系膜上动脉根部，取腹主动脉旁第 16_{b1} 组淋巴结送冰冻病理学活检，根据活检结果和患者全身情况权衡利弊后决定下一步手术方式。进一步清扫胰腺后缘第 13 组淋巴结（图 3 - 80b）。紧贴胰腺上缘自下而上，从左向右侧依次清扫第 8a/9 组淋巴结及神经脂肪组织，结扎夹夹闭离断胃右动静脉，骨骼化并悬吊 GDA、肝总动脉、肝固有动脉（图 3 - 80c 和图 3 - 80d）。游离胆总管下段至胰腺实质内，确定远端胆管预切除线

后将近端胆管予以结扎夹夹闭，于胰腺上缘用剪刀离断远端胆管，并取断端胆管切缘送术中冰冻病理活检。远端胆管残端采用 3 - 0 可吸收缝线连续缝合关闭，必要时予以间断包埋。

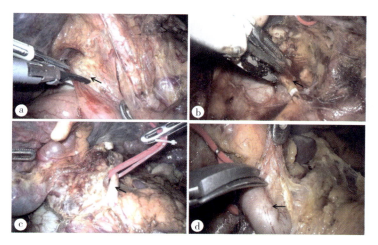

图 3 - 80　清扫肝十二指肠韧带内及周围淋巴结

4. 清扫肝十二指肠韧带

继续连同离断的胆管顺着肝固有动脉向上清扫 No. 12a 组淋巴结及神经、脂肪组织直至肝右动脉和肝左动脉分叉处。逆行将胆囊从胆囊床剥离至胆囊颈部，结扎离断胆囊动脉，向上提起胆管，将肝右动脉从胆管后方分离后予以悬吊，继续追踪至肝左动脉和肝右动脉入肝处。清扫 No. 12p 淋巴纤维组织，悬吊门静脉主干直至清扫至门静脉左侧矢状部和门静脉右前右后支分叉处，仔细结扎离断尾状叶流向门静脉左右支的属支。

5. 切断近端胆管

于肝门处将清扫的淋巴纤维组织连同病变胆管向下牵拉，靠近肝实质在左、右肝管汇合部，用剪刀横行离断近端胆管，胆管近端切缘送术中冰冻病理检查，确保 R₀ 切除。为防止胆汁污染腹腔，近端胆管一般用腹腔镜哈巴狗钳夹闭，待行胆肠吻合。切除后的标本装入标本袋中可暂不取出，先放置于右侧肝旁，待手术结束时经扩大的腹部 Trocar 切口取出。

6. 消化道重建

切除后消化道重建按胆肠 Roux - en - Y 方式进行。于横结肠根部找到屈氏韧带，距屈氏韧带 15 cm 处离断空肠，远端肠管上提，经结肠前或结肠后行胆肠端侧吻合，一般采用 3 - 0 微乔可吸收缝线前后壁连续吻合，也可采用 4 - 0 倒刺缝线连续吻合。对部分较细的肝管可在吻合前壁前放置硅胶支撑管，部分因胆道梗阻而导致胆管壁水肿、变薄的患者，需附带部分肝组织吻合。

7. 术中技术要点

肝十二指肠韧带淋巴结清扫及血管骨骼化时，使用能量平台须避免损伤血管壁内膜。打开动脉鞘时建议使用剪刀进行操作，顺血管走行进行操作；一般选择先清扫 No. 8 组淋巴结，明确动脉走行，尤其是肝右动脉的走行方向，这可降低对存在变异的血管的误伤风险。淋巴结清扫应遵循"En-block"（即整块切除）原则，当淋巴结过大清扫困难或者部分淋巴结融合而显露困难时可离断部分非必要血管，如胃冠状静脉、胰十二指肠上静脉及 GDA 等。

（四）术后管理

1. 术后处置

常规监测心率、血压、呼吸、尿量等生命体征和腹部体征，维持水、电解质平衡，不推荐常规肠外营养支持；术后禁食 8～12 小时，术后 12 小时即可给予少量的流质饮食，之后逐步过渡到全肠内营养；术后予以自控式镇痛或联合硬膜外镇痛等多模式镇痛方案；术后 24 小时生命体征平稳者可停心电监护、拔除导尿管，鼓励患者早期下床活动。

术后每日观察引流管颜色及引流量，必要时检测腹腔引流液中的胆红素水平，若无胆漏，应尽早拔除腹腔引流管。

2. 术后常见并发症处理

（1）胆漏。胆漏是肝门部胆管癌根治性切除术后常见的并发症，其大多数与手术部位的感染密切相关。患者主要表现为腹痛、腹腔引流量增多、引流液呈浑黄色或暗褐色胆汁样、引流液中胆红素水平显著升高。其常规的处理方法以保守治疗为主，保持引流通畅，加强抗感染和营养支持。若腹腔胆汁聚集较多，则可在超声引导下穿刺加置引流管（图 3－81）。若患者胆漏量特别多，并出现高热、弥漫性腹膜刺激征、生命体征不稳等，应及早行手术探查予以修补。

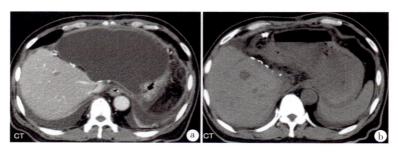

a—术后 1 周 CT 检查提示腹腔大量积液；b—穿刺引流后 10 天复查结果。

图 3－81　肝门部胆管癌术后胆漏

（2）出血。术后腹腔内出血是肝门部胆管癌术后最凶险的并发症。其中，出血的部位主要有：①消化道出血，包括肠肠吻合口出血、胆肠吻合口出血、应激性溃疡等。②血管出血，如门静脉细小分支及肝短静脉出血，术后形成的假性肝动脉瘤破裂出血（图 3－82）。③手术创面渗血等。若患者表现出明显出血征象时，应嘱患者绝对卧床休息，并严密监测生命体征、引流液的颜色和量，复查患者血常规、凝血功能，尽量明确出血部位，静脉给予止血药物，经引流管注入止血药物，必要时输血。对于血红蛋白下降速度较快或出现血流动力学不稳定者，怀疑是腹腔内血管破裂或者吻合口出血，应及时行介入止血或者手术探查止血。

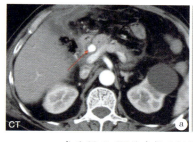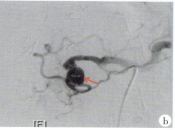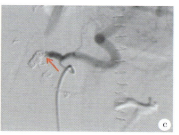

a—术后28天CT检查提示肝总动脉瘤；b—介入造影提示肝总动脉瘤破裂；c—介入栓塞术后。

图3-82 肝门部胆管癌术后腹腔出血

（3）感染。术后感染多为手术部位感染以及腹腔内感染，部分患者还可能存在胆道感染，患者常表现寒战、发热及白细胞升高。出现腹腔内感染时，取引流液行细菌培养以指导选择有效抗生素；患者半卧位经双导管冲洗引流，保证引流通畅；加强营养支持等。

二、Ⅱ型肝门部胆管癌的腹腔镜根治性切除术

Ⅱ型肝门部胆管癌目前无统一的标准术式。肝门部胆管切除＋围肝门切除＋肝十二指肠韧带淋巴结廓清＋胆管与消化道重建是其基本术式。为了达到肿瘤 R_0 根治性切除，通常会选择联合右半肝及尾状叶切除。若要最大限度保留残留肝脏的功能，也可仅联合切除肝脏Ⅳb段、Ⅴ段。在腹腔镜下实施Ⅱ型肝门部胆管癌根治术中，为减轻胆肠吻合重建的操作难度，可选择联合半肝及尾状叶切除，从手术安全性及操作容易性方面考虑，大多数外科医生会选择联合左半肝切除。因此对于Ⅱ型肝门部胆管癌的手术方式需综合患者和术者的因素后选择。

（一）手术适应证

（1）术前判断病变是否位于肝总管及左、右肝管汇合部，且无远处转移。

（2）无腹腔广泛粘连或难以显露、分离的病灶，以及肝门区无区域性门静脉高压和严重的门静脉海绵样病变。

（3）肝功能 Child-Pugh A 级或 B 级。

（二）术前评估与准备

1. 肿瘤可切除性评估

（1）肿瘤与胆道评估。通过 CT 或 MRI 检查明确肿瘤部位，是否侵及左、右肝管，需与胆囊颈部癌、GBC 侵犯肝总管或胆总管相鉴别。

（2）肿瘤与血管关系评估。了解肿瘤是否侵犯周围血管及是否存在变异的肝右动脉。若肝右动脉受侵，需联合右半肝切除。

2. 术前胆道引流

由于Ⅱ型肝门部胆管癌术中可能联合大范围肝切除，因此对合并胆管炎、营养情况较差、血清胆红素 >200 μmol/L 的患者，需行术前胆道引流。行 PTCD 时应选择在预保留侧肝内胆管放置引流管，必要时放置多根引流管。

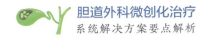

3. 肝脏功能与 FLR 评估

临床上通常采用 ICG R15 对肝脏储备功能进行量化评估。该方法作为唯一的可预测肝切除术后肝功能衰竭和死亡率的方法，具有较高的检测价值，但该检测方法受肝脏血流的影响很大，且不适合有黄疸的患者，因此使用该检测方法时患者需减黄至 84 μmol/L 以下检测结果才准确。对于需要联合右半肝切除术的 Ⅱ 型肝门部胆管癌患者，需同时结合基于 CT 或 MRI 影像学检查结果的三维重建技术进行肝脏分段和体积计算。一般情况下，正常肝脏可耐受肝实质切除率为 55% ~ 80% 或 FRLV/SLV ≥ 25%。对于黄疸患者，通常按照名古屋大学标准评估剩余肝脏功能体积，即符合 FLR/TV × ICG - K > 0.05 时，肝脏切除体积相对安全（其中 TV 为全肝体积，ICG - K 为吲哚氰绿血浆清除率中的 K 值）。若 FLR 不足，通常采取 PVE 的方法来增加 FLR。

（三）术前规划

术前根据影像学检查结果诊断为 Ⅱ 型肝门部胆管癌的患者，需结合以下情况进行腹腔镜手术规划。①患者全身耐受及肝硬化情况：若患者全身情况较差和（或）黄疸时间较长导致肝硬化较重时，不适合行大范围肝切除，可考虑行肝门部胆管切除 + 围肝门切除。②患者一般情况较好，且黄疸程度较轻，无明显肝硬化，可结合患者 FLR 评估结果选择围肝门切除 + 肝外胆管切除 + 联合左、右半肝切除。③若患者肝右动脉受累且无法切除重建，又无替代的变异肝右动脉，推荐行围肝门切除 + 肝外胆管切除 + 右半肝切除。

（四）手术步骤

1. Trocar 布局及腹腔探查

患者在气管插管全麻成功后取仰卧"大"字形体位。先于肚脐下缘建立 10mm 观察孔，探查腹腔有无肿瘤转移，肿瘤是否侵犯邻近器官，判断肝脏是否合并胆汁淤积性肝硬化后决定手术方式。Trocar 布局需根据具体手术方式决定，若行肝切除时采用腹腔腔外阻断第一肝门，则需增加一个 10 mm Trocar 孔。

2. 游离十二指肠，切除肝外胆管，清扫肝十二指肠韧带

此部分内容参照 Ⅰ 型肝门部胆管癌的腹腔镜根治性切除术。

3. 腹腔镜围肝门切除及肝脏Ⅳb 段、Ⅴ 段切除

围肝门切除包括肝十二指肠韧带、尾状叶、肝门板等切除。胆管切除范围包括沿胆管轴向近端距肿瘤边缘 5 mm 的胆管，肝实质切除范围包括全尾状叶以及以胆管为轴心周围 15 mm 的肝实质。腹腔镜下实施围肝门切除的操作空间受限，操作角度复杂，操作难度较大，需采取不同的入路途径和策略。

将肝外胆管切除及肝十二指淋巴纤维组织清扫完毕后，下降肝门板，游离左、右肝管尽量到达门静脉横部与脐部转折点（U 点）及门静脉右前与右后支汇合点（P 点）位置，肝右动脉需游离至右前、右后分叉处。将尾状叶至门静脉的属支全部予以结扎后离断，悬吊并牵拉门静脉左、右支及肝左、右动脉。掀起左肝，从后方处理尾状叶与下腔静脉之间的肝短静脉，粗大的肝短静脉应缝扎后离断。沿着尾状叶右侧腔静脉旁部离断肝实质直至

右肝管，于 P 点附近离断右肝管，断端切缘送术中冰冻病理学活检。继续向左侧离断肝门区肝实质至 U 点附近，离断左侧肝管并送断端切缘术中冰冻病理学活检，完整切除尾状叶及肝门区肝实质。若考虑围肝门切除后胆肠吻合难度较大，在确保剩余肝功能体积满足的情况下，可联合肝脏 IV b 段、V 段切除。此时，将尾状叶右侧腔静脉旁部离断后，沿着胆囊床画出 IV b 段、V 段切除线，沿着切除线根据术者习惯采取从左至右或从右至左的方式连同尾状叶切除 IV b 段、V 段肝脏。

4. 消化道重建

围肝门切除后残留胆管较多，且左右侧胆管均需吻合，吻合前需进行胆管整形，尽量减少吻合口。吻合时先吻合左侧胆管，采取经结肠后路径吻合，充分预留空肠祥，减少张力。主刀根据情况选择中间站位或右侧站位；第一助手左手扶镜的同时右手协助暴露肠管内壁和协助主刀牵拉收紧缝线，保持张力，之后原扶镜手用吸引器支撑肝脏并适时冲洗，保持术野清晰，协助暴露肝侧胆管。胆肠吻合采用 4－0 可吸收缝线或倒刺缝线缝合。

5. 引流管放置

若术前放置 PTCD 引流管于肝内，术中不必拔出，继续引流至术后恢复；若术前未放置 PTCD 引流管，可于距离胆肠吻合口 10 cm 处经空肠置入引流管于肝内胆管，起术后减压引流作用，于胆肠吻合口前、后方分别放置引流管各 1 根。

（五）术中技术要点

建议 II 型肝门部胆管癌患者常规联合全尾状叶切除；对胆肠吻合困难的患者选择 IV b 段、V 段肝切除或半肝联合尾状叶切除；吻合前需辨清残端胆管的走行及是否存在变异胆管，对于较为分散且直径 <1 mm 的残端胆管，可直接缝合结扎而不予重建，对于相邻的较粗的残端胆管分支应进行适当修整，尽量减少胆肠吻合口的数量。

（六）术后管理

（1）术后常规管理及术后出血、感染处理参考本节"一、I 型肝门部胆管癌的腹腔镜根治性切除术"的管理。

（2）II 型肝门部胆管癌无论是否联合半肝切除，其术后胆漏以及胆汁引流不畅仍是管理重点，密切监测胆肠吻合口前、后方引流液的颜色及量，若判断有胆漏可能，可将术中放置的两根引流管变成 1 根作冲洗、另 1 根作引流的持续冲洗引流，减少漏出的胆汁及肠液对周围的污染及腐蚀。若经空肠放置减压管但引流效果仍欠佳时，应每日间断低压地冲洗，从而保持引流通畅。

三、III $_a$ 型肝门部胆管癌的腹腔镜根治性切除术

右半肝联合尾状叶切除是治疗 III $_a$ 型肝门部胆管癌的标准术式，也是肝门部胆管癌 R$_0$ 根治性切除的最佳术式。因右侧肝脏体积较大，需确保切除后 FLR 足够，术前肝储备功能及 FLR 的评估非常关键。

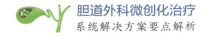

（一）手术适应证

（1）Ⅲ_a 型肝门部胆管癌，且无远处转移。部分患者肿瘤侵及左内叶胆管根部，但其全身状态和 FLR 无法承受左内叶切除时选择右半肝联合尾状叶切除。

（2）残留肝体积≥全肝体积的 40%。

（3）无左侧肝动脉及门静脉受累，或经左侧肝动脉存在变异的替代肝动脉及受累门静脉满足腹腔镜下切除重建。

（二）术前评估与准备

1. 胆管及血管评估

术前采用 MRCP 和（或）胆道造影以及三维重建以明确肝门胆管走行，尤其是残留左肝管的汇合形态。评估肝右动脉是否存在起源于肠系膜上动脉的替代肝右动脉，肝中动脉是发自肝右动脉还是肝左动脉，以及其入肝是否走行于门静脉矢状部后方。

2. 术前减黄

术前合并黄疸患者推荐行引流保留侧（左侧肝内胆管）引流，PTCD 和 ENBD 两种引流方式均可。引流胆汁尽量回输或处理后口服入患者体内。减黄至 34 μmol/L 最佳。

3. 肝脏功能与 FLR 评估

右半肝切除术需切除大约 60% 肝脏，因此为防止术后肝功能衰竭，需精确计算评估 FLR，计算方法参照《肝切除术前肝脏储备功能评估的专家共识（2011 版）》。若评估后 FLR 不足，推荐术前采用 PVE 增加剩余左肝体积后再实施手术。

（三）手术流程及关键步骤

1. Trocar 布局及腹腔探查

Trocar 布局参照腹腔镜右半肝切除术的布局，同时要满足切除后消化道重建需求，具体方法如图 3-83 所示。腹腔探查除探查肿瘤有无转移外，优先探查肿瘤侵及左肝管的范围，以及有无肝左动脉及门静脉左支受累。

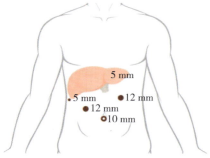

图 3-83　Trocar 布局

2. 切肝前处理

肝十二指肠韧带淋巴结清扫及血管骨骼化参照前面章节所述。完成肝十二指肠韧带淋巴结清扫后（图 3-84a），离断右侧肝肾韧带、右侧冠状韧带、右三角韧带、左冠状韧带和左三角韧带，将右半肝充分向左侧牵引，沿着肝后下腔静脉表面离断右侧肝短静脉，尤其是右后下肝静脉较粗大需双重结扎或缝扎后离断（图 3-84b），直至离断下腔静脉韧带到达第二肝门。采用左侧入路处理尾状叶左侧及后方肝短血管（图 3-84c）。在 Spiegel 叶的左侧，用超声刀离断 Spiegel 叶与下腔静脉相延续的浆膜，并连同左肝向右侧牵拉掀起，从足侧向头侧沿着下腔静脉壁，依次结扎离断汇入下腔静脉前壁的肝短静脉。对于较粗大的肝短静脉，若结扎离断后结扎夹脱落风险较大，可暂不离断，待行肝切除后再最后离断。

切肝实质前，先处理肝门区血管，将肝中动脉和肝左动脉充分游离至入肝处，肝右动脉于根部结扎离断，然后将保留侧肝动脉向左上方牵拉，清扫门静脉主干后方淋巴纤维组织，并于门静脉右支根部用腹腔镜哈巴狗钳双重夹闭后剪断，残留端用血管缝线连续缝扎，也可用结扎夹双重结扎后离断或用血管切割闭合器离断，同时观察肝缺血线并画出肝脏表面的拟切肝线（图 3-84d），用单极电凝钩在距离肝门板 1 cm、斜向门静脉矢状部根部右侧画出脏面肝切除线。然后用腹腔镜哈巴狗钳阻断肝固有动脉及门静脉主干行肝门血流阻断，每次阻断 15 分钟。

3. 肝实质及胆管离断

主刀用超声刀和双极电凝配合切肝，助手用血管钳及吸引器配合暴露和冲洗创面。从胆囊床开始从前向后切肝，找到肝中静脉后沿着肝中静脉右侧缘向第二肝门离断肝实质（图 3-84e），尽量以翻书的方式展开切面，然后沿肝中静脉斜向左下方向左侧肝蒂行进直至到达左侧肝管，于门静脉矢状部右侧剪断左肝管，断端切缘送冰冻病理学活检。将右肝及肝门部胆管向右侧牵引，沿着断端胆管后方、紧贴下腔静脉前壁离断左侧肝实质，并继续向第二肝门直至到达肝右静脉根部，用腹腔镜直线切割闭合器离断肝右静脉根部直至整个标本切除（图 3-84f）。冲洗创面并仔细检查处理肝创面出血及胆漏，标本装标本袋后置于左上腹腔，待术后取出。

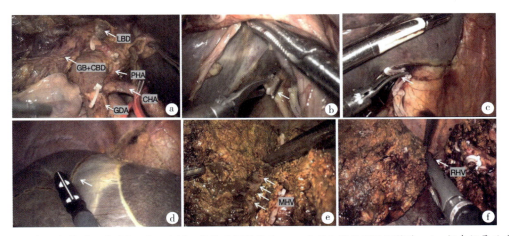

a—肝十二指肠韧带淋巴结清扫；b—右侧入路处理肝短静脉；c—左侧入路处理肝短静脉；d—超声指导画出肝切除线；e—沿肝中静脉右侧缘切肝；f—腹腔镜直线切割闭合器离断肝右静脉。

图 3-84　腹腔镜右半肝联合尾状叶切除

4. 胆肠吻合

吻合前仔细辨别残留左肝管的分布及数量，对相邻的胆管尽量行胆管整形以减少吻合口数量（图 3-85a）。吻合时，主刀站于患者中间，第一助手用左手扶镜，右手配合主刀暴露空肠内壁及牵拉收紧缝线。助手将空肠盲袢向下、向后适度牵引，主刀反向持针进行后壁连续缝合至对侧（图 3-85b、图 3-85c），确定后壁吻合无误后（图 3-85d），根据情况向细小肝管内置入支撑管（图 3-85e），主刀可换位至患者右侧继续连续缝合前壁（图 3-85f）。

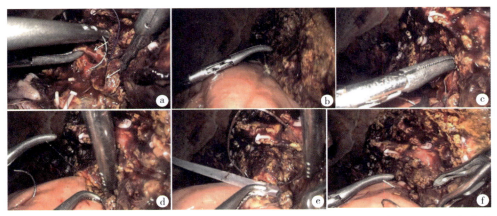

a—肝管整形；b—缝合固定第一针；c—连续缝合后壁；d—后壁缝合后检查缝合情况；e—放入支撑引流管；
f—连续缝合前壁。

图3-85　腹腔镜胆肠吻合（左肝管-空肠吻合）

5. 引流管放置及标本取出

自肝断面经右侧膈下放置引流管1根，于胆肠吻合口下方经小网膜囊放置另外1根引流管。标本经肚脐 Trocar 切口向下正中延长线或经肚脐下横切口取出。

（四）术中技术要点

在右半肝联合尾状叶切除手术中，若肝短静脉处理不当可能导致下腔静脉出血，影响术野和手术操作，甚至导致不必要的中转开腹。因此，处理肝短静脉时务必谨慎小心，切不可用能量平台盲目离断，离断前需确保结扎牢靠，对于粗大血管可经缝合结扎后再用结扎夹夹闭后离断，对于肝脏侧也应仔细结扎。若操作空间受限，可将肝实质离断放到最后一步处理。

（五）术后管理要点

由于Ⅲ_a 型肝门部胆管癌患者实施了右半肝联合尾状叶切除，手术创面大，肝实质切除范围大，术后发生肝功能衰竭的可能性较Ⅰ、Ⅱ型肝门部胆管癌的可能性更大。因此，术后除密切监测生命体征及维持水、电解质平衡外，还应根据情况适当使用利尿剂及补充白蛋白。同时需密切监测患者术后第1、2、3、5、7日的血常规、血生化及凝血功能。术后需行多次床旁超声检查了解肝内血流状态。需密切观察肝断面及胆肠吻合口处引流液情况，对疑似术后腹腔感染的患者，应及时行腹部 CT 检查并根据情况决定是否穿刺引流。

四、Ⅲ_b 型肝门部胆管癌的腹腔镜根治性切除术

腹腔镜左半肝联合尾状叶切除是Ⅲ_b 型肝门部胆管癌的主要术式。由于左半肝切除的操作相对右半肝切除的操作更容易，所以左半肝切除是肝胆外科医生最初尝试的腹腔镜技术治疗肝门部胆管癌的优选术式。

（一）手术适应证

（1）主要病灶偏向左侧胆管的Ⅲ_b 型肝门部胆管癌。

（2）若肿瘤向右侧侵犯右前叶胆管和侵犯肝中静脉，则需实施扩大左半肝联合尾状叶切除。

（3）肝右动脉及门静脉右支未受累或满足腹腔镜下切除重建（图3-86）。

（4）因为肝切除率占全肝的30%～40%，所以即使术前不行PVE，术后发生肝功能衰竭的可能性仍较低。

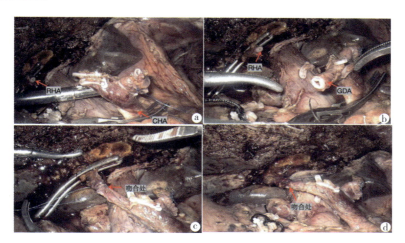

a—阻断肝总动脉；b—离断GDA用于血管吻合；c—肝右动脉与GDA吻合；d—吻合结束，血流开放。

图3-86　腹腔镜下切除重建

（二）术前评估与准备

1. 胆管及血管评估

部分患者右侧胆管走行和肝右动脉存在变异，因此术前需采用薄层增强CT结合三维重建技术精确评估。约10%患者的右后胆管走行为"南绕型"，即行走于门静脉右支前下方。若肝右动脉受累且无替代肝右动脉，可于术前行右膈动脉造影，了解膈动脉对右肝的供血情况，必要时术前行介入栓塞肝左动脉后为右肝提供再生动脉血供。另外需认真评估右后肝动脉与门静脉右支的伴行关系，避免术中误损伤。

2. 术前减黄

合并黄疸患者术前推荐行保留侧引流，即右侧肝内胆管多根置管，这样同时便于经引流管行胆道造影观察右侧肝管走行及汇合状态。并非所有的患者都需要等到胆红素降至正常再进行手术治疗。

3. 肝脏功能与FLR评估

左半肝或扩大左半肝切除后FLR占全肝体积的60%～70%，因此无须采用PVE增加FLR，若ICG-K值在0.10分以上，即可安全施行手术。

（三）手术流程

1. Trocar布局及腹腔探查

Trocar布局参照腹腔镜左半肝切除术的布局（图3-87），同时需满足切除后消化道重建需求。腹腔探查除探查有无远处转移外，还应将胆囊从胆囊床剥离至胆囊颈部，探查肿瘤病灶是否侵犯肝动脉及门静脉右支主干，从而进一步判断手术的可行性。

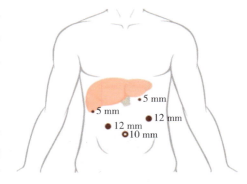

图 3-87　腹腔镜左半肝切除的 Trocar 布局

2. 肝门区血管处理

沿着肝固有动脉鞘膜游离至肝左、右动脉分叉处，于根部离断肝左动脉和肝中动脉，动脉残留端予以血管缝线缝扎处理。悬吊肝右动脉并继续游离至右前、右后动脉分支处并结扎离断胆囊动脉。沿着门静脉主干游离至门静脉左、右分叉处后分别悬吊门静脉左、右支主干，并离断尾状叶属支，于门静脉左支主干根部双重结扎后离断，残端用血管缝线予以缝扎处理。根据肝缺血线标记出肝脏表面的切除线。

3. 肝脏游离

超声刀离断左侧冠状韧带及三角韧带，左侧入路从足侧向头侧沿着下腔静脉前壁处理尾状叶至肝后下腔静脉的肝胆管血管直到达 Arantius 导管上端，并将其予以结扎离断。为更好地处理尾状叶血管，右侧肝肾韧带及三角韧带也需游离，将肝脏向上方抬举，结扎离断下腔静脉右侧壁的肝短静脉直至将尾状叶从下腔静脉中完全游离出来。

4. 肝实质及胆管离断

切肝前用腹腔镜哈巴狗钳阻断第一肝门入肝血流，切肝方法及操作同Ⅲa 型肝门部胆管癌手术一样。Ⅲb 型肝门部胆管癌手术的不同之处在于找到肝中静脉分叉后沿着肝中静脉左侧缘从足侧向头侧游离肝脏至肝中静脉根部。与开腹手术中先行肝左静脉离断不同，为更方便牵拉左肝，腹腔镜手术将肝左静脉作为最后一步处理。之后继续沿着肝中静脉后壁下方离断肝实质至右肝管，于下腔静脉右侧缘离断尾状突肝实质，向右牵拉门静脉右支及肝右动脉，离断尾状叶右侧肝实质在右肝管处与前面肝离断面会合。牵拉右后肝动脉后，充分游离右肝管至右前、右后肝管分叉处，依次离断右前、右后肝管并将断端切缘送冰冻病理学活检。将左肝连同病变胆管向左侧牵拉，离断肝左静脉表面肝实质，将肝左静脉汇入肝中静脉处用腹腔镜直线切割闭合器离断，完成整个标本切除。

5. 消化道重建

左半肝切除后胆肠吻合方法及配合参考前文所述。

（四）术中技术要点

肝尾状叶右侧无明显界限，通常以右后叶与尾状叶腔静脉旁部之间作为离断肝尾状叶的右侧缘标志；在离断右肝管前需注意右后胆管，尤其是 S_7 段胆管的走行有无变异，避免损伤门静脉右前分支。

（五）术后管理

术后管理参考上节所述。

五、Ⅳ型肝门部胆管癌的腹腔镜根治性切除术

由于Ⅳ型肝门部胆管癌的病变同时累及左、右肝管，因此具体手术方式需基于术前精确评估、术中探查情况以及患者全身状态综合决策。由于大多数肝右动脉位于肝总管后方，易被肿瘤侵犯，而且左肝管较右肝管长，因此理论上Ⅳ型肝门部胆管癌若采用右侧肝切除更易获得 R_0 切除，但实际临床工作中，部分Ⅳ型肝门部胆管癌患者因 FLR 不足并不适合右半肝切除而选择左半肝切除。同时，Ⅳ型肝门部胆管癌患者大多合并血管受侵，因此腹腔镜下肝动脉及门静脉切除重建是一大挑战，需慎重选择。

（一）手术适应证

（1）对于主病灶偏左，但同时累及右前叶上段和右前叶下段汇合部胆管的需行扩大左半肝切除联合尾状叶切除。

（2）若主病灶偏左，但右前叶胆管侵犯长度较长，需行左三区肝切除联合尾状叶切除，该术式要求精准把控肝右前、右后叶分界线，因此需结合腹腔镜下荧光染色技术配合。

（3）若是主病灶偏右，但同时累及左内叶胆管的Ⅳ型肝门部胆管癌，原则上应行右三区肝切除联合尾状叶切除，但该术式肝切除范围较大，腹腔镜下操作也较为困难。

（4）患者全身情况较好，能耐受大范围肝切除手术。

（二）术前评估与准备

Ⅳ型肝门部胆管癌的术前评估和准备工作同Ⅲ型，但更强调术前利用三维重建技术对肿瘤特征、胆道和血管走行及变异情况以及肿瘤与肝动脉、门静脉的关系进行精确评估，具体方法参考《肝门部胆管癌三维可视化精准诊治中国专家共识（2019 版）》。图 3 - 88 所示病例中肿瘤累及右前胆管及左肝管二级以上胆管且伴门静脉左支及矢状部受累，因此行左半肝或扩大左半肝切除无法达到 R_0 根治性切除，需行肝左三区切除。其中，其术前 CT 提示肝右后动脉（RPHA）来自 GDA，因此残留肝脏的血供问题得到保证。关于图 3 - 88 所示病例，通过三维重建计算提示右后叶肝脏体积为 327.66 mL，占总肝体积的 34.17%，同时测得患者 ICG R15 为 9.9%，K 值为 0.154/分，因此按照名古屋大学标准评估保留肝右后叶的剩余肝脏功能体积符合 [（327.66/958.83）×0.154 = 0.0526 > 0.05]，因此行左三区肝切除方案可行。

（三）手术流程及关键步骤

Ⅳ型肝门部胆管癌半肝联合尾状叶切除的手术过程参照Ⅲ型肝门部胆管癌的手术过程。需实施扩大左半肝或右半肝切除的患者，主要依据是否保留肝中静脉确定肝实质切除范围；然而，对于需实施左、右三区肝切除的Ⅳ型肝门部胆管癌患者，腹腔镜下操作的主要难点在于如何精确判断肝切除线，以及对不规则肝断面的把控。因此，目前此类手术只能在熟练掌握腹腔镜下荧光染色技术和腹腔镜下肝脏超声探查技术的医院尝试开展。

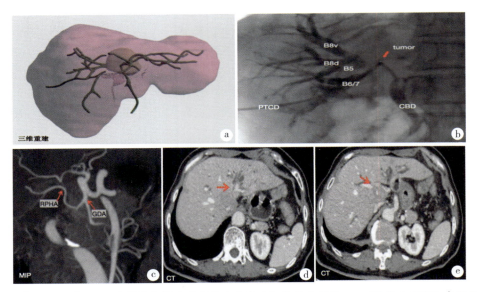

a—三维重建；b—通过 PTCD 造影检查提示肿瘤累及右前叶胆管及左肝管；c—CT 提示 RPHA 来源于 GDA；
d—肿瘤侵犯门静脉左支及矢状部；e—肿瘤侵犯门静脉右前支。

图 3 - 88　Ⅳ型肝门部胆管癌

图 3 - 89、图 3 - 90 是一例主要病灶偏向左侧但同时累及右前及右后肝管的Ⅳ型肝门部胆管癌，术前检查提示该患者血管变异为 RPHA 来自 GDA，门静脉为三支型，故术前考虑行腹腔镜左半肝联合尾状叶切除方案。术中直接切除肝固有动脉，仅保留 RPHA，完成左肝＋尾状叶切除，在处理右侧肝管时可尽量取得足够长度的切缘，不影响患者术后肝功能状态。

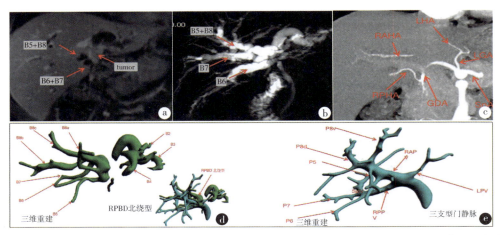

a—肿瘤主要累及左侧肝管，同时累及右前、右后肝管汇合处；b—MRCP 提示右前、右后胆管汇合部受侵；
c—CT 提示 RPHA 来源于 GDA；d—三维重建提示右后胆管为北绕型；e—三维重建提示门静脉为三支型。

图 3 - 89　Bismuth - CorletteⅣ型肝门部胆管癌术前评估

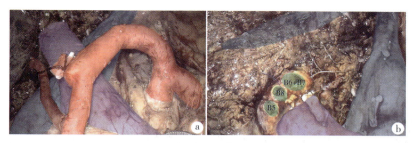

a—仅保留变异右后动脉，切除肝固有动脉；b—残留胆管从前到后依次为 B5、B8 和 B6 + B7。

图 3 - 90　腹腔镜左半肝 + 尾状叶切除后

（四）术后管理

若联合血管切除重建，术后需密切监测患者的生命体征及引流液性状。术后 1 周内每日进行床旁超声检查，评估残肝内血流动力学状态及血管吻合口血流状态。术后常规使用低分子肝素进行抗凝治疗。警惕术后动脉瘤发生，术后 1 周内完成 CT 检查，了解血管吻合处血流情况及有无动脉瘤发生，若有需要及时行介入治疗。

（李敬东　李强　黄徐建）

六、机器人技术在肝门部胆管癌手术中的应用

肝门部胆管癌手术由于涉及肝叶切除、淋巴清扫、切缘判断、胆管成型、胆肠吻合等复杂手术步骤。在开腹条件下开展该手术难度尚高、风险尚大，所以微创技术在肝门部胆管癌手术中起步应该是较晚的。达·芬奇机器人由于具有操作灵活、视野高清、多角度多方向的缝合等特点，使得其在肝门部胆管癌切除术中的应用具有优势。2015 年，解放军总医院刘荣教授团队就报道了达·芬奇机器人在 Ⅲ 型肝门部胆管癌切除术中的应用，证实达·芬奇机器人完全能够完成肝门部胆管癌这一复杂手术。笔者所在的攀枝花中心医院自 2021 年利用达·芬奇机器人开展手术以来，也陆续成功开展了数例达·芬奇机器人辅助肝门部胆管癌切除术。现将部分工作与各位同道分享如下。

（一）手术适用病变范围与手术相关解剖要点

同上节内容。

（二）术前管理重点

1. 手术学方面评估

（1）一般情况可，ECOG 评分 0 ~ 1 分，心肺功能可，全身无明显全麻大手术禁忌证。

（2）肝功能评分 Child - Pugh A 级（减黄后评估）。

2. 肿瘤学方面评估

（1）无明确肝外肿瘤转移或淋巴结转移。

（2）术前影像学（增强 CT/MRI）检查无明确门静脉及肝动脉侵犯和转移。

（3）经 MDT 讨论机器人手术为优先方案。

（三）手术前规划

1. 术前诊断

（1）影像学检查。根据 CT/MRI 判断肝门部胆管癌占位的影像学表现（图 3 − 91，图 3 − 92）。

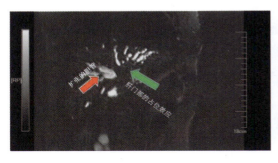

图 3 − 91　肝门胆管扩张，肝门部占位

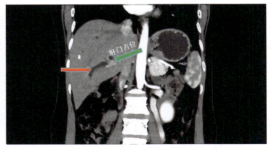

图 3 − 92　扩张的肝右后叶胆管，肝门部占位

（2）病变性质判定（血清标志物）。术前肿瘤标志物 CA19 − 9 > 102.33 U/mL，血清 TBiL 为 257.8 μmol/L，DBiL 为 231.4 μmol/L。

综合考虑临床、影像学检查和血清标志物等结果，诊断该病例为肝门部胆管肿瘤，肝门部胆管癌的可能性大，可能为Ⅳ型。

2. 手术方式的制定

肿瘤侵及肝左内叶三级胆管，按诊疗规范须行联合左半肝及尾状叶切除＋肝内胆管空肠吻合术。

3. 术前特别处置

术前患者有高胆红素血症，这不利于术后恢复，必须术前进行减黄治疗。术前在 B 超引导下做右肝内胆管 PTCD 减黄引流，当胆红素降至 170 μmol/L 时手术。

（四）手术关键步骤

1. 体位 Trocar 布局

患者平躺，采用头高脚低 30°截石位＋右侧卧位（联合右半肝切除时采用左侧卧位）。手术 Trocar 布局如图 3 − 93 所示。

2. 腹腔探查

腹腔探查主要探查有无腹水，有无肝硬化，保留侧肝脏有无肿瘤转移病灶，脾脏、胰腺、膈肌和其他可探及的腹盆腔器官、网膜、腹膜上有无转移病灶或其他病

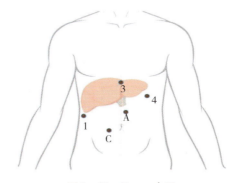

图 3 − 93　Trocar 布局

注：C 孔为观察孔，置入 2 号臂，位于脐右侧 2 cm 平面处；A 孔为辅助孔，置入 12 mm Trocar，供助手使用，位于 4 号臂和 C 孔连线中点。1 号臂位于右腋窝前线与右肋弓交点，主要供牵引和双极电凝所用；3 号臂位于剑突下，主要用于牵引维持张力所需；4 号臂位于左锁骨中线与肋弓交点，是主操作孔，主要用于超声刀等。

变。同时还要进一步探查和评估肝门静脉及肝动脉有无受侵犯。

3. 手术操作的主要步骤

（1）第一步，首先解剖肝蒂，清扫肝门淋巴结，游离出门静脉主干、肝总动脉、肝固有动脉和胆总管，必要时悬吊以上血管（图 3 - 94）。

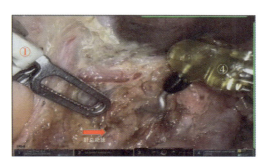

图 3 - 94 解剖肝蒂，清扫肝门淋巴结，游离门静脉、肝总动脉、肝固有动脉和胆总管等

注：①表示机器人 1 号臂，④表示机器人 4 号臂（下同）。红箭头所示肝动脉。

（2）第二步：进一步解剖胆囊三角，顺逆结合切除胆囊，彻底清扫肝门淋巴结和胰头后方淋巴结。在胆总管下端离断胆总管（图 3 - 95），保留侧断端送冰冻病检。远端夹闭或缝闭。

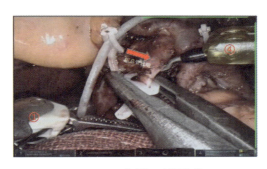

图 3 - 95 离断远端胆总管

（3）第三步，完整显露肝动脉及左右分支，双重结扎后切断肝左动脉。同样，充分游离并显露门静脉主干及其左右支，双重结扎并切除左侧门静脉，如图 3 - 96 所示。

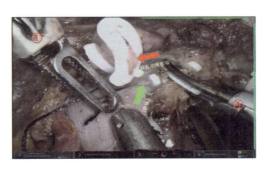

图 3 - 96 结扎并离断肝左动脉和门静脉左支

（4）第四步，充分游离肝脏周围粘连处和肝脏韧带。游离显露第三肝门，仔细结扎离断第三肝门的肝短静脉（图3-97）。

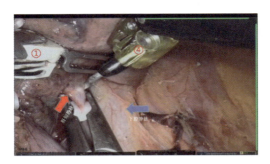

图3-97　游离第三肝门，结扎并离断肝短静脉

（5）第五步，根据肝脏表面缺血线联合术中超声标记预切线，联合预切线、肝中静脉及下腔静脉确定切肝平面。离断肝实质至肝门，锐性切断右肝管（注意保护肝右动脉和右侧门静脉），保留侧断端送冰冻病检。游离肝实质至第二肝门时，使用切割闭合器离断肝左静脉（图3-98），完整切除左半肝和尾状叶。

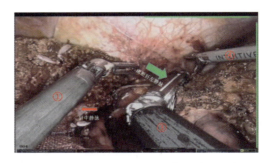

图3-98　使用切割闭合器离断肝左静脉

（6）第六步，对右侧胆管断端进行成形术，以备胆肠吻合（图3-99）。

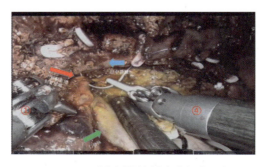

图3-99　对右侧胆管断端进行成形术

（7）第七步，进行胆肠Roux-en-Y吻合（这是机器人手术在该术中操作优势的集中）。于Treitz韧带远端15～20 cm离断空肠，将空肠近端与肠袢远端35～40 cm处，使用切

割闭合器行肠肠间侧侧吻合。于结肠后上提空肠远切端至肝门处，使用 4 - 0 或 5 - 0 PDS 线行胆管空肠端侧吻合（若多支胆管需行成形术）（图 3 - 100）。

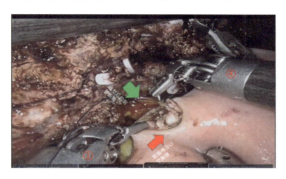

图 3 - 100　使用 PDS 线行胆管空肠端侧吻合

（8）第八步，将标本置入标本袋中完整取出，在术区放置腹腔引流管，结束手术。

4. 术中风险防范及注意事项

（1）特别要注意防止术中血管损伤。为防止手术中肝动脉的意外损伤，需要在术前仔细查看影像学检查结果，了解血管是否受到侵犯、血管解剖是否存在变异等。术中应结合术前影像学检查结果仔细解剖，必要时可悬吊血管进行操作。

（2）术中为避免肿瘤残留问题，需要在离断胆总管下端和右肝管时对胆道断端行冰冻病检以了解切除范围是否足够。

（3）术中引流管如何放置，什么类型的引流管更合适，目的是什么，上述这些问题需要思考并做出正确选择。常规在胆肠吻合后方及肝断面放置被动式的乳胶引流管各 1 根，这可起到监测出血、胆漏并充分引流渗出胆汁的作用。此外，放置硅胶负压球主动引流也是一种非常好的选择。

5. 术后管理要点

（1）术后继续保持引流管通畅，动态监测肝功能、血常规和腹腔引流管情况。

（2）术后 3 天复查腹部影像（CT/MRI），了解术区情况并及时对症处理。

（3）术后每 3 个月定期复查 CT、肿瘤血清标志物、肝功能、血常规等。

（熊勇　冉恒泉）

第十节　荧光导航下循胆管腹腔镜病灶肝段切除术

肝内胆管结石是肝胆外科常见的良性疾病之一，临床上以左外叶和右后叶结石更为常见。由于结石梗阻胆道，容易引发反复胆管炎、继发性胆管狭窄、肝硬化，甚至可能引发癌变。去除病灶、解除梗阻、矫正狭窄、通畅引流是肝内胆管结石的核心治疗原则。目前，肝内胆管结石的治疗仍以外科手术为主，其中肝切除术属于最常见的治疗方法。患者术后容易出现结石残留和复发，如何提高结石清除率和降低结石复发率是外科治疗上的难点问题。传统的白光下腹腔镜解剖性肝切除术凭借术前影像学、术中超声以及术中胆道镜探查，往往会遗漏一些狭窄的、不通畅的病变胆管，这些病变胆管往往会引起术后结石复发。在现代外科手术中，荧光导航技术的应用为循胆管腹腔镜病灶肝段切除手术带来了新的突破。本章节将重点介绍荧光导航下循胆管腹腔镜病灶肝段切除的特征性表现，探讨其在手术操作中的优势和应用前景。

一、ICG 荧光成像原理

近红外荧光成像技术是一种新兴的体内成像技术，在肝胆外科手术中，近红外荧光成像技术具有快速实时、灵敏度高、经济便捷的优点。术中荧光成像提供的实时图像导航对肝脏切除手术具有重要的作用，它在肿瘤的检测识别、肿瘤边界识别、肝段定位、胆道结构显影和胆漏的检测等方面具有广阔的应用前景。

ICG 是一种水溶性复合物，当注射到人体组织后，它与血浆蛋白紧密结合，通过血液循环，它被肝细胞中的有机阴离子转运多肽 1B3（OATP1B3）和钠牛磺胆酸盐共转运多肽（NTCP）吸收。ICG 通过主动转运，经位于胆管膜上的膜转运蛋白排到胆汁中。ICG 没有代谢，也没有进入肠肝循环。因此，ICG 从血浆到胆汁的排泄率反映了肝脏的排泄功能。20世纪 70 年代，人们发现蛋白质结合 ICG 的复合物被波长 750～810 nm 的外来光源激发时，会发出波长为 840 nm（波长位于红外光谱中）的荧光，当荧光穿过生物组织时，它在很大程度上会被血红蛋白和水减弱。血红蛋白会衰减所有 <700 nm 波长的光，水会衰减超过 900 nm 波长的光。因此，当荧光穿过生物组织时，会出现一个 700～900 nm 波长的区间窗口，这就是生物组织表面可以检测到 ICG 荧光的原因之一。

二、荧光染色方法

自 Makuuchi 等提出解剖性肝切除以来，该理念在临床中得到广泛的应用。但是实现解剖性肝切除往往会面临术中精确界定肝脏断面这一难题。相对于开腹手术，腹腔镜下完成肝段标记则更加困难。ICG 荧光导航不仅可以在肝脏表面显示肝段的界限，在肝实质内也可以清晰显示段间的分界，现在它已经成为可视化精准肝切除的重要技术手段。Ishizawa 等报道了荧光导航下的解剖性肝切除，提出了现行运用最为广泛的通过血管染色的方式：正向染色法和反向染色法。反向染色法指阻断目标肝蒂后，经外周静脉注射 ICG，术中需保留的正常肝组织会显示出荧光，与需切除的病变肝组织显示出明显的分界，反向染色有时会因为肝脏血管间的交通支会导致 ICG 分子往目标肝段移动，会导致术中的界线偏移。正向染色法可以在术前外周静脉注射 ICG，病变肝组织因胆道梗阻，因此术中会显示出较好的界限。同样正向染色法也可以在术中直接穿刺目标门静脉注射 ICG，显示相应门静脉流域。在我国 2023 版的专家共识中认为正染法在离断肝实质前即可标记出门静脉流域的界线，染色边界稳定。

三、手术中染色方法的选择及创新

（一）发现问题与原因分析

笔者所在乐山市人民医院肝胆胰外科在临床实践中，发现术前进行了肝储备功能检测的患者术中会间接地提供类似于正向染色的导航信息，如图 3 - 101a 至图 3 - 101d。此外，在某些正向染色效果不佳的病例中，还能通过 ENBD 管或直接穿刺胆总管后注射 ICG 的方式来实现非病变肝脏的荧光显像，进而实现类似反向染色的导航作用。术前行肝储备功能 ICG 测定后术中显示的病变肝段往往会因为 ICG 剂量过大或间隔时间太长，呈现类似于正向染色的荧光导航，效果较差。如何解决以上问题，成为笔者所在团队需要探索的问题。

（二）方法创新

本团队在实践中发现，相比于外周静脉或门静脉进行注射 ICG 的方式，术中通过胆道行反向染色方式的导航效果也是可行的、有效的。若术中发现行正向染色方式的效果不佳时，本团队通过经胆道的以下两种方式进行选择。

（1）对于术前已行 ERCP 取出了胆管结石，随后实施了 ENBD 的病例，我们会确定病变范围与术前规划一致后使用 Glisson 鞘外解剖技术，游离出拟切除肝段或肝叶的肝蒂后予以临时阻断，随后在体外经 ENBD 管注入 40~60 mL，浓度为 0.25 mg/mL 的 ICG 溶液（注：该反向染色过程需要使用 Pringle 法阻断肝门 10 分钟，以防止 ICG 溶液反流进入十二指肠），最终实现反向染色，如图 3 - 101e 至图 3 - 101h。

（2）对于拟术中行胆道探查而未行 ERCP 的病例，采用 22G 穿刺针穿刺胆总管并在肝门阻断的情况下经体外直接注射 0.25 mg/mL 的 ICG 溶液 40~60 mL，最终实现反向染色（注：第一肝门阻断时间一般在 5~8 分钟即可）。如图 3 - 101i 至图 3 - 101l 所示。

四、手术操作

根据荧光分界确定左、右半肝分界线。使用腹腔镜超声探头检查整个肝脏，明确结石所在位置，并确定肝中静脉走行。确定无误后，采用 Pringle 间歇性全肝阻断法控制入肝血流，用超声刀沿荧光边界离断肝实质。细小管道结构使用超声刀凝闭后离断，>3 mm 的管道结构使用结扎夹夹闭后离断，使用腹腔镜下直线切割闭合器离断主要肝蒂与肝静脉。完整切除目标肝段后，根据术前、术中影像学检查判断肝门部是否有结石梗阻，若有则行术中胆管切开胆道镜探查，探查完毕后做耻骨联合上纵切口将标本取出，创面止血，安置引流，关闭切口，结束手术。

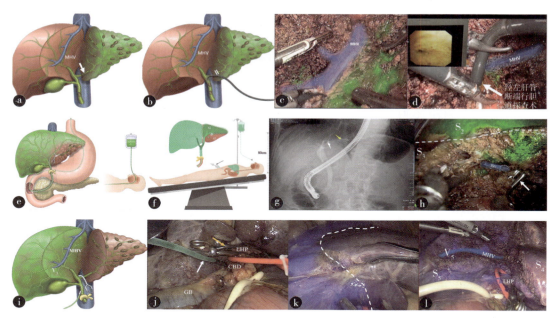

a—正向染色图（白箭头指示左肝管近端狭窄）；b—通过左半肝残端进行胆总管镜检（白色双水平线指示 LHD 在其狭窄的远端夹紧和切断）；c、d—荧光腹腔镜下左半肝切除的术中图像；e—负向染色示意图；f—腹腔镜 S_3 肝切除；g—胆总管结石切除和鼻胆管引流后的胆管造影显示在 S_3 胆管中梗阻的残留结石（白箭头指示），受影响胆管的远端囊状扩张（黄箭头指示）；h—蓝色阴影表示 S_2 和 S_3 之间的间段静脉，没有荧光染色，白箭头指示用于阻塞 S_3 肝管的"狗头夹"，白色虚线勾勒出 S_2 和 S_3 之间的荧光分界线；i—通过穿刺胆总管的负向染色示意图；j—穿刺后直接将 ICG 注入胆总管的术中图像（白箭头指示 22G 穿刺针，黄箭头指示用于阻塞左肝门的"狗头夹"）；k—完全负染后，白色虚线勾勒出右半肝和左半肝之间的荧光平面；l—分割肝实质后，荧光平面清晰地描绘了切断平面。

图 3-101　手术中的染色方法

五、特征

在荧光导航下循胆管腹腔镜病灶肝段切除手术中，病灶区域显示出的差异或特殊表现如下。

（1）荧光强度差异。在正向染色的病例中病灶区域显示出较高的荧光强度，与周围正常肝组织形成对比。

（2）边界清晰度。病灶区域与正常肝组织之间的边界清晰可见，有助于准确定位和切除。

（3）荧光形态。由于 ICG 分布差异，病灶区域可能呈现特殊的荧光形态，如斑点状、线状或团块状等。

（4）荧光变化。在手术过程中，病灶区域的荧光强度和分布可能会随着手术操作的进行而发生变化，应引起操作者的重视。

这些特征可以帮助外科医生在手术中准确定位，为解剖切除病灶提供帮助，这将极大提高手术的准确性和安全性。值得注意的是，具体的特征可能因荧光染料的选择、注射剂量和病灶性质等因素而有所差异，需要在实际操作中根据具体情况进行观察和操作。

六、优势与应用前景

（一）荧光导航在循胆管腹腔镜病灶肝段切除中的优势

（1）荧光导航技术可以帮助外科医生更准确地定位和切除肝脏病灶。通过荧光染料的标记，病灶和周围组织的边界更清晰可见，从而减少误切的可能性。

（2）可以帮助外科医生更有效地识别和保护重要的解剖结构，如胆管和血管。这有助于减少术后胆管损伤、出血和其他并发症的发生。

（3）荧光染料的使用可以快速地定位病灶和周围组织，减少术中的寻找时间，减少手术操作时间和术中血管结扎的次数，从而提高手术效率。

（4）随着技术的不断发展和改进，荧光导航技术将进一步提高手术的准确性和安全性。

（二）可能的改进方向和挑战

（1）完善荧光导航系统。荧光导航系统的性能和功能可以进一步改进和完善。例如，可以改进荧光成像设备的分辨率和灵敏度，以获得更清晰和准确的图像。此外，还可以开发更智能化的导航系统，以提供实时的解剖结构定位和导航。

（2）临床验证和标准化。荧光导航技术需要进行更多的临床验证和标准化，以确保其安全性和有效性。可以进一步评估荧光导航技术在循胆管腹腔镜病灶肝段切除中的应用效果，并制定相应的指南和标准。

总之，荧光导航在循胆管腹腔镜病灶肝段切除中具有巨大的潜力。随着技术的不断进步和临床实践的积累，荧光导航技术将进一步提高手术的准确性、安全性和效率，为患者带来更好的手术治疗效果。

（赵欣　杨满誉）

第十一节　中晚期肝内胆管癌转化治疗后手术切除的探索

既往研究表明 ICC 与 HCC 在发病机制、生物学行为、治疗方法以及预后等方面有明显差异。ICC 起病通常与慢性炎症相关，发病率逐年升高，常见的危险因素包括原发性纤维多囊性疾病（如胆总管囊肿）、硬化性胆管炎、肝胆管结石、肝硬化、病毒性肝炎、寄生虫感染、脂肪肝、糖尿病和致癌物暴露，以及一些遗传疾病，包括林奇综合征、囊性纤维化、胆道乳头状瘤等。

ICC 起病隐匿，早期诊断较为困难，因此预后较差。根治性手术是目前可能治愈 ICC 的唯一方式，根治术后患者预后明显改善，5 年生存率为 20%～35%，仅 20%～30% 患者初诊为可切除。对于合并局部进展的不可切除 ICC，日本和法国学者尝试进行单纯化疗后降期切除，这改善此类患者预后，但均为单中心、回顾性数据报道，且降期后切除比例不高。因此，将外科不可切除的 ICC 通过转化治疗切除肿瘤，进而改善患者预后，是值得进一步探索的临床问题。HCC 转化治疗规范的共识与 ICC 不同，ICC 的转化治疗仅处于起步探索阶段。另外，目前缺乏关于 ICC 局部治疗的高质量临床研究。因此，本节仅重点对 ICC 系统治疗方案进行讨论。

一、多学科诊疗模式

MDT 是临床开展工作的一种主要工作策略，外科不可切除 ICC 患者除肿瘤分期较晚外，临床治疗方法的选择也受限于患者的基础疾病。ICC 的治疗手段除化疗外，还包括类似 HCC 常见的治疗手段，建议由肝胆外科、肿瘤科、病理科、介入科、移植科、放疗科、消化内科及影像科医生组成 MDT 团队，优化组合多种治疗手段，为患者提供最优的诊疗意见。

二、分子分型

既往基于基因组及转录组的测序发现了一些 ICC 潜在基因，如 *TP53*、*KRAS*、*PTEN*、*ARID1A*、*EPPK1*、*ECE2*、*Fyn*、*FGFR2*、*IDH1/2*、*BAP1* 等。这些 ICC 基因分型促进了分子靶向治疗和免疫治疗的迅速发展，并显著改善了晚期 ICC 患者的预后。目前用于治疗 *FGFR2* 基因融合或重排阳性患者的靶向药物包括培米替尼、福巴替尼；艾伏尼布可用于 *IDH1/2* 突变患者；拉罗替尼可用于 *NTRK1/2/3* 基因融合患者；达拉非尼可用于 *BRAF* 基因突变患者；阿培利司可用于 *PIK3CA* 基因突变患者，曲美替尼可用于 *c-MET* 基因扩增患者，曲妥珠单抗可用于 *HER2* 基因扩增患者；合并 PD-L1 高表达、CTLA-4 高表达、MSI-H/dMMR 患者可使用度伐利尤单抗、伊匹木单抗。因此，2022 版中国抗癌协会肝癌专业委员会胆管癌协作组发布的肝内胆管癌诊疗中国专家共识中建议：有检测条件的医院，可根据治疗需要对相关靶点进行分子检测。有研究通过基因组学、转录组学和蛋白质组学对 ICC 患者进行分析，发现 ICC 在基因组、免疫微环境、药物响应、预后等方面具有不同特征，可能在未来临床工作中指导精准个体化诊疗。

三、不可切除 ICC 的系统治疗

（一）化疗

1. 两药联合化疗方案：GemCis/GS/GEMOX/XELOX

两药联合方案是目前晚期 ICC 的一线标准治疗方案，主要是吉西他滨和铂类的组合。Ⅲ期临床 RCT 研究 ABC-02 研究奠定了吉西他滨联合顺铂（GemCis/GP/GC）用于晚期 ICC 的一线化疗的地位。结果显示：GemCis 在局部晚期或转移性胆道癌的治疗中，与单药吉西他滨治疗比较，患者的中位无进展生存期（mPFS）、中位总生存期（mOS）、客观缓解率（ORR）、疾病控制率（DCR）均显著改善，联合化疗组 ORR 为 26.1%。JCOG1113/FUGA－BTⅢ期临床研究证实晚期 ICC 患者使用吉西他滨联合替吉奥方案（GS），mOS 为15.1 个月，ORR 为 29.8%。不劣于 GP 方案：mOS 为 13.4 个月，ORR 为 32.8%。另一项来自韩国的Ⅲ期临床研究显示，卡培他滨联合奥沙利铂（XELOX）对比吉西他滨联合奥沙利铂（GEMOX）一线治疗胆管癌患者，两组 mOS 时间分别为 10.6 个月及 10.4 个月，两组mPFS 分别为 5.8 个月及 5.3 个月，两组的 ORR 分别为 15.7% 及 24.6%，差异均无统计学意义。

2. 三药联合化疗方案：GCS

日本多中心Ⅲ期 RCT 研究 KHBO1401－MITSVBA 对比了吉西他滨＋顺铂＋替吉奥（GCS）方案和吉西他滨联合顺铂在不可切除或复发性胆道恶性肿瘤患者中的治疗效果，结果显示：GCS 方案与 GC 方案的 mPFS 分别为 7.4 个月及 5.5 个月；mOS 分别为 13.5 个月及12.6 个月；ORR 分别为 41.5% 和 15.0%；且两组间 3 级及以上不良事件发生率无显著差异。三药联合方案不仅 mPFS、mOS 有改善，ORR 还显著提高。

（二）靶向联合免疫治疗

目前小分子 TKI 药物联合免疫检查点抑制剂（ICIs）药物的靶免联合方案已被包括美国临床肿瘤学会（ASCO）、欧洲肿瘤内科学会（ESMO）、中国临床肿瘤学会（CSCO）在内的各大指南推荐为治疗中晚期 HCC 的一线治疗方案，但靶免联合用于晚期 ICC 的研究尚处于探索阶段。2021 年 1 项特瑞普利单克隆抗体联合仑伐替尼一线治疗晚期 ICC 的Ⅱ期研究入选 ASCO 报告，共纳入 31 例受试者，中位随访时间为 6.9 个月，mPFS、mOS 及中位缓解持续时间（mDOR）均未达到，6 个月 OS 为 87.1%，ORR 为 32.3%，DCR 为 74.2%。其中 2 例局部晚期达到降期并接受手术，且截至最后随访为无复发生存。

（三）化疗加免疫治疗

目前 ICIs 联合化疗治疗晚期 ICC 的临床研究多为Ⅰ～Ⅱ期，如纳武利尤单抗单独或联合 Gemcis 对不可切除或复发性胆管癌疗效的非随机、多中心、开放标签的Ⅰ期临床研究，度伐利尤单抗联合曲美木单抗和 GemCis 治疗晚期胆道癌耐受性、有效性和生物标志物的Ⅱ期临床研究，特瑞普利单抗联合 GS 方案一线治疗晚期胆道肿瘤的有效性的Ⅱ期临床研究；卡瑞丽珠单抗联合 GEMOX 方案治疗晚期胆道癌患者的单臂、开放标签的Ⅱ期临床研究；纳武利尤单抗联合 GemCis 一线治疗不可切除或转移性胆道肿瘤患者疗效性的Ⅱ期临床研究等。总之，ICIs 联合化疗治疗能改善晚期胆管癌患者预后，提高 ORR。

基于前期研究基础，大型Ⅲ期 RCT 得以进一步开展，包括 TOPAZ－1 和 KEYNOTE－966。TOPAZ－1（NCT03875235）比较了度伐利尤单克隆抗体联合 Gemcis 对比安慰剂联合 Gemcis 用于治疗不可切除晚期或转移性胆道恶性肿瘤的有效性和安全性，中期分析结果显示：试验组和对照组的 mOS 分别为 12.8 个月、11.5 个月，死亡风险降低 20%。试验组和对照组的 mPFS 分别为 7.2 个月和 5.7 个月，疾病进展风险下降 25%。两组 ORR 分别为

26.7% 及 18.7%。在安全性方面，两组患者 3～4 级不良事件发生率、因不良事件导致的停药率的差异均无统计学意义。KEYNOTE–966 比较了帕博利珠单抗（K 药）联合 Gemcis 方案对比安慰剂联合 Gemcis 方案在晚期胆道癌患者中的疗效。中位随访时间为 25.6 个月，K 药组 mOS 为 12.7 个月，而安慰剂组 mOS 为 10.9 个月，死亡风险下降 17%。两组 mPFS 分别为 6.5 个月和 5.6 个月，未达到预设终点，两组 ORR 均为 29%。

（四）化疗联合靶向及免疫治疗

基于目前化疗在晚期 ICC 治疗中的一线地位，以及 ICIs 联合靶向药物在晚期 ICC 治疗中的探索，有研究进一步将化疗与靶向及免疫治疗联合，探索其对晚期 ICC 的治疗效果及安全性。2021 年，上海复旦大学附属中山医院的 II 期临床研究"特瑞普利单抗 + 仑伐替尼 + GEMOX 方案"入选 2021 年 ASCO 报告，该研究共 30 例入组，中位随访时间为 16.6 个月，患者 ORR 为 80%，DOR93.3%，1 例患者达完全缓解，3 例局部晚期患者降期后手术，且截至最后随访为无复发生存。同时 mPFS 为 10.0 个月，mDOR 为 9.8 个月，mOS 为 22.5 个月。目前该研究的 III 期临床试验已获批准（NCT05342194）。

目前晚期 ICC 系统治疗方案仍以两药化疗为基础，但与靶向治疗及免疫治疗的联合治疗是发展趋势。那么具体转化方案该如何选择？笔者认为应该充分借鉴 HCC 转化治疗的经验，从转化切除的角度出发，因此系统治疗方案的 ORR 和缓解方式无疑是最重要评价指标。缓解方式的常见评价指标有 mDOR 和缓解深度。当然，转化方案的选择还需要综合考虑患者基础肝病、一般状态和患者意愿。

四、手术相关细节

1. 手术可切除性评估

晚期 ICC 转化治疗后手术可切除性评估与中晚期 HCC 转化治疗后手术可切除性评估一致，需遵循 R_0 切除及保留足够功能性 FLR 的原则。

2. 手术时机选择

晚期 ICC 转化治疗仍处于探索阶段，转化后手术时机的选择仍需借鉴 HCC 转化治疗后的经验。肿瘤缓解或者至少病灶稳定 3～4 个月是考虑切除的重要条件。

3. 淋巴结清扫

ICC 易合并淋巴结转移，且与预后显著相关，因此淋巴结清扫的范围和数目是精确分期、指导预后的重要指标。美国国立综合癌症网络（NCCN）、美国肝胰胆协会（AHPBA）和 CSCO 基于循证医学证据在各自的指南中都建议对 ICC 行淋巴结清扫，一般包括肝十二指肠韧带、肝动脉旁和胰头周围淋巴结。2020 版的中国专家共识建议对不同部位 ICC 采取不同区域清扫。关于淋巴结清扫数目，多项研究建议不少于清扫 6 枚淋巴结，以明确分期，指导预后。

五、术后辅助治疗

ICC 根治术后 5 年复发率为 60%～70%。晚期 ICC 大多合并高危复发因素，因此转化成功后行 R。切除后需常规行术后辅助治疗，但术后辅助方案的选择尚无高级别循证医学证据。

卡培他滨广泛用于 ICC 根治术后辅助化疗的循证依据源于 BILCAP Ⅲ期临床研究。该研究分析了卡培他滨辅助治疗或观察治疗对根治性切除的胆管癌或 GBC 患者的治疗效果，研究共入组 447 例，结果显示卡培他滨组和观察组患者 mOS 分别为 51.1 个月和 36.4 个月（$P = 0.028$）。JCOG1202 是 S-1 单药作为胆道肿瘤术后辅助化疗方案有效性的 Ⅲ期临床研究，结果显示，S-1 辅助治疗组和观察组 3 年无复发生存率（RFS）分别为 62.4% 和 50.9%，3 年总生存期（OS）分别占 71.1% 和 67.6%，RFS 及 OS 均显著改善。另外，对转化治疗成功的患者术后使用原转化治疗方案进行辅助治疗也有效。

总之，术后治疗方案的选择应兼顾有效性和安全性。方案制定及辅助治疗时间应充分考虑患者的基础疾病、多器官功能、体力状况，以及患者在治疗过程中的不良反应及耐受情况。结合既往经验，建议术后辅助治疗持续时间应为 6 个月，同时需严密观察，及时调整。

六、病例介绍

笔者所在的四川省肿瘤医院肝胆胰外科对不可切除 ICC 行转化治疗后切除也进行了一些初步探索，以下为一典型病例。

（一）一般资料

一般资料如下。患者，男，36 岁，以"上腹痛伴黄疸 1 周"于 2022 年 7 月 28 入院。入院体重 60 kg，PS 评分 0 分，营养风险筛查（NRS）评分 1 分，巩膜黄染，腹部无特殊体征。入院完善检查，三系（白细胞、红细胞、血小板）正常，凝血功能正常，肝功能指标：TBiL：328.4 μmol/L，DBiL：254.8 μmol/L，ALT：1 321 U/L，AST：1121 U/L，乙肝（-），甲胎蛋白（AFP）：17.92 IU/L，CA19-9：24.61 IU/L，CEA：22.80 IU/L。上腹部增强 MRI：肝内巨大软组织肿块占位（病灶大部分位于左叶，余部分位于左右叶交界区），11.5 cm×7.2 cm，呈 T1WI 等/稍低、T2WI 稍高/高混杂信号，增强后动脉期不均匀明显强化，门脉期及延迟期强化减低，弥散受限明显；病灶向下延及肝门区，部分似突破肝包膜；肝内胆管扩张明显；门脉左支显示不清；另肝右前叶呈 T2WI 较高信号小结节，大小为 1.0 cm×0.9 cm，增强后向心性强化，弥散轻度受限，考虑血管瘤；肝门区及肝胃间隙见数个增大淋巴结影，大者位于肝门区，短径约为 1.0 cm，增强后不均匀强化，弥散受限明显，考虑淋巴结转移可能大（图 3-102）。经 MDT 讨论，考虑诊断：①左肝内胆管癌伴门静脉、肝左静脉累及，伴淋巴结转移？（T3NXM0）②梗阻性黄疸。

（二）治疗过程

1. 术前评估

通过 MDT 制定治疗方案，可切除性评估：①患者病灶紧贴右前肝蒂，需行左三肝切除，功能性 FLR 可能不足，无法保证围手术期安全（见图 3-103）；②肝门部淋巴结高度可疑转移，合并门静脉左支及肝左静脉侵犯，与早期复发相关，直接手术预后可能不佳。因此初始评估不可切除，建议对患者行转化治疗，建议行基因检测因个人原因被拒绝。

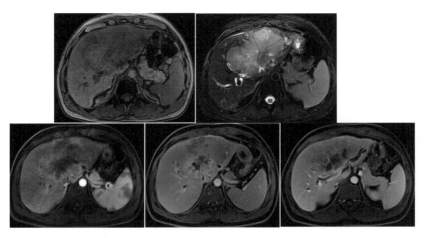

图 3 - 102　上腹部增强 MRI

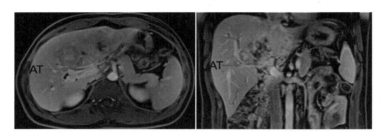

图 3 - 103　肿瘤与右前肝蒂关系

2．术前处置

术前活检与减黄治疗。2022 年 7 月 29 行 PTCD 减黄；2022 年 8 月 3 日行肝占位穿刺活检；2022 年 8 月 18 日病理汇报：排查消化道若无特殊，考虑 ICC。进一步完善胃肠镜未见确切异常。

3．术前转化治疗

方案选择包括局部和系统治疗两方面。

（1）在局部治疗方面，患者上腹部 MRI 提示肿瘤动脉期明显不均匀强化，可试行介入治疗，因此待患者黄疸消退后于 2022 年 9 月 1 日行 TACE，方案采用吉西他滨 + 奥沙利铂 + 5 - 氟尿嘧啶（5 - FU）。

（2）在系统治疗方面，该中年患者 PS 评分 0 分，NRS 评分 1 分，均正常，选择 ORR 较高的 GEMOX + 仑伐替尼 8 mg（每日 1 次）+ 信迪利单抗 200 mg（每隔 3 周 1 次）的转化方案。

4．术前病情评估

2022 年 9 月 3 日行第一周期系统治疗。2022 年 9 月 25 日第一次 MRI 评价：病灶直径 11.5 cm×7.3 cm，无明显缩小，但 AFP、CEA 和 CA19 - 9 都降至正常，肿瘤疗效评价疾病稳定（SD），继续第二周期系统治疗。2022 年 10 月 17 日第二次评价（见图 3 - 104）：病灶直径 7.9 cm×5.5 cm，评价部分缓解（PR），继续行第三周期系统治疗。2022 年 11 月 17 日第三次评价（见图3-105）：病灶直径7.3 cm×4.2 cm，心膈角、肝门区及肝胃间隙、腹膜后淋巴结较前缩小，肿瘤疗效评价SD，行第四周期系统治疗。2022年12月20日第四次评价：病灶直径7.3 cm×3.9 cm，变化不明显。再次MDT，认为转化后切除时机成熟，评估病灶可切除，拟手术治疗。

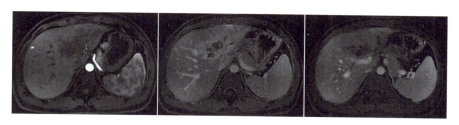

图3-104　2022年10月17日MRI图像

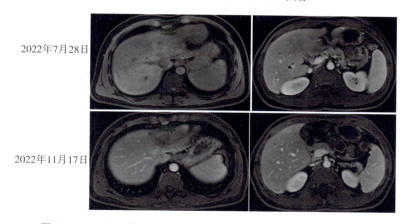

图3-105　2022年11月17日第三次MRI图像（与入院时对比）

5. 术前手术规划

术前三维重建，评估达R₀切除，需切除左三肝+尾状叶或切除左半肝+右前腹侧段+尾状叶，前者FLR 45%，后者FLR 58%（见3-106）。术前ICG R15：10.8%，为保证围手术期安全，手术方式选择左半肝+右前腹侧段+尾状叶切除。

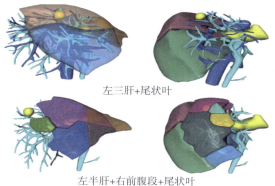

左三肝+尾状叶

左半肝+右前腹段+尾状叶

图3-106　术前三维重建规划切肝范围

6. 手术治疗

（1）手术方式。手术行左半肝＋右前腹侧段＋尾状叶切除，清扫 12 组、13 组、5 组、7 组、8 组、9 组、3 组、1 组淋巴结（见图 3 - 107）。

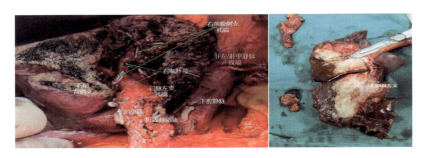

图 3 - 107　术后术区展示及大体标本

（2）具体手术流程与步骤如下：①入腹后先作 Kocher 切开，切取 13 组淋巴结送检，评估 16 组淋巴结是否必要送检。②清扫淋巴结 12p、12b、12c，将以上淋巴结向门静脉左侧推移。胆总管悬吊，依次骨骼化肝总动脉、肝固有动脉、GDA，将淋巴结 5 组、12a 及 8a、8p 向门静脉左侧推移。沿肝总动脉暴露脾动脉起始部、腹腔干及胃左动脉起始部，将 7 组及 9 组淋巴结自膈肌前方游离，继续沿胃小弯向贲门部清扫 1 组及 3 组淋巴结。将上述淋巴结整体切除。③游离左半肝，离断肝左动脉、门静脉左支，离断 G_{1C}、G_{1L}[①]、肝短静脉，自左侧游离 Spiegel 叶、腔静脉旁部、尾状突。④鞘外法暴露右前肝蒂，离断前腹段支（G_5及 G_8 的腹侧支），沿缺血线分别向右侧尾状突缺血线及第二肝门劈开肝脏，第一肝门处左肝管断端送检，劈肝至下腔静脉右侧，肝中静脉及肝左静脉共干预血管闭合器闭合，完整切除左半肝、右前腹侧段、尾状叶。

（3）术中病理结果。胆管切缘冰冻（－），淋巴结 13 枚，均为反应性增生，术中未清扫 16 组淋巴结。

（4）术后病理回报。未见确切肿瘤成分，达到完全病理缓解。

（三）术后治疗

术后辅助治疗沿用术前方案共半年，随访至目前肿瘤标志物正常，影像学提示无复发。

（侯桂敏　冯爕林）

---

① G_{1C}、G_{1L} 代表离断尾状突的格林森氏鞘和左侧 Spigel 叶。

第十二节　肝移植技术在胆道疾病中的应用

活体肝移植（LDLT）和尸体肝移植（DDLT）是常见的肝移植手术方式。近年来，随着微创外科技术在肝移植手术中的应用，活体肝移植微创供肝获取得到了长足的发展，可最大程度降低对供体的创伤，是扩大供肝来源的重要手段。另外，少数医疗中心已有通过微创手术完成受体病肝摘除和供肝植入的报道，微创手术成为肝移植技术的前沿热点和发展方向。笔者所在医疗中心的活体肝移植微创供肝获取目前历经了 3 个阶段：2011 年以前采用开放手术获取供肝；2011—2015 年采用手辅助式微创供肝获取；2015 年以后采用全腹腔镜微创获取供肝。现结合笔者所在肝移植中心的经验，探讨腹腔镜微创供肝获取手术的要点。

一、手术适用病变范围

肝移植是临床治疗终末期肝、胆道疾病唯一的治疗方法。最具代表性的疾病包括原发性胆汁性胆管炎（PBC）及肝内胆管结石合并胆源性肝硬化。供肝属于稀缺的医疗资源，一般仅对晚期、终末期 PBC 患者开展肝移植。全球各大指南对于肝移植治疗 PBC 均有严格的指征。美国肝病学会指出 PBC 患者 TBiL > 100 μmol/L、终末期肝病模型（MELD）评分≥15 分时，应考虑行肝移植治疗。我国《原发性胆汁性胆管炎的诊断和治疗指南（2021）》指出 PBC 患者进展至肝硬化失代偿期（腹腔积液、食管胃底静脉曲张破裂出血或肝性脑病）、MELD 评分≥15 分以及严重的瘙痒症状是行肝移植治疗的主要指征。相较于病毒性肝炎肝硬化、酒精性肝炎肝硬化、HCC 等病因，因 PBC 行肝移植的患者较少，然而相对于前述疾病，PBC 患者肝移植后 1 年和 10 年的生存率分别为 90% 和 80% 左右，这表明 PBC 患者接受肝移植后短期和长期生存均能获得较好预后。肝内胆管结石合并肝硬化失代偿期也具有肝移植指征，但此类患者并不常见，且因为此类患者基础疾病病程长，常合并胆道梗阻、黄疸，或有腹腔反复手术史，导致手术难度大、风险高、术后并发症较多。四川大学华西医院曾报道了一组肝内胆管结石行肝移植的病例，结果表明经过充分的术前准备和特定手术方案的制定后，患者均能获得较好的预后。

除终末期肝、胆道疾病外，近年的研究表明，部分经过筛选的 ICC 患者行肝移植后可获得满意的效果，为这类难治性疾病的患者提供了新的治疗思路。美国休斯敦卫理公会医院肝移植中心 Mark Ghobrial 教授的项目研究表明，对于局部进展期不适合行根治性肝切除的 ICC 患者，经过 6 个月左右的新辅助治疗；对肿瘤未进展的患者行肝移植，该类患者 5 年生存率可达 57%。肝移植可作为部分经过筛选的局部进展期 ICC 的治疗方式。

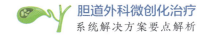

二、与手术相关解剖要点

对于儿童活体肝移植中采用左外叶作为供肝的情况，建议考虑采用具有正常血管解剖、移植物体积 <240 mL、移植物厚度 <7 cm，且 S_2 和 S_3 无单独静脉引流的移植物。如果右后胆管回流至左肝管，则应小心谨慎。

对于成人活体肝移植，行腹腔镜活体右肝或左肝切取应在具有正常胆道和门静脉解剖结构的病例中进行，以减小供、受体并发症风险。活体肝移植供体标准应包括以下几点：移植物重量 <700g、移植物受体重量比（GRWR）>0.8%，以及有良好的血管和胆道解剖结构。

三、术前管理重点

充分的术前管理和评估对保障供、受体安全至关重要。活体肝移植供体需捐献出正常肝脏的一部分，移植物需要具备足够的体积、功能以及足够长的肝动脉、门静脉、肝静脉、胆管以完成重建。供者年龄一般在 18～60 岁，供、受体之间应符合 ABO 输血原则。供者需无传播性疾病，并充分了解活体肝移植过程，能够克服恐惧心理。

健康的供肝是开展活体肝移植手术的前提，术前筛查需明确供体是否存在潜在的慢性肝病。长期大量饮酒或存在中、重度脂肪肝的供者的供体风险较高，大泡性脂肪变性超过30% 的供体是肝脏捐献的禁忌。如果此类供者能够积极改变生活方式，后期可再评估其的供体能否作为合格的供体。除检查肝脏质量外，肝脏体积是另一个需考虑的因素，一般情况下需满足 GRWR >0.8%，同时供体 FLR 不少于全肝原体积的 30%，以保障供者安全。

在供体评估中还需针对供肝出入肝的管道进行进一步评估，尽量保证移植物的管道的长度足够且只有单一开口。供体胆管分割是手术中非常关键的部分，与开放供体肝切除术一样，这一操作需要毫米级的精确度，以避免供体残余胆管并发症，同时尽量减少移植物有多根胆管存在，以利于受体胆道的重建。在供体肝切除术中，应避免在胆管附近使用能量器械和电烧灼，以防止供体和受体出现灼伤和继发性狭窄。目前，术中胆管造影仍是确定胆管分割部位的标准方法，但 ICG 实时荧光引导技术正被越来越多的中心采用，其优势在于可简化手术程序，在一些医疗团队中它已经取代了术中胆管造影术。

四、手术前规划

（一）供者条件
活体肝移植供者应为健康个体，肝脏无病变，术前各项检查均无异常，配型匹配。

（二）术前供肝评估
术前针对供肝的 MRI/CT 影像学资料进行手术评估和规划。

1. 供肝的影像学评估

由图 3-108a 可知供肝肝左、右动脉走行以及有无变异肝动脉；由图 3-108b 可评估了解供肝的门静脉分型；由图 3 - 108c 可了解供肝的肝中静脉走行及其分支，为制定断肝平面提供参考；图 3 - 108d 显示了供肝的胆道结构。

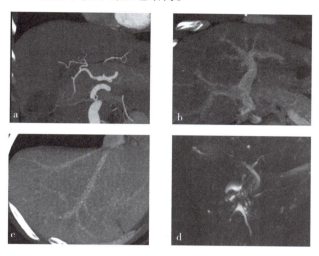

图 3 - 108　术前评估供肝的肝动脉、门静脉、肝静脉和胆道系统

2. 术前供肝切取规划

图 3 - 109a 为术前 CT 展示的拟切除的供肝（黄色）和拟保留的残肝（紫色）以及肝静脉（蓝色）。图 3 - 109b 为术前三维重建展示的拟切除的供肝（黄色）和肝脏门静脉（紫色）、肝静脉（蓝色），其中长箭头指示肝中静脉。

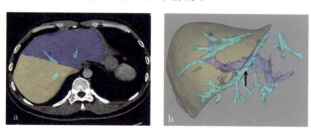

图 3 - 109　术前 CT、三维重建展示拟切除肝脏及断面

（三）供肝评估特别事项

以成人活体肝移植为例，在供肝的术前规划中，重点应关注供肝门静脉、肝静脉、肝动脉以及胆道有无变异，并选择合适的供肝切取方式（左半肝或右半肝）。在成人活体肝移植中，常采用不含肝中静脉的右半肝或含有肝中静脉的左半肝作为供肝。上述两种手术方式都可采用肝中静脉作为离断肝实质的解剖标记物，沿肝中静脉右侧缘断肝。采用不含肝中静脉的右半肝作为供肝时，V_5、V_8 是重要的解剖节点标记物，也往往是在 back table 上需要重建的静脉血管。在胆道离断过程中，采用 ICG 荧光显影模式下寻找胆管离断点，具有简易，实时，精准的优势（图 3 - 110）。图 3 - 110a 为进入腹腔后 ICG 荧光显影模式下展示的胆管树的走行，箭头指示左、右肝管分叉部；图 3 - 110b 为 ICG 荧光显影模式下展示的左肝管及 S_2、S_3 的胆管系统，长箭头指示 S_2 胆管，短箭头指示 S_3 胆管。

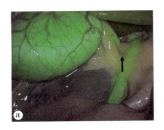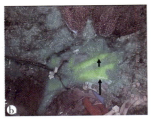

图 3-110　术中 ICG 荧光胆道显影协助明确供肝胆道离断平面

（四）制定切除范围

活体肝移植供肝获取可分为肝段获取、肝叶获取、半肝获取。

（1）肝段获取。在儿童活体肝移植中，为让供、受体匹配，可能采用成人供体肝段作为供肝，如 S_2 或 S_3。

（2）肝叶获取。在儿童活体肝移植或成人肝移植中，可能采用肝叶作为供肝，如左外叶或右后叶。

（3）半肝获取。在成人活体肝移植中，常采用左半肝或右半肝作为供肝。在切除范围的判定上，常依据缺血线、解剖标志（有肝静脉、肝中静脉和肝左静脉）和术中荧光作为判定标记。

五、手术流程及关键步骤

（一）体位及 Trocar 布局

患者平卧分腿，采取头低脚高向右倾斜体位。主刀医生位于供者右侧，助手位于左侧，扶镜手位于两腿之间，这种体位常见于左半肝或右半肝切取手术时。Trocar 布局通常将主操作孔设置在右侧锁骨中线肝下缘 5 cm 的地方，副操作孔在右侧腋前线，观察孔在中线脐上或脐下，也可以向右平移 2 cm，以确保操作孔以观察孔为顶点呈弧形分布（图 3-111）。

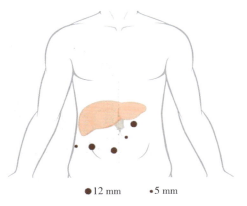

●12 mm　•5 mm

图 3-111　Trocar 布局

（二）不同肝切取的手术操作

1. 鞘内解剖的 ICG 荧光正向染色法行左/右半肝切取

术前 8 小时外周静脉注射 ICG 2.5 mg，以便术中通过鞘内解剖方法找到目标半肝的相应管道。采用正向染色法在门静脉左/右支内注射 ICG 稀释液体 5 mL（具体配制方法：将 1 支 25 mg 的 ICG 溶解于 10 mL 自带注射用水中，取 1 mL 溶解于 100 mL 生理盐水中），荧光模式观察荧光区域，根据荧光边界确定切肝前进方向和范围。为确保供体安全，常规预置肝门阻断带。术中超声协助定位肝中静脉（图 3-112a）。肝脏包膜使用超声刀切开，肝实质使用腹腔镜下超声外科吸引器（CUSA）离断。切肝过程中遇到直径 >2 mm 的管道均使用

Hem－o－lok 夹闭。若切肝过程中发生较大的出血，可将气腹压力临时提高至最高 16 mmHg 以辅助止血，出血点可用滴水双极电凝灼烧或使用 prolene 线缝合，必要时也可进行入肝血流阻断，每阻断 15 分钟，开放血流 5 分钟。断肝过程中最重要的两支肝静脉分支分别为 V_5 和 V_8，如采用右半肝作为供肝，此两支静脉术后需重建，应进行标记和保护（图 3－112b）。

术中特别关注如下。第一肝门处理时，动脉和门静脉骨骼化，显示血管全程，明确离断位置以尽可能保障供体安全，同时考虑受体手术时进行管道重建（图 3－112c 至图 3－112f）。明确胆道离断点是活体供肝获取手术的关键，在术前通过 MRCP 明确肝管分叉部位及二级分支变异情况。解剖、显露、离断肝内胆管过程中不使用电能量器械，以避免损伤肝管和肝门其他管道。在肝门附近显露肝内胆管分叉处后，在实时荧光显影下再次确认离断点，略离开分叉处用 Hem－o－lok 夹闭肝管，也可使用金属夹在近端夹闭胆管，并用 6－0 聚二氧杂环己酮缝线缝合远端（图 3－112g、图 3－112h）。

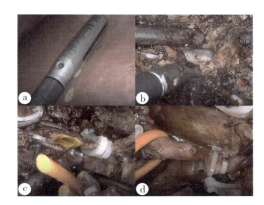
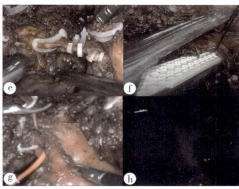

图 3－112　术中操作情况

2. 鞘外解剖的 ICG 荧光反向染色法行 S_2/S_3 供肝切除

目前，腹腔镜左外叶切除术已被认为是儿童及成人活体肝移植的标准方案。对于 GRWR 超过 4%，且左外叶最大厚度与受体腹腔前后径之比超过 1 的小婴儿受体，应进行左外叶减体积以避免大尺寸移植问题。荧光导航原位减体积（保留 S_2 而切除 S_3，或保留 S_3 而切除 S_2）已被认为是腹腔镜肝切除手术中一个可行和安全的手术，将其用于儿童活体肝移植 S_2/S_3 供肝获取是避免大尺寸移植的重要途径。

用超声刀解剖和离断左侧的肝周韧带和 Arantius 导管，对 V_2 进行解剖和包绕。仔细解剖肝脏以暴露肝中动脉、肝左动脉和门静脉左支。用超声刀和 CUSA 离断肝实质分为以下两步。第一步，切除 S_2/S_3。根据 Laennec 膜解剖通往 S_2/S_3 的肝蒂（G_2/G_3），然后用一个直的狗头夹夹住。静脉注射 ICG（2.5 mg/例），在 ICG 荧光下 S_2/S_3 呈现负向染色，分界线被很好地显示出来。根据包括 V_2 和负向染色展示的断面面，S2/S3 被成功移除。第二步，S_2/S_3 获取。在镰状韧带左侧 0.5～1 cm 处初步标出一条线，这是由 V_2 到左、右肝管分叉点的连线确定的，该点由 ICG 荧光识别。肝实质被分割后，再次使用 ICG 荧光进行术中胆道显影，以确认精确的胆管分割点，离断肝左动脉和肝中动脉以及门静脉左支，用腹

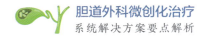
腔镜血管切割闭合器离断 V_2/V_3。将移植物放入一个取物袋，通过比基尼切口取出。用 5 - 0 prolene 线连续缝合供体侧左门静脉的末端。

六、术后管理要点

据报道活体肝移植捐献者风险很高，左肝和右肝捐献者的死亡率分别为 0.1% 和 0.5%，并发症发生率为 20% ~ 35%。应重点监测并及时发现导致供体死亡的并发症，如肺栓塞、心肌梗死、消化性溃疡和肝功能衰竭等。建议术后采用相关措施预防深静脉血栓和消化性溃疡。供体手术会给捐献者带来身心的创伤，因此需对捐献者进行定期随访至少 2 年，并监测肝肾功能和血小板，将有助于及早发现并发症和不良事件。

（谢坤林）

第十三节　肝内胆管癌的外放射治疗

放疗在胆道系统肿瘤的术后辅助治疗和局部晚期的姑息治疗方面占据重要地位。根据肿瘤的侵及范围以及是否可手术切除等，ICC 的外放射治疗分为 3 类：一是术前新辅助放疗，二是术后辅助放疗，三是不可手术切除及转移性 ICC 的姑息放疗，以下就相关技术介绍如下。

一、放疗适应证

（1）术前新辅助放疗适应证。当 ICC 患者肝内病灶长径 ≤6 cm，肝内病灶及淋巴结转移灶在手术切除范围内，且无肝内和肝外播散转移的情况下可考虑行术前新辅助放疗（CSCO，3 类证据，Ⅲ级推荐）。

（2）术后辅助放疗适应证。已行手术切除的 ICC 患者存在 R1/2 切除时，推荐进行术后辅助放疗（CSCO，2A 类证据，Ⅰ级推荐）；R_0 切除术后淋巴结阳性的患者，也推荐进行术后辅助放疗（CSCO，2A 类证据，Ⅱ级推荐）。

（3）姑息放疗适应证。对于不可手术切除的 ICC 患者，如果病灶较为局限，优先考虑立体定向放疗治疗（SBRT）（CSCO，2A 类证据，Ⅱ级推荐）。如果存在放疗靶区范围较大、广泛淋巴结转移等情况，则优先考虑常规剂量放疗，同时联合化疗（CSCO，2A 类证据，Ⅱ级推荐）。另外，日本肝癌研究组制定的 ICC 临床实践指南建议：对于不可手术切除、肝内病灶最大径 ≤5 cm 且无转移的 ICC 可行 SBRT 治疗；对于不可手术切除、肝内病灶最大径 >5 cm 且无转移的 ICC 则可考虑质子、重离子放疗。

二、靶区勾画

1. 术前新辅助放疗靶区

术前新辅助放疗的靶区包括影像可见的肿瘤原发灶和转移的局部淋巴结区域，可适当外扩高危淋巴结引流区。

2. 术后辅助放疗靶区

术后辅助放疗的靶区包括原发肿瘤的瘤床区域（对于肝门部 ICC 还需要包括吻合口和肝脏切缘）以及高危淋巴结引流区。高危淋巴结引流区包括肝门淋巴结区、肝十二指肠淋巴结区、腹腔干淋巴结区、上腹主动脉旁淋巴结区以及胰头后淋巴结区。对于原发灶位于左侧肝叶的还需考虑胃左动脉及胃小弯侧淋巴引流区。

3. 不可手术切除及转移性 ICC 的姑息放疗靶区

对于不可手术切除或转移性的 ICC，其放疗靶区包括影像可见的肿瘤原发灶和转移的淋巴结，同时可适当外扩高危淋巴结引流区，但如果采用 SBRT 治疗，高危淋巴结引流区是不建议纳入的。

三、照射技术与剂量分割

ICC 的照射技术和剂量分割的选择取决于病变累及的范围、病灶位置、肝功能储备以及放疗技术的可及性等。目前临床上 ICC 常见的外照射技术有三维适形放疗、调强放疗和SBRT 等，而其他诸如质子治疗等放疗手段，还缺乏足够的临床研究数据支持。对于接受超大分割或中等超分割放疗的 ICC 患者，推荐呼吸运动控制和图像引导放疗技术（IGRT），以提高治疗准确性并降低治疗相关毒性。对于 ICC 放疗患者，推荐评估肝脏减去肿瘤靶区后的受照剂量，并尽量减少该受量，从而降低放射性肝病风险 ASTRO，强烈推荐，低质量证据。

1. 术前新辅助放疗

ICC 新辅助放疗的作用和意义仍存在一定争议，目前研究多来自小样本的回顾性研究。ICC 新辅助放疗模式主要参考肝外胆管癌的新辅助治疗方案，放疗剂量可考虑常规分割单次 1.8 ~ 2.0 Gy，总剂量 40 ~ 45 Gy；也可采用 SBRT 技术，参考剂量为 40 Gy/5 次。

2. 术后辅助放疗

有条件推荐常规分割。辅助放疗肿瘤的瘤床及淋巴结引流区推荐单次剂量 1.8 ~ 2.0 Gy，总剂量 45.0 ~ 50.4 Gy。若是 R_1 切除，切缘和瘤床区可考虑增量至 54.0 ~ 59.4 Gy；若是 R_2 切除，上述区域可补量至 66 ~ 70 Gy，但需考虑危及器官的受量。如采用调强放疗技术，可在放疗时瘤床同步加量至 52.5 Gy/25 次，R_1 切除时则可以考虑同步加量至 55 Gy/25 次。

3. 不可手术切除及转移性 ICC 的姑息放疗

对于不可切除的局部晚期 ICC 患者且体能状态良好、无梗阻性黄疸，如存在广泛淋巴结转移、放疗靶区较大者，优先考虑常规剂量同时联合化疗。放射剂量在原发肿瘤区域和高危淋巴结引流区推荐单次 1.8～2.0 Gy，总剂量 45.0～50.4 Gy，并可依据患者耐受情况将影像可见的肿瘤区加量至 60 Gy，或者更高的剂量，但治疗中需充分考虑危及器官受量。对于病灶较为局限的，则优先考虑 SBRT 治疗，推荐仅包括原发肿瘤以及转移的淋巴结区，高危淋巴结引流区不建议纳入。目前尚无统一剂量模式作为 SBRT 标准剂量推荐，可参考的分割剂量模式为 30～50 Gy/3～5 次，分割次数和单次分割剂量需依靠靶区与危及器官的距离以及危及器官受量来确定。大分割放疗可考虑剂量为 37.5～72.0 Gy/10～15 次，同时 NCCN 指南提及的质子治疗可能适用于特定情况。日本肝癌研究组的指南中指出对于最大径 >5 cm 的无转移、不可切除的 ICC 可考虑质子、重离子放疗。

四、相关临床研究

1. 术前新辅助放疗加化疗

ICC 术前新辅助放疗目前多为小样本量、回顾性研究。一项针对初始不可切除、局部晚期 ICC 的回顾性研究显示，在 15 例接受了新辅助放化疗（放疗剂量为 50 Gy/25 次）的患者中，11 例（73.3%）患者新辅助放化疗后判定为可切除性胆管癌并行根治性肝切除术，其中 9 例患者达到 R_0 切除。这 11 例接受手术切除患者的 mOS 为 37 个月，1 年、2 年和 5 年的 OS 率分别为 80.8%、70.7% 和 23.6%。一项针对不可手术切除的局部晚期 ICC 术前新辅助放疗研究的系统综述共纳入了 11 项具有患者疗效评估数据的临床研究（$n=426$），通过 Meta 分析显示外照射治疗临床获益率为 86%，经动脉放疗栓塞临床获益率为 92%。梅奥诊所也曾报道在拟行原位肝移植的胆管癌患者中进行新辅助放化疗、肝移植的联合治疗模式，结果显示新辅助放化疗联合辅助治疗对比单纯手术或术后辅助治疗能显著提升患者生存，3 个组的 5 年无病生存期（DFS）分别为 47%、33% 和 20%（$P=0.03$）。目前正在开展的 POLCAGB 研究是一项 Ⅲ 期随机对照临床研究，旨在评估新辅助放化疗对比单纯化疗的疗效差异，希望验证新辅助放化疗在肿瘤降期和 OS 改善方面的优势，其结果非常值得期待。

2. 术后辅助放疗加化疗

多项基于肝内外胆管癌的回顾性研究或 Meta 分析证实术后辅助同步放化疗可延长淋巴结阳性或切缘阳性患者的生存期，同时降低死亡风险，但目前仍缺乏大样本随机对照研究的证据支持。Shinohara 等人对 1988—2003 年间美国国家癌症研究 SEER 数据库中 3 839 例 ICC 患者的治疗数据进行了分析。他们将患者分为了手术联合辅助放疗、单独手术、单独放疗以及未治疗组 4 个组别，与未治疗组相比，手术联合辅助放疗组的 OS 获益最大（HR = 0.40；95% CI，0.34～0.47），其次为单独手术组（HR = 0.49；95% CI，0.44～0.54）以及单独放疗组（HR = 0.68；95% CI，0.59～0.77）。经倾向评分校正后，手术联合辅助放疗组的 OS 获益较单独手术组仍然非常显著（HR = 0.82；95% CI，0.70～0.96）。SWOG S0809 研究是迄今为止唯一一项胆管癌术后辅助放疗的前瞻性临床研究，该研究总共纳入 79 例 pT2 - 4/N + 或切缘阳性（$n=25$）的术后患者，计划对患者术后进行 4 个周期吉西他滨联合卡培他滨化疗，影像复查未进展者进行放疗联合卡培他滨化疗，放疗剂量为淋巴引流区 45 Gy，瘤床 54.0 ~ 59.4 Gy，25 ~ 33 次。研究结果显示共有 69 例患者进行了放疗，总体 2 年 OS 为 65%（R_0：67%；R_1：60%），mOS 为 35 个月（R_0：34 月；R_1：35 月），2 年的 DFS 为 52%（R_0：54%；R_1：48%），2 年的局部复发（LR）率约为 11%（R_0：9%；R_1：16%），而在未接受放疗的患者中 LR 则高达 30%。

3. 不可手术切除及转移性 ICC 的姑息放疗

晚期胆管癌以全身治疗为主，疗效差、生存期短。放疗主要应用于局限性病灶，或通过姑息放疗来缓解局部症状，提高局部控制率，从而提高晚期胆管癌患者的生活质量。一项回顾性研究结果表明，对于不可切除的 ICC，放疗联合化疗组的 mDFS 和 OS 较单纯化疗组均有延长（4.3 月 vs 1.9 月，9.3 月 vs 6.2 月）且结果具有统计学意义（$P = 0.001$）。一项回顾性研究纳入了 79 例不可手术切除的胆管癌患者，79% 的患者在放疗前接受了全身化疗，放疗剂量为 30 ~ 100 Gy（中位剂量 58.05 Gy）/3 ~ 35 次，生物等效剂量（BED）为 80.5 Gy（43.75 ~ 180.00 Gy）。研究结果显示接受高剂量放疗（BED > 80.5 Gy）的患者 3 年 OS 为 73%，低剂量放疗（BED < 80.5 Gy）为 38%（$P = 0.017$）。与接受低剂量放疗的患者相比，高剂量放疗患者的 3 年肿瘤局部控制率也显著升高（78% vs 45%，$P = 0.04$）。另外，现有的临床数据显示由于明显的剂量学优势，大分割放疗如 SBRT 为 ICC 患者带来了明显的局控获益和生存获益。Polistina 等在 2011 年发表的一项研究中采用 SBRT 联合吉西他滨治疗肝门部胆管癌，SBRT 放疗剂量为 30 Gy/3 次，患者的 mOS 为 35.5 个月，2 年 OS 为 80%，远高于常规放化疗患者。另外，一项多中心的不可切除胆管癌 SBRT 疗效回顾性分析显示，接受 SBRT 放疗的 mBED（$\alpha/\beta = 10$）为 67.2 Gy，中位放疗次数为 8 次，中位 BEDmax 为 91 Gy。研究显示 BED 是肿瘤局部控制率和 OS 率的唯一预后因素，接受 BEDmax > 91 Gy 的患者，mOS 为 24 个月，而接受较低剂量的患者为 13 个月（$P = 0.008$），BEDmax > 91 Gy 的 12 个月和 24 个月的肿瘤局部控制率分别为 91% 和 80%，而较低剂量则分别 66% 和 39%（$P = 0.009$）。

4. 质子、重离子放疗

目前关于不可切除 ICC 的质子、重离子放疗研究多为 I／II 期临床研究或小样本量、回顾性研究，均显示出了良好的局控率和安全性。一项前瞻性 II 期临床研究纳入了 37 例不可手术、无肝外转移的 ICC 患者，该研究根据肿瘤位置采用中等大分割质子放疗处方剂量，距肝门 2 cm 以内的中央肿瘤给予 58.05 Gy 相对生物学效应（RBE）/15 次，外周肿瘤为 67.50 Gy RBE 15 次。研究结果显示 2 年的局部控制率、无进展生存期（PFS）的概率和 OS 分别为 94.1%、25.7% 和 46.5%，3 级及以上放疗相关的不良反应发生率仅为 7.7%。由于在肿瘤局控、生存获益以及安全性方面的优势，粒子放疗对 ICC 患者来说是一种有希望的治疗选择，期待更多的高水平研究将其进一步证实。

五、病例分享

笔者所在的四川大学华西医院腹部肿瘤病房对不可切除 ICC 进行放疗也进行了一些初

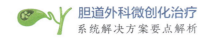
步探索，以下介绍两个典型病例的相关治疗。

（一）病例一

患者中年男性，因"发现肝脏占位 1 年余"收入我科。患者 1 年前体检时发现肝脏占位，行上腹部 MRI 示肝右叶上段前下份紧邻肝边缘占位性病灶，在我院行"机器人辅助腹腔镜右侧复杂肝癌切除术"，术后病理为中分化胆管腺癌。术后患者因血小板低未行化疗。8 月前复查全腹增强 CT，增强 CT 示术区软组织密度结节，较前为新发病灶，考虑肿瘤复发，给予 TACE 治疗 2 次。6 月前复查 CT 提示新增肝胃韧带区淋巴结转移。考虑疾病进展，予以 GP 方案（吉西他滨＋顺铂）化疗 6 周期，期间疗效评价 SD。2 周前复查上腹部 MRI 提示肝胃韧带转移淋巴结较前增大，疗效评价为进展。

（1）诊断。肝内胆管中分化腺癌术后伴肝内、腹腔淋巴结转移（Ⅳ期）。

（2）治疗方案。更换系统治疗方案为白蛋白紫杉醇联合 PD－1 单抗免疫治疗。局部肝胃韧带区淋巴结予以 SBRT 放疗，剂量为 35 Gy/5 次，图 3－113 为患者淋巴结放疗靶区［红色线：肿瘤靶区（GTV）］。

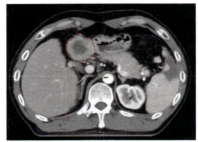

图 3－113　患者淋巴结放疗靶区

（3）放疗前后效果对比。放疗后复查提示肝胃韧带区淋巴结较前持续缩小，见图 3－114。

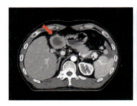 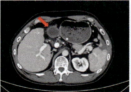 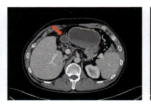 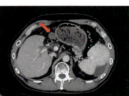

放疗前　　　　　　　　放疗后1月　　　　　　　放疗后3月　　　　　　　放疗后18月

图 3－114　放疗后患者腹腔淋巴结缩小情况

（二）病例二

患者中年男性，因"上腹疼痛 2 余月，发现 ICC 1 余月"就诊。诊断为：肝内胆管低分化腺癌伴门静脉、下腔静脉旁、胃左动脉旁、肝门区及门腔间隙多发肿大淋巴结转移。

（1）诊断。肝内胆管低分化腺癌伴门静脉、下腔静脉旁、胃左动脉旁、肝门区及门腔间隙多发肿大淋巴结转移（Ⅳ期）。

（2）治疗方案。GP 方案联合替雷利珠单抗治疗；同时给予肝脏及淋巴结 SBRT 放疗，剂量为 40 Gy/5 次，图 3－115 为肝脏病灶及淋巴结的分布和放疗靶区（红色线：GTV）。

（3）放疗前后效果对比。放疗后复查提示肝脏及淋巴结较前明显缩小，见图 3－116。

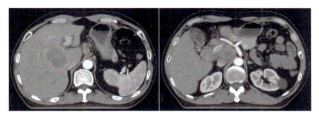

图 3 - 115　患者病灶及淋巴结分布和放疗靶区

注：左图—肝脏病灶；右图—转移淋巴结。

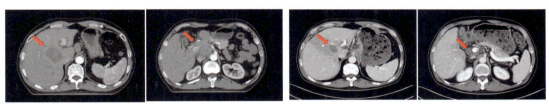

放疗前　　　　　　　　　　　　　　　放疗后2月

图 3 - 116　患者放疗后淋巴结明显缩小

（任敏　王辛）

第四章

系统解决方案的中入路途径

　　胆道外科系统解决方案的中入路途径，主要涉及肝脏器官以下胆道系统的治疗，包括胆囊、肝外胆道、胆胰结合部和胰腺器官等，这也是传统开放手术涉及的最常见的治疗范畴。随着腹腔镜技术在这一领域的广泛应用和进展，传统治疗手段也逐渐被腹腔镜技术所替代，以下就中入路途径的各种腹腔镜技术应用进行介绍。

第一节　胆囊结石的腹腔镜胆囊切除术

　　LC 是胆道外科的常见手术之一，传统开放的胆囊切除手术开展至今已有 100 多年的历史了，是治疗胆囊结石有效的治疗手段。LC 已成为胆囊结石治疗的"金标准"术式并在全球范围内得到认同。以下就笔者所在乐山市肝胆胰脾系统疾病诊疗中心提出的循"A－B－D"途径的 LC 和荧光导航 LC 的关键技术进行介绍。

一、循"A－B－D"途经的 LC

　　胆囊切除手术安全与否的关键是胆囊三角的解剖结构是否清楚，然而在手术中常常由于胆囊三角炎症导致的区域结构的改变或自身解剖结构的变异，以及手术中对变异胆管走行的判断错误极易造成胆管损伤。胆囊三角能更好地帮助医生术中识别并定位胆囊动脉、胆囊管与胆总管和肝总管之间的关系，从而减少术中胆道损伤、术中出血的概率。尽管如此，胆囊切除术后胆管损伤、术中出血、术后出血等并发症仍时有发生。祁军安等总结国内行 LC 的患者 12 729 例，其中术后胆漏发生率为 0.46%，胆管损伤率为 0.27%，术后腹腔出血率为 0.23%。因此，临床上手术医生除需熟悉局部解剖、规范操作外，还需探索新的手术路径和方法，以期降低手术并发症的风险。

（一）"A－B－D"路径建立的理论依据

笔者所在医疗中心通过不断探索与总结，发现胆囊切除手术中胆囊管的离断是手术中极其重要的核心环节。针对胆囊管汇入肝外胆管的结构特征，只要确保手术离断胆囊管时不伤及肝外胆管就能保证手术的安全性原则。那么只需要将胆囊从肝脏游离下来，在最终仅剩胆囊管与肝外胆管连接成为"唯一管道"时离断胆囊管，离断胆囊管就变得安全、可靠。在这个基础上便总结出"循'A－B－D'路径胆囊切除术"理论。

（二）"A－B－D"路径的定义

"A－B－D"路径中的"A"代表胆囊动脉（cystic artery），"B"代表胆囊床（cystic bed），"D"代表胆囊管（cystic duct）。

（三）操作流程

循"A－B－D"途经的 LC，其手术前的步骤与常规的 LC 一致，无特殊。手术流程如下。

（1）操作第一步是寻找"A"，即寻找胆囊动脉。首先是在胆囊三角区域去分离、寻找、显露胆囊动脉，确认动脉是横向走向胆囊者为胆囊动脉后只结扎，但不离断（图4－1）。

（2）操作第二步是完成"B"即胆囊床的分离。在初步解剖出胆囊动脉和胆囊管后，顺逆结合将胆囊从肝脏的胆囊床上完全分离出来。

（3）操作第三步是完成"D"即胆囊管的离断。完成了"A"和"B"的操作后，切断已夹闭的胆囊动脉，此时胆囊仅剩胆囊管连接于肝总管（图4－2），解剖明确后离断胆囊管后即完成胆囊切除。

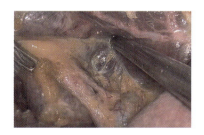 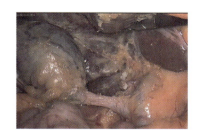

图4－1 循"A－B－D"途经胆囊切除步骤　　图4－2 循"A－B－D"途经 LC 步骤

（四）术后处置

循"A－B－D"路径的 LC 的术后处置同常规的 LC 术后处置一样。

（薛谦）

二、荧光导航 LC

LC 因其创伤小、操作方便、安全、术后恢复快、并发症少等优势成为目前治疗胆囊良性疾病的标准手术方式，其术中胆道损伤发生率维持在 $0.60\% \sim 0.72\%$。如何避免 LC 中医源性胆管损伤一直是国内外关注和研究的热点。既往文献报道有通过术中胆道造影来明确肝外胆道分布及走行，从而避免术中医源性胆道损伤的发生。由于造影设备限制、图像二维化及辐射伤害等因素影响，这一技术并未在临床中得到推广和应用。近年来随着分子影像技术的迅速发展，ICG 作为一种近红外荧光染料已被广泛应用于腹腔镜外科手术中，进而也广泛应用于胆道外科手术中。

ICG 是一种能与蛋白质结合的并可在近红外光（750～810 nm）的照射下可以发射荧光的理想物质。日本最早将 ICG 荧光成像应用于肝胆外科手术当中，他们利用其只经胆汁排泄的特性来显现肝胆结构。2009 年，Ishizawa 等首次报道了将 ICG 荧光影像技术应用于 LC 术中，并取得较好的荧光胆管造影效果的病例。Dip 等实施的一项纳入 600 多例的随机单盲研究表明，荧光腹腔镜对于 7 种肝外胆管的结构可视化效果优于普通白光腹腔镜，Lehrskov 等的 RCT 研究证实了荧光肝外胆管造影效果优于术中胆管造影。随后国内外多项研究均证实荧光导航胆囊切除术的安全性及有效性。笔者团队最早于 2019 年首先在国内对荧光导航 LC 进行了探索性的报道，并且后续也和白光腹腔镜进行了回顾性的对比分析，是国内为数不多早期开展 ICG 导航 LC 的中心之一（图 4-3）。

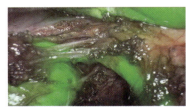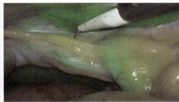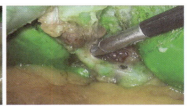

图 4-3 笔者团队将 ICG 导航应用于 LC 的术中影像

（一）荧光导航 LC 的指南或专家共识意见推荐

2021 年 7 月发表在 *Annals of surgery*，题为 "Consensus Guidelines for the Use of Fluorescence Imaging in Hepatobiliary Surgery" 中的专家共识指出：成像荧光可以帮助外科医生识别肝外胆管解剖结构。如在 LC 中，荧光成像可以显影变异的解剖结构和副胆管，以帮助外科医生安全地解剖关键结构。

2023 年 2 月欧洲内窥镜外科协会发表的《吲哚菁绿（ICG）荧光引导手术》就荧光导航 LC 提出 4 点建议，这 4 点建议具体如下。

（1）与标准术中成像相比，LC 中的荧光胆道造影术提高了对胆囊三角解剖前、后肝外胆管解剖的识别能力。

（2）与标准术中成像相比，荧光胆道造影术可缩短手术时间，减少并发症。

（3）与标准术中成像相比，对肥胖症患者行 LC 时，荧光胆道造影术可以提高对胆囊三角解剖前、后肝外胆管解剖的辨认能力。

（4）与标准术中成像相比，AC 患者行 LC 时，荧光胆道造影术可以提高对其胆囊三角解剖前、后肝外胆管解剖结构的识别能力。并建议在 LC 中尽可能使用荧光胆管造影术，以改善胆道结构的可视化。

2023 年 4 月国内发表的《吲哚菁绿荧光成像技术在肝脏外科应用中国专家共识（2023版）》就荧光导航 LC 的相关问题同样提出 4 点建议。

（1）肝外胆管显影通常选择在术前 30 ~ 60 分钟经外周静脉注射 2.5 mg ICG，减量至0.25 mg 可以减少肝脏实质染色强度，从而突出胆管与肝脏背景对比度。

（2）ICG 荧光胆管显影识别左、右肝管，肝总管，胆囊管，胆总管等解剖结构的能力显著优于白光模式。

（3）ICG 荧光显影识别变异胆管的能力显著优于白光模式。

（4）由于近红外成像穿透深度有限，对于肥胖、炎症、再次行胆道手术的患者，胆管识别率下降，但依然优于白光模式。

（二）荧光导航 LC 的适应证、ICG 的注射方法及剂量选择

1. 荧光导航 LC 的适应证

（1）原则上年龄为 18 ~ 75 岁。

（2）术前结合患者病史及腹部超声、CT 或 MRI 等影像学检查诊断为胆囊结石或胆囊息肉。

（3）患者一般情况良好，无绝对心、脑、肺、大血管等手术禁忌证及全麻绝对禁忌证。

（4）患者肝功能 Child - Pugh A 级或 B 级，不存在胆管梗阻症状及胆汁代谢或排泄异常。

（5）对 ICG 制剂无过敏反应。

2. ICG 的注射方法及剂量选择

ICG 注射的方法包括经外周静脉注射、经胆囊直接注射、经鼻胆管注射或联合注射。因经外周静脉注射操作方便且安全性更高，目前国内外主要以经外周静脉注射为主，推荐的剂量为 2.5 mg，注射时间为术前 30 ~ 60 分钟。

（三）荧光导航 LC 的关键步骤

（1）术前 ICG 皮试阴性患者，在术前 30 ~ 60 分钟经外周静脉注射 ICG 2.5 mg。

（2）采用气管内插管全麻，麻醉效果满意后，患者取仰卧头高左倾位，采用常规"3孔法"或"4 孔法"行 LC，经脐孔处建立气腹及做观察孔。

（3）荧光成像系统开机后，将成像镜头置于术野上方 20 ~ 30 cm 处，然后通过荧光成像系统的显示器观察胆囊管及胆总管显像情况（图 4 - 4a）。

（4）依据荧光显像情况，利用电钩逐步解剖出胆囊三角中的胆囊动脉、胆囊管及其与胆总管的汇合部（图 4 - 4b、图 4 - 4c）。

（5）在荧光引导下利用生物夹精确夹闭和离断胆囊管及胆囊动脉，逐步分离胆囊床至胆囊完全脱离胆囊床（图 4 - 4d 至图 4 - 4f）。

（6）胆囊标本装袋，检查创面有无出血、胆漏等。经脐取出胆囊标本，解除气腹，缝合戳孔，完成手术。

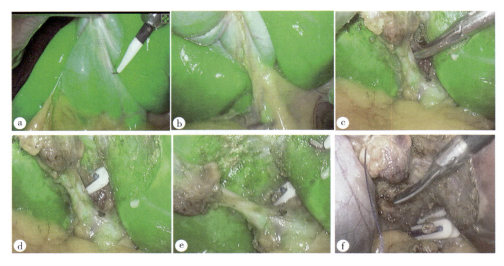

图 4 - 4　荧光引导 LC 关键手术步骤

（四）荧光导航 LC 术后管理要点及并发症的处理

（1）术后管理要求。①常规心电监测 12 小时，监测患者的基本生命体征。②麻醉复苏 6 小时以后嘱患者进食低脂、流质饮食，术后疼痛者予以口服或静脉输注止痛药对症处理。③术后第一天复查患者相关生化指标，如有引流管应监测引流液的性状和量，同时鼓励患者咳嗽、咳痰，下床活动。④患者复查生化指标无明显异常及无特殊不适后，对放置了引流管者视情况拔除。适时办理出院，并告知患者门诊随访治疗。

（2）荧光导航 LC 术后并发症包括术后疼痛、出血、胆漏、胆管损伤、腹腔感染等。针对术后疼痛可以予以口服、肌注或静脉输注止痛药对症治疗。术后出血可予以止血、输血，如出血量较大时视情况再次手术止血治疗。胆漏的治疗主要包括通畅引流、抗感染，必要时再次手术治疗。胆管损伤应依据损伤的类型选择合理的处理方式，如单纯胆管修补、胆管断端吻合、胆肠吻合等。腹腔感染主要包括通畅引流、加强抗感染及营养支持等治疗。

（赵欣）

三、Mirizzi 综合征的手术技巧

Mirizzi 综合征是胆囊结石所导致的一种罕见并发症，占所有胆囊结石患者的 0.05% ～ 0.10%。该综合征由 Pablo Mirizzi 于 1948 年首次定义，主要表现为胆囊管结石或 Hartman 氏囊肿大，从而压迫肝胆管导致机械性阻塞，出现间歇性或持续性黄疸。

（一）Mirizzi 综合征的类型

在 1982 年，McSherry 对 Mirizzi 综合征进行分型，Ⅰ 型为胆囊管结石或 Hartman 氏囊压迫肝总管；Ⅱ 型指结石已经部分侵蚀或完全进入肝总管和胆囊，胆总管瘘已形成。1989 年，Csendes 对 Mirizzi 综合征进行了新的分类。Ⅰ 型是指肝总管受压，但肝总管结构完整；Ⅱ 型指胆囊胆管瘘形成，但瘘口不到胆管周长的 1/3；在 Ⅲ 型病变中，瘘口为肝总管周长的 2/3；

Ⅳ型指胆囊胆管瘘已经完全破坏肝总管或胆总管侧壁。2008 年，Beltran 等提出了一个新的分类，在前 4 种类型的基础上另增加了一个 Ⅴ 型，即前 4 种类型中的任何一种情况加上胆囊肠瘘的形成就为 Ⅴ 型。Ⅴ 型进一步分为 V_a 型（无胆结石性肠梗阻）和 V_b 型（有胆结石性肠梗阻）。

（二）Mirizzi 综合征的手术方式

Mirizzi 综合征的传统治疗方法是手术治疗，但其手术风险极大，主要原因如下。①疾病发生率低。②症状不典型，常常漏诊，不易确诊。③由于长期炎症刺激导致胆囊三角致密粘连、解剖结构变化，增加胆管损伤的风险，可能导致出现继发性胆汁性肝硬化、迟发性胆管狭窄等。因各种类型肝外胆管损伤程度不同，所以不同类型间手术方式具有明显的差异性。以下对各种类型的手术方式进行介绍：

Ⅰ 型 Mirizzi 综合征仅可行胆囊切除术，1987 年 Paul 等首次报道了成功使用 LC 治疗 Ⅰ 型 Mirizzi 综合征的案例。由于 Ⅰ 型 Mirizzi 综合征具有较高的胆管损伤的风险，因此目前未将腹腔镜胆囊切除作为治疗 Ⅰ 型 Mirizzi 综合征的标准术式。对于 Ⅰ 型 Mirizzi 综合征，开腹胆囊切除术有更好的视野优势及触觉反馈，其手术风险低于 LC。Ⅰ 型 Mirizzi 综合征胆囊三角致密粘连可能导致无法分离胆囊三角，这时可以进行胆囊次全切除术，留下一小部分以确保胆管没有损伤。

对于 Ⅱ 型 Mirizzi 综合征患者，需根据术中胆总管缺损情况及胆道炎症水肿情况决定手术方式。Ⅱ 型患者瘘口不到胆管周长的 1/3，若胆道条件允许可直接安置 T 管，以支撑胆道避免胆道后期狭窄，若术前安置鼻胆管则可进行一期缝合。

对于 Ⅲ 型 Mirizzi 综合征患者，因其胆总管缺失范围较大，且胆总管周围组织脆弱，如果单纯地安置 T 管术后胆漏风险极大。针对这种情况，可解剖、游离出保留有血供的胆囊壁，使之形成游离瓣，随后使用 5－0 合成可吸收缝线将瓣缝合在胆总管周围进行缺损修补，然后安置 T 型管作引流。

另外，针对胆管壁缺损严重者，或在术中发现胆囊壁炎症严重、有坏疽者，除了以上采用游离胆囊壁作为修补材料外，还可游离肝圆韧带作为修补材料，用于修复胆管壁的缺损。对于局部炎症严重，缺损累及大部分胆管壁者，也可采取行胆肠吻合。对于 Ⅳ 型患者，其胆囊胆管瘘已经完全被破坏肝总管或胆总管侧壁，无法修补，也只能行胆肠吻合来解决管壁缺损。

（三）病例分享（肝圆韧带修补治疗 Mirizzi 综合征）

1. 临床资料

男，56 岁，因"反复上腹部疼痛 10 余天"入院，查体：生命体征平稳，皮肤、巩膜无黄染，全腹软，上腹压痛，无反跳痛、肌紧张。实验室检查：血常规白细胞 17.52×10^9/L，腹部 B 超提示胆囊颈管结石嵌顿，结石直径约 1.0 cm，MRI 显示胆囊颈管结石压迫胆总管（图 4－5），术前诊断为胆囊结石伴化脓性胆囊炎，拟行腹腔镜胆囊切除。

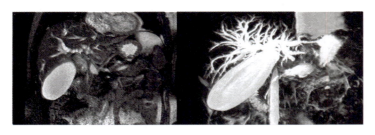

图 4 - 5   胆囊颈管结石压迫胆总管

2. 手术中病理所见

术中见腹网膜及部分肠管包裹胆囊，分离粘连后见胆囊底、体部发黑坏疽，胆囊颈管内可见一直径约 1.0 cm 结石嵌顿，结石压迫胆总管。分离胆囊颈及粘连，见肝总管右侧壁坏疽缺损长约 1.0 cm，约为胆管周径 1/2。术中诊断：①Mirrizzi 综合征（Ⅲ型）。②胆囊结石伴坏疽性胆囊炎。

3. 肝总管手术修补过程

切除步骤同胆囊切除步骤一致，在确认胆总管内无结石后，选择采用肝圆韧带进行缺损修补，以下就这一手术方式的要点进行介绍。

（1）肝圆韧带准备。在距离第一肝门约 12 cm 处离断肝圆韧带并对其修整，保证可牵拉至肝总管缺损处。

（2）胆管壁的修整处理。完成对胆总管壁坏死部分组织的清除并适度进行修整。

（3）修补。采用 6 - 0 PDS 线将肝圆韧带浆膜与缺损后壁、上壁、下壁边缘做连续缝合并整形。

（4）修补后的支撑和引流。经前壁缺损修补处置入 16 号 T 管（上端长 2 cm、下端长 1.5 cm），用 PDS 线缝合关闭肝圆韧带及胆管前壁的裂孔。

（5）向 T 管注水，检查修补缝合处有无明显渗漏，再用邻近肝圆韧带组织缝合包裹 T 管起始端约 2 cm，结束手术（见图 4 - 6）。

4. 随访

术后 3 月门诊随访，患者一般情况好，已能正常饮食和工作，血清胆红素水平正常，胆道造影示肝总管、胆总管良好，造影剂顺利进入十二指肠（见图 4 - 7）。术后 6 月拔出 T 管后患者无特殊不适。

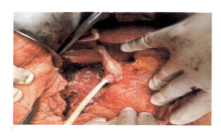

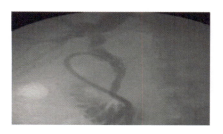

图 4 - 6   术中利用肝圆韧带修补胆道缺损　　　图 4 - 7   术后 3 月 T 管造影图像

（薛谦）

第二节　胆囊癌的腹腔镜根治切除术

GBC 作为胆道系统中较为多见的恶性肿瘤，其发病率位居消化系统肿瘤第 6 位，且近年来有逐渐上升趋势。GBC 可始发于胆囊底、体、颈部及胆囊管的任何位置，但以底部、颈部发生多见，其病因及具体发病机制仍尚不明确，国内有指南认为其明确危险因素主要与胆囊结石、息肉或慢性炎症以及保胆取石术后胆囊等有关，其他危险因素还可能与高龄、肥胖、糖尿病、胰胆管汇合异常、胆道系统感染以及遗传学因素等有关，但这些危险因素仍需要高级别证据来支持。GBC 起病隐匿，临床症状不典型，早期诊断率低，症状明显者主要表现为右上腹疼痛、肿块及黄疸，但此时大多数患者已处于发病的中晚期。此外，GBC 还存在肿瘤恶性程度高、侵袭性强、易浸润转移等对预后极为不利的特点。因此，GBC 患者的整体预后极差，且有文献报道 GBC 患者的整体平均生存期只有 6 个月，而 5 年生存率只有 5%。由于 GBC 对放疗、化疗均不敏感，对靶向、免疫治疗效果也不确切，到目前为止仍缺乏十分有效的新辅助综合治疗手段。因此早发现并及时规范地行 RC 仍是目前针对 GBC 患者可能获得治愈的唯一治疗手段。开腹 RC 作为治疗 GBC 的标准术式，其疗效目前已在世界上得到认可，但针对 GBC 行 LRC 尚存在争议，尽管腹腔镜手术的优势已经在大部分腹腔良恶性肿瘤治疗中得到证实，但由于 LRC 可能会导致戳孔及腹腔播散转移的风险，以及出于对 LRC 在 R_0 切除、彻底淋巴结清扫、联合脏器切除以及可能涉及的胆肠重建等技术层面的担忧，LRC 在临床的开展应用曾一度被阻碍。随着近年来医疗器械设备的不断更新以及外科技术的不断进步与提升，越来越多的国内外研究证据显示 LRC 用于治疗早期（Ⅱ期及以下）GBC 是一种比开腹 RC 效果更优的治疗手段。此外，随着技术经验的丰富及手术理念、技巧的成熟，针对Ⅱ期以上的 GBC 患者行 LRC 的可行性及有效性也在逐步开展的应用过程中得到证实，并且结合机器人辅助技术在 GBC 患者术中应用的成功经验报道也进一步拓展了 LRC 应用的适应证。目前已有学者尝试了针对进展期 GBC 行扩大联合切除的腹腔镜胆囊癌扩大根治术（LERC），并取得了良好的治疗效果。综上，本章节主要针对 GBC 的腹腔镜根治性切除术作介绍，以期为 LRC 的安全、规范及有效地开展提供一定借鉴。

一、手术前规划与评估

结合我国《胆囊癌诊断和治疗指南》建议，GBC 的术前评估重点主要包括对患者一般情况、肿瘤（T）分期情况、淋巴结（N）转移情况及远处转移（M）情况的准确评估，以期为 GBC 患者制定更加全面、精准的个体化、标准化根治手术方案。

（一）患者一般情况评估

一般情况主要是针对患者的心肺功能、是否合并基础疾病、营养状态以及心理情绪等各个方面进行综合评估，然后根据具体情况采取相应的措施积极应对处理，以期使患者达到耐受 LRC 治疗的最佳状态。

（二）肿瘤分期情况评估

（1）T_{is}期和 T_1 期 GBC 患者一般无法依靠术前检查明确，常需通过病理学检查确诊（包括术中快速冰冻或术后病检），但有报道显示 MRI 可有助于 T_1 期 GBC 的判断与甄别。

（2）T_2 期及以上的 GBC 患者往往通过增强 CT（包括 MDCT、PET－CT）或 MRI 即可明确临床分期，但最终还是需以病理学检查分期为准。三维重建技术可以充分展现肿瘤的三维空间立体结构及其与周围重要管道的立体解剖关系，可以协助术者进行安全、合理的术前规划和提供精准的术中导航。

（三）淋巴结转移情况评估

根据不同影像学上淋巴结转移征象，术前通过超声检查、CT 或 MRI 检查即可较好地初步评估 N_1、N_2、N_3 淋巴结是否发生转移，结合三维重建技术可进一步为术中彻底行淋巴结"En－block"整块清扫提供合理规划与精准预判。

（四）远处转移情况评估

术前胸腹部增强 CT 或 MRI 检查可较为准确地评估晚期 GBC 出现的腹腔播散及远处转移情况，而 PET－CT 或 PET－MRI 则更能准确判断 GBC 所有可能发生远处转移的部位。针对进展期 GBC 患者，建议有条件者可将 PET－CT 或 PET－MRI 作为常规检查项目开展。

（五）术前 MDT 讨论制订治疗计划

针对 GBC 患者临床症状、实验室标志物（包括 CEA、CA19－9、CA125 等）、多手段影像学检查［如：MRI、CT（含 MDCT/PET－CT）、EUS、三维重建/3D 打印技术等］及细针穿刺病理学检查（非必须）结果进行准确诊断和术前分期，从而对其进行全面、精准的术前规划与评估方便制定其治疗方案。重点在于根据 GBC 的不同分期进行根治性手术方案的个体化制定。目前关于对 GBC 的分期主要有 AJCC 的 TNM 分期、JSBS 分期和 Nevin 分期，而其中又以 TNM 分期应用最为广泛。因此，基于 AJCC 第 8 版 TNM 分期的 GBC 根治手术方式详见表4－1。而是否采用腹腔镜手术，则需根据患者的耐受情况、主刀的技术经验以及所在医疗中心的设备设施等条件，并遵循以患者获益最大化为原则进行综合考虑。目前针对 Ⅱ 期及以下的 GBC 行 LRC 治疗的优势已经得到广泛认可，而针对 Ⅱ 期以上的 GBC 行 LRC 或 LERC 治疗尚缺乏充分证据支持，仍存在争议。

表4－1　基于 AJCC 第 8 版 TNM 分期的 GBC 根治性手术方式

T 分期对应侵犯程度	TNM 分期	GBC 根治性手术方式
T_{is}：原位癌	0 期 $T_{is}N_0M_0$	T_{is}：单纯胆囊切除术

续表

T 分期对应侵犯程度	TNM 分期	GBC 根治性手术方式
T_{1a}：肿瘤侵及固有层 T_{1b}：肿瘤侵及肌层	Ⅰ 期 $T_{1a}N_0M_0$ $T_{1b}N_0M_0$	T_{1a}：单纯胆囊切除术 T_{1b}：胆囊切除术 + 淋巴结清扫术 ± 肝切除术（目前的共识）/单纯胆囊切除术（正在争论中）
T_{2a}：肿瘤侵及腹腔侧肌周结缔组织，未超出浆膜 T_{2b}：肿瘤侵及肝脏侧肌周结缔组织，未侵入肝脏	Ⅱ 期 Ⅱ A 期 $T_{2a}N_0M_0$ Ⅱ B 期 $T_{2b}N_0M_0$	T_{2a}：胆囊切除术 + 淋巴结清扫术 ± 肝切除术 ± 胆管切除重建术 T_{2b}：胆囊切除术 + 淋巴结清扫术 + 肝切除术 ± 胆管切除重建术
T_3：肿瘤穿透浆膜和（或）直接侵犯肝脏和（或）一个其他邻近器官或结构	Ⅲ 期 Ⅲ A 期 $T_3N_0M_0$ Ⅲ B 期 $T_{1\sim3}N_1M_0$	T_3：胆囊切除术 + 淋巴结清扫术 + 肝切除术 ± 胆管切除和重建（一些 T_3 无远处转移）/肝胰十二指肠切除术（正在争论中）
T_4：肿瘤侵犯门静脉或肝动脉，或侵犯两个或多个肝外器官或结构	Ⅳ 期 Ⅳ A 期 $T_4N_{0\sim1}M_0$ Ⅳ B 期 $T_XN_2M_0$ $T_XN_XM_1$	手术无明显获益，不推荐手术

注 T_X 为无法获取侵犯深度；N_0 为无区域淋巴结转移；N_1 为 $1\sim3$ 枚区域淋巴结转移；N_2 为 $\geqslant 3$ 枚区域淋巴结转移；M_0 为无远处转移；M_1 为有远处转移。

二、术前管理重点

拟行 LRC 治疗的术前管理重点在于患者在医生指导下积极配合参与，其主要内容如下。

（1）严格要求患者禁烟、禁酒。

（2）针对患者存在的高血压病、糖尿病等相关基础疾病，经相关科室会诊行有效处理调整至手术的最佳状态。

（3）患者配合完成术前心肺功能指标评估，积极进行深呼吸、有氧运动训练。

（4）尤其重视对患者行术前全面营养筛查，及时制定有效的营养支持方案，原则上首选肠内营养，必要时结合肠外营养，以尽快改善患者营养状态。

（5）指导患者进行双下肢按摩训练，预防深静脉血栓发生。

（6）根据术前 TNM 分期制定符合患者个体化的 LRC 方案，针对不同的手术方案制定个体最优化的术前准备方案。如 T_{is} 期或 T_1 期经评估仅需行简单的胆囊切除术则按常规腹腔镜要求准备即可，而对于 T_2 期及以上需涉及肝切除及胆管切除重建者则还需行术前肝功能评估、肠道准备，并根据具体情况给予保肝、减黄治疗及预防性使用抗生素等。

（7）重视患者术前心理疏导，减轻患者术前焦虑、恐惧不安的情绪，必要时给予术前镇静（原则上不推荐）。

三、手术关键步骤

（一）患者体位及 Trocar 布局

患者采取平卧、头高足低位，左侧
15°，体位可根据术中具体需要进行适当调
整。Trocar 布局为：针对 T_{is}、T_1 期和部分
情况较好的 T_2 期 GBC 患者行 LRC 治疗时
术中通常采用"4 孔法"或"5 孔法"，而
进展期 GBC 可根据具体情况再酌情追加
Trocar。观察孔通常位于脐下，其余操作孔
可按照主刀团队的操作习惯及个体化情况
进行综合评估后优选建立，以便于术中操
作。鉴于 LRC Trocar 布局的多变性，本文
主要介绍"5 孔法"Trocar 布局（见图 4-8）。

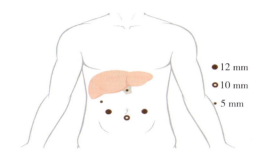

图 4-8　LRC"五孔法"的 Trocar 布局图

注：脐下布 10 mm Trocar 孔；剑突下 2 cm 及腋前线右
侧肋缘下布 5 mm Trocar 孔；双侧锁骨中线脐水平上
2 cm 处布 12 mm Trocar 孔。

（二）气腹压力

术中气腹压力设定为 10~12 mmHg，术中可根据麻醉实时监测患者耐受情况并进行适
当调整，但需以保障患者安全及不影响腹腔镜操作为准则。

（三）手术遵循原则、具体操作流程及关键步骤

1. 手术遵循原则

和其他腹腔肿瘤手术操作一样，针对 GBC 行 LRC 治疗时也应遵循和开腹手术一样的治
疗原则，即强调肿瘤的根治性（保障所有切缘病理学阴性及彻底淋巴结清扫）以及不接触
（No-touch）原则。

2. LRC/LERC 具体操作流程及关键步骤

不同分期的 GBC 行 LRC 治疗切除的范围不同，针对 T_{is}、T_{1a} 期的 GBC 仅需行腹腔镜单
纯胆囊切除即可满足根治要求，因此这里不做阐述。以下主要针对 T_{1b} 及以上分期的 GBC
行 LRC/LERC 治疗的操作流程及关键步骤介绍，主要参考 2019 版《胆囊癌诊断和治疗指
南》，可根据主刀医生习惯及具体术中情况进行适当调换。

（1）腹腔探查。入腹后首先应进行整个腹腔内的初步探查，主要探查腹膜、实质脏器
表面等是否存在转移，可结合术前分期、术中超声探查及可疑结节送术中快速冰冻病检进
行综合评估。决定行 LRC 前应常规行腹主动脉旁第 16 组淋巴结快速病理学活检，若为阳
性，可视为远处转移，不推荐行进一步手术，若为阴性，则可按计划行 LRC 治疗。

（2）淋巴结清扫。解剖第一肝门，对重要管道（门静脉、肝动脉、胆管）进行悬吊保
护，按"En-block"原则行整块切除以达到彻底清扫淋巴结的目的，针对 T_{1b} 期和 T_{2a} 期，
可根据 13a 组术中快速冰冻病检结果确定行标准清扫（N_1+N_2 站），还是行扩大清扫
（$N_1+N_2+N_3$ 站），针对 T_3 期和无远处转移的 T_4 期则常规行扩大清扫。

（3）肝切除。游离肝周韧带，针对不同分期及术中具体情况标记预切肝范围，切肝过程中可选择全肝或半肝阻断。针对 T_{1b} 期和 T_{2a} 期建议联合切除距离胆囊床 >2 cm 的肝楔形，但尚存在一定争议；针对 T_{2b} 期建议联合行肝楔形切除或行肝 $S_{4b} + S_5$ 切除，可能使患者获益；针对 T_3 期可根据肿瘤侵犯肝脏或肝动脉情况并结合患者肝功能及全身情况行肝 $S_{4b} + S_5$ 切除、右半肝或右三叶切除以期达到 R_0 切除，对于一些未发生远处转移的 T_4 期 GBC 可考虑行联合脏器切除或血管重建的 LERC，可能使患者受益。尽管已有少数 T_3 及 T_4 期行 LERC 治疗成功的报道，但其安全性和疗效尚存在较大争议，缺乏充分的相关依据，因而目前国内外主流学术观点也均不推荐。

（4）肝外胆管切除。针对 T_{1b} 期至 T_3 期，主要根据胆囊管切缘的病理学结果以及胆管是否受侵决定是否联合行肝外胆管切除，不推荐常规性肝外胆管切除；对于无远处转移的 T_4 期 GBC 建议联合肝外胆管切除，但强行腹腔镜切除手术无明显获益，故不推荐采用腹腔镜技术完成。

（5）切除标本。解剖胆囊三角，生物夹分别处理胆囊管（断端送术中快速冰冻病检）及胆囊动脉，沿预切肝线劈肝，最后连同胆囊床部分的肝脏组织（若行扩大切除则联合脏器）整块切除标本，然后立即将标本装入标本袋，放置一旁待取。

（6）胆肠 Roux－en－Y 吻合。在距 Treitz 韧带远端约 15 cm 处离断空肠，断端妥善处理，防止出血，并于结肠前或后上移至胆管断端处行端侧吻合，推荐使用倒刺缝线。

（7）取出标本及放置腹腔引流管。装袋标本取出时应特别注意遵循肿瘤的"No－touch"原则，避免出现癌细胞接触腹腔及戳孔种植转移的风险。引流管在重要的区域（如胆肠吻合口后方、肝断面处）有效放置即可，可根据"多放早拔"的理念充分利用多余的操作孔进行引流管的有效放置，其目的是全方位保障术后的有效引流。

（8）LRC 关键步骤的示例图如下（基于目前争议，故以 Ⅱ 期为例）。

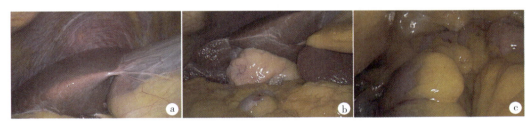

图 4－9 入腹后常规行腹腔探查

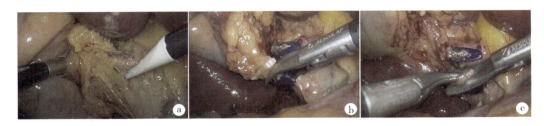

图 4－10 解剖胆囊三角，结扎离断胆囊管，胆囊管断端送术中快速冰冻病检

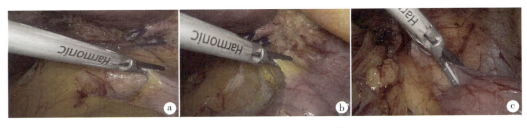

图 4-11　打开肝十二指肠韧带

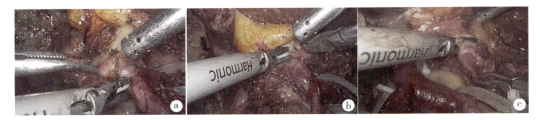

图 4-12　"En-block" 整块清扫肝十二指肠韧带淋巴结

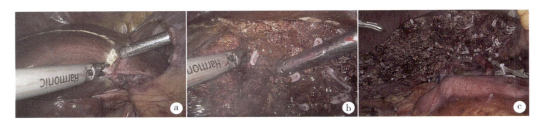

a—沿划定预切肝线劈肝；b—结扎肝叶间血管；c—断肝后移除包含胆囊、肝脏及淋巴结组织的完整手术标本。

图 4-13　连同胆囊床部分的肝组织整块切除

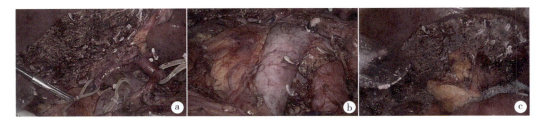

图 4-14　仔细检查创面并彻底止血

四、术中风险防范

（1）术中操作时力量适中，应极力避免胆囊破裂后的胆汁流入腹腔造成的肿瘤播散。

（2）术中解剖分离肝动脉、门静脉及胆管等重要结构时应精细操作，避免出现难以控制的大出血及不必要的损伤。

（3）术中在保障手术安全前提下，应强调所有手术切缘达到病理学 R_0 切除及彻底淋巴结清扫，以期达到可以获得最佳预后的 R_0 切除。

（4）术中操作及术后取标本过程（标本切除后及时装入标本袋）均需严格遵循"No-touch"原则，避免出现癌细胞种植性转移。

（5）保障高质量吻合，避免出现胆漏及腹腔感染等并发症。

（6）术中应彻底清洗术区（可使用温热蒸馏水），有效放置引流管，以减少腹腔感染发生率。

五、术后管理要点

（1）术后密切监测患者生命体征，注意其呼吸道护理，指导其呼吸功能锻炼。

（2）采用双下肢肌肉按摩或者使用相关仪器，预防下肢深静脉血栓形成。

（3）术后常规应用抗生素抗感染治疗，而后根据药物敏感试验调整，同时予以保肝、补液，重视营养支持治疗（保障足够的热量摄入，尽早恢复肠内营养），积极纠正低蛋白血症。

（4）观察患者大便颜色及量的变化，警惕吻合口出血。

（5）密切观察并记录引流液的颜色及量的情况，保持引流通畅，引流液送细菌培养。时刻警惕有无出血、胆漏发生，并及时介入处理。

（6）重视患者术后心理辅导，消除患者潜在的不良情绪。

六、结语

近年来，随着手术技术经验的积累以及外科先进器械设备的出现，尤其是机器人技术的发展，LRC 已不再局限于早期 GBC 治疗。但不可否认的是，目前对于进展期 GBC 行腹腔镜治疗的安全性、有效性及远期疗效仍需更多、更高质量的研究来进一步证实。现阶段，我们在选择 LRC 治疗时仍需做到全面、精准的术前评估，应严格遵循患者获益最大化的原则，规范治疗，以期让患者获得最佳预后。总之，针对 GBC 患者行 LRC 的局限性终将有一天会被打破，其疗效也必将会愈来愈被认可，属于 LRC 的微创新时代也必将会到来。

（龚杰）

第三节　胆总管结石腹腔镜胆管切开取石术

胆总管结石分为原发性胆总管结石和继发性胆总管结石。其中，继发性胆总管结石是由于肝内胆管结石和胆囊结石出现排石反应后进入胆总管而造成，占胆总管结石的 10% ~ 15%。患者常常因为结石嵌顿而发生胆道梗阻，出现上腹痛、寒战、发热及黄疸等，甚至可能发生急性胆源性胰腺炎。如果患者长期存在胆道梗阻，可能有诱发胆源性肝硬化甚至癌变的风险。对于较大的胆总管结石，目前最为常见的手术方式是腹腔镜胆总管切开取石，术中利用胆道镜探查胆管，其对结石有较高的清除率，其中术中安置 T 管，不仅可以支撑胆管避免胆道狭窄，还可引流胆汁，避免胆道高压，减少术后胆漏的发生，但也可不放置 T 管采用胆总管壁一期缝合。

一、胆总管结石的诊断

对于胆总管结石的诊断，腹部 B 超由于其便捷性、无创性，常常作为首选检查，但由于胆总管下端前方有十二指肠遮挡，常常会导致结石的漏诊。MRCP 可作为补充的无创检查，可以清晰地显示胆道结构，对胆道手术的术前评估尤为重要。ERCP 与 EUS 虽然也能明确胆总管是否合并结石，但其作为一种有创检查，临床上常不做首选。

二、胆总管探查的指征

出现以下情况时应行胆总管探查。

（1）既往有梗阻性黄疸病史，则提示可能存在胆管的病变，如术前无法诊断清楚者，术中应行胆道探查。

（2）出现典型的胆绞痛后，伴有寒战、高热者，这类患者多见于因胆绞痛结石排入胆总管，继发胆总管结石。

（3）术前已经明确为胆总管结石者。

（4）在手术过程中，意外扪及胆总管内有结石、蛔虫或肿瘤。

（5）胆管直径 >1.0 cm，管壁炎性增厚。

（6）胆总管穿刺液为脓性胆汁、血性胆汁、泥沙样胆汁。

（7）胰腺有慢性炎症而无法排除胆管内有病变者。

三、腹腔镜胆管切开取石术的手术步骤

（一）体位与 Trocar 布局

（1）患者取平卧位，手术者站于左上方，扶镜手站于左下方，助手站于主刀对侧。

（2）Trocar 布局：肚脐上方建立 10 mm 观察孔；剑突下和右侧肋缘下两横指中点处建立 12 mm 操作孔；腋前线建立 5 mm 辅助操作孔（图 4 - 15）。

（二）手术操作要点

（1）清楚显露胆总管并确认后，沿着胆总管顺行切开胆管壁约 1.0 cm（根据结石大小决定）。

（2）取石。对于胆总管内明确显现的结石先行取

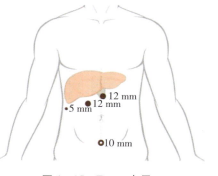

图 4 - 15　Trocar 布局

出。若胆总管壁切开后未见结石，则使用胆道镜进入胆总管探查，对其中存在的结石用取石网篮或取石钳取出。当取石干净后需再次使用胆道镜向上探查确认胆总管上段及肝内胆

管有无结石，向下探查需看到十二指肠乳头开口，此时要特别警惕十二指肠乳头处小结石嵌顿。

四、胆总管切开取石后胆总管放置引流管和不放置引流管的处置方式

（一）安置 T 管引流

1. 放置 T 管操作

若患者胆总管结石较多，无法彻底取干净，或取石后胆管炎症较重，可以先安置 T 管。T 管的选择型号要以方便后面对残石的经窦道胆道镜取石决定，通常选择 24 号 T 管。放置修剪后的 T 管后，采用 4 - 0 合成可吸收缝线间断缝合胆管壁，并经过注水试验（经 T 管注入生理盐水 20 ~ 50 mL）查看 T 管是否渗漏来评估是否存在胆漏风险。

2. T 管引流的目的

（1）引流胆汁并减轻胆道压力，减少术后胆漏发生。

（2）残余的泥沙样结石可通过 T 管排出体外。

（3）支撑胆道，防止胆总管切口狭窄。

（4）经 T 管造影评估是否有残余胆总管结石，如有残余的，8 周后经 T 管窦道取石。

（二）不安置 T 管引流的一期缝合术

不安置 T 管引流的一期缝合术对手术者要求较高，要求手术者熟练掌握腹腔镜下缝合技术和适应证的选择。

1. 技术要求

缝合过密、过深不仅直接导致胆管狭窄，也可导致胆管壁因缺血出现迟发局部坏死造成胆漏发生，后期也可能因瘢痕愈合而出现胆管壁狭窄；缝合过松则导致术后容易出现胆漏。

2. 适应证的选择

适应证的选择非常重要，选择不当易导致术后并发症的发生，如胆漏、出血等。应达到以下情况方可行一期缝合。

（1）经胆道镜探查确认无胆管结石，此步骤尤为重要，若出现术后结石残余则需再次手术。

（2）胆管壁炎症、水肿不严重，胆管壁若炎症、水肿明显，缝合时缝线容易切割胆管，且在炎症、水肿消退后容易出现胆漏。

（3）Oddi 括约肌功能正常，这可避免胆道压力过高导致胆汁外溢而出现全腹膜炎。

（4）胆总管直径 >0.8 cm。对于胆总管直径的要求与术者缝合技术密切相关，可根据自身缝合技术情况，决定一期缝合的胆总管直径。

对于缝线的选择，笔者中心采用的是倒刺线进行连续缝合，既可以节约时间，又可以使胆总管在缝合后张力均匀，密闭性好，还可避免术中打结时切割胆管壁。

3. 特别注意点

一期缝合必须安置腹腔引流管，以便于术后胆漏的发现和引流。

（三）腹腔镜胆总管切开取石内置引流管引流的一期缝合术

目前腹腔镜胆总管切开取石被认为是一种安全可行的治疗肝外胆管结石的方法。传统手术在胆管壁切开后常规需要安置 T 管引流胆汁以避免胆道高压的发生，可以明显减少胆总管切开术后胆管壁缝合部位的渗漏。术后长时间安置 T 管，除了给患者带来极差的体验外，还可能因将大量胆汁引出体外而出现液体和电解质失衡，此外，还可导致 T 管处感染、局部疼痛，更为严重者是各种因素造成 T 管过早的滑脱从而出现胆漏，导致全腹膜炎，迫使患者需要再次急诊手术，严重者可因严重腹腔感染致死。因此，临床上一直在努力研究一种既可将胆汁引流入肠道，又可以支撑胆道的装置。笔者所在医院经过 10 年的探索和应用，利用自制内引流支撑管替代 T 管以解决上述问题，通过临床应用，我们认为此种方式也是一种胆道结石取石后的处置方式，现介绍如下。

1. 自制胆道内引流支架（图 4 - 16）

（1）材料以软质输液管为原材料，根据胆总管情况选择不同规格的输液管。

（2）内引流支架一般长度为 12 ~ 15 cm（根据胆总管长度决定），要求内引流支架一端置于胆总管切开上缘 0.5 cm 处，另一端需进入十二指肠，并剪出 5 ~ 6 个直径为 0.3 cm 的侧孔。

（3）为了术后可以准确定位内引流支架的位置，在内引流支架十二指肠端使用金属钛夹固定标记，术后行 X 片检查时判断支架具体位置（图 4 - 17）。

（4）进入十二指肠端的引流管端固定缝合双股 7 号线，以便于后期使用内镜从十二指肠腔内取出胆道支架。

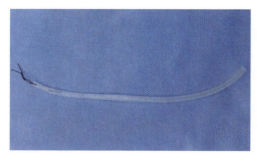 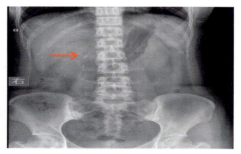

图 4 - 16　自制胆道内引流支架　　　　图 4 - 17　X 片检查定位支架位置

2. 术中操作步骤

（1）确定内引流支架长度。胆道探查完成后，再次置入胆道镜，此时胆道镜需到达十二指肠乳头处，记录此时胆道镜置入长度，内引流支架长度需比此测量值长 3 ~ 5 cm。

（2）内引流支架置入。内引流支架向下经十二指肠乳头进入十二指肠，判断要点是输液管内可见十二指肠液，另一端置于胆总管开口上缘 0.5 cm 处。

（3）使用 4 - 0 可吸收合成线进行胆管缝合，缝合过程中切勿将内引流支架缝合于胆管壁。

（4）放置引流管于胆总管缝合处附近。

3. 内引流支架的术后管理

（1）内引流支架在患者肠功能恢复后可自行掉落入十二指肠并随消化道排出体外，这个时长通常为 3～5 天。

（2）术后可使用 X 片检查判断支架具体位置。

（3）若内引流支架长时间不脱落，可使用内镜协助取出。

4. 胆道内引流支架应用的优势

此方法可缓解患者长时间携带 T 管的痛苦，避免了 T 管意外滑脱或 T 管窦道形成不完全而出现的全腹膜炎的风险，同时也可保证患者胆汁排入十二指肠，维持胆汁"肠肝循环"的稳定，利于术后维持电解质和内环境平衡。

（付金强）

第四节　中段胆管癌的腹腔镜根治性切除术

胆管癌按部位可分为 ICC 和肝外胆管癌（ECC），后者又可分为肝门部周围胆管癌（PCC）和远端胆管癌（DCC）。而 DCC 中的中段胆管癌是指起源于胆囊管与肝总管汇合点以下至胰腺上缘之间的胆管发生的恶性肿瘤，本节主要针对中段胆管癌的治疗进行介绍。

一、中段胆管癌的特性

胆管癌起源于胆管上皮细胞，沿胆管黏膜浸润性生长，临床上通常表现为肿瘤导致胆汁排出受阻，出现无痛性黄疸。而中段胆总管癌沿着胆总管树生长，有足够的时间生长，因此发病隐匿，早期无明显临床症状需要警惕。

二、中段胆管癌的术前准备

1. 肝功能的评价

目前临床常用生化指标（Child-Pugh 评分）和肝储备功能检测对肝功能进行评价。胆管癌常常导致胆道梗阻，但病变未累及肝脏，故而梗阻早期患者的肝脏代谢合成功能基本正常，仅排泄障碍。当其胆汁排泄障碍、胆道压力升高时，就会出现胆红素持续性升高。评估肝功能的常用指标 Child-Pugh 评分与胆红素密切相关，胆管癌患者 Child-Pugh 评分常常为 B 级甚至 C 级。临床上的生化指标，仅能反应胆道梗阻的严重情况，对肝细胞的合成代谢功能无法客观反映。肝储备功能检测：外周注射的 ICG 选择性被肝细胞摄取，ICG

被逐步排泄到胆道系统中，通过 ICG 的变化可评估肝脏的储备功能。当胆道梗阻时，被摄取的 ICG 无法排泄，导致其肝储备功能测值异常。通过肝储备功能检测无法评估出肝脏切除后的代偿能力。由于胆管癌术前无法全面地评估肝脏功能，因此应更注意肝胆系统的功能维护，减少对肝脏的不利刺激。

2. 术前胆道引流

对于胆管癌所导致的梗阻性黄疸，术前是否行常规进行减黄治疗，目前临床上存在争议。术前进行胆道引流，能快速改善患者黄疸症状，减少胆道高压及黄疸蓄积对肝细胞的损伤，能很好地改善和维护肝功能。但是，目前还没有研究表明对于胆管癌，术前胆道引流减黄可以降低其术后并发症及死亡率，反而胆道引流作为一种有创操作，会增加腹腔出血、胆漏、感染的风险，且胆道引流延长了围手术期等待时间，可能出现肿瘤进展，错过最佳手术机会。对于单纯的中段胆管癌，由于瘤体未累及胰腺和肝脏，手术通常仅需行病变胆管切除，不涉及重要脏器的切除，故一般不需要常规进行减黄治疗，以免耽误最佳手术时机。

3. 可切除性评估

肿瘤可切除性评估的核心环节是评估肿瘤的侵犯范围，肿瘤可能纵向侵犯胆总管上段或下段，若累及胆总管上段，则需围肝门部切除或者联合肝叶切除，若侵犯胆总管下段，则常常需要行胰十二指肠切除术。肿瘤可横向侵犯周围血管，如侵犯门静脉等。一旦肿瘤累及周围血管，即使根治性切除，也无法达到长期生存效果，患者治疗效果差。

目前增强 CT 是评估肿瘤侵犯及转移的有效手段，CT 可以很好地评估肿瘤与周围血管的关系，评估是否需要行血管切除及重建。但要更好地显示肿瘤与胆管树的关系的话，MRI + MRCP 的效果明显强于 CT，因此临床上推荐增强 CT 和 MRI + MRCP 联合进行。对于高度怀疑有全身远处转移的患者可进行 PET - CT 检查。对于远端的病灶，CT/MRI 诊断困难时，可进行 EUS 检查，在内镜下对疑似病灶进行穿刺活检。

三、中段胆管癌的手术治疗及关键步骤

（一）手术体位及 Trocar 的布局

对于单纯的中段胆管癌，仅需切除病变胆管，并保证切缘阴性，即可达到根治性切除，然后在胆管断端行胆肠吻合。

患者体位选取双手放于两侧，双下肢外展，头高脚低位，抬高角度约20°，并向左倾15°。扶镜手站于患者两腿之间，主刀根据操作习惯站于患者左侧或右侧，助手站于主刀对侧。Trocar 布局通常采用"5 孔法"，为了获得足够的操作空间常于肚脐下缘建立观察孔。操作孔的布局核心思路是以肝门部及切除胆管为中心，呈扇形展开，这样既可方便暴露肝门部，避免肝脏下垂影响手术区域，又可避免器械相互干扰。通常将主操作孔位位于右侧锁骨中线与脐水平上 1～2 cm 处，右侧辅助孔位于肋缘下 1～2 cm 与腋前线交界处，同侧操作孔之间间隔 7～8 cm，左侧两孔与右侧相对称，可向中线略微靠近（图 4 - 18）。

（二）手术关键步骤

（1）麻醉效果满意后建立气腹，先进行探查观察，探查腹腔有无明显转移灶，探明无明显转移灶后做上腹部4个对称操作孔。

（2）术中手术方式规划。若条件允许，术中可使用术中超声探查肿瘤情况，是否清扫周围淋巴结视肿瘤分期的早晚而定。

（3）肿瘤切除。对单纯早期的中段胆管癌只需游离胆总管，在肿瘤上、下缘0.5 cm处离断胆总管，近端胆管备用，远切端胆管封闭，并将断端送病理检查，保证胆管切缘阴性。若肿瘤累及血管，则行累及段血管切除与重建。

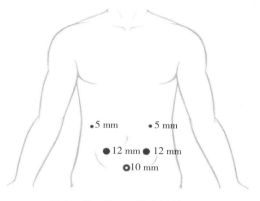

图4-18　Trocar的布局情况

（4）胆总管空肠吻合前的准备。将切断的空肠、远端在距断端约5 cm的系膜对缘肠壁切开约1 cm小孔，与胆总管近端做端侧吻合，常采用3-0或4-0的可吸收缝线单层缝合或连续缝合，吻合口应保持与周围组织无张力，以避免组织在受力下被缝线切割，造成胆管壁损伤和胆汁渗漏，必要时行减张缝合。

（5）Roxy-en-y吻合。将近端空肠距离胆肠吻合口45～55 cm处空肠行侧侧吻合。用可吸收合成线缝合加固后，将近端空肠与远端空肠排列固定。

（6）引流。温水冲洗腹腔并吸尽后，常规在胆肠吻合口下方及肠肠吻合口下方各安置引流管1根，以引流。

以上操作基本同第三章第九节中的Ⅰ型肝门部胆管癌的手术治疗原则一致。

（三）术中特别关注

淋巴结清扫对于肿瘤而言是除病灶切除后最重要的步骤，中段胆管癌的淋巴结转移情况是影响患者预后和复发的重要因素。因此，在手术中需要进行淋巴结清扫，以尽可能地清除转移的癌细胞。

目前研究表明胆管癌的主要淋巴回流途径是胰腺后途径、腹腔干途径和肠系膜上途径。由于可能出现的淋巴结转移的范围广，且淋巴转移多为跳跃性转移，清扫范围不足可能会遗漏阳性淋巴结，因此淋巴结的清扫主张是区域性清扫，清扫沿胆总管、肝动脉、胰十二指肠前方和后方分布的淋巴结，以及肠系膜上动脉右侧淋巴结。

清扫胆总管淋巴结难点如下。

（1）淋巴结位置深在。胆总管周围淋巴结位于腹腔深部，解剖位置深，手术操作空间有限，难以进行准确的淋巴结清扫。

（2）淋巴结数量较多。胆总管周围淋巴结数量较多，且分布密集，增加了清扫的难度和范围。

（3）淋巴结与周围组织关系密切。胆总管周围淋巴结与周围组织关系密切，如血管、神经等，手术中易损伤周围组织，造成并发症。

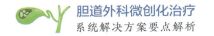
（4）淋巴结转移情况不定。胆总管周围淋巴结转移情况不定，部分患者可能存在跳跃性转移，即部分淋巴结未发生转移，而其他位置的淋巴结发生转移，这增加了手术前评估和手术中判断的难度。

针对以上难点，手术前需要进行详细的检查和评估，确定淋巴结的位置和数量，评估淋巴结的转移情况。手术中需要采用精细的手术技术，以确保区域淋巴结清扫的彻底性和安全性。

四、术后处理要点

胆管癌切除、消化道重建后的管理要点主要是预防术后并发症的发生和处理，术后胆漏、出血和感染是最常见的并发症。其术后处理要点同第三章第九节中的 Ⅰ 型肝门部胆管癌基本一致。

（付金强　薛谦）

第五节　下段胆管癌的腹腔镜胰十二指肠切除术

下段胆管癌是一种少见但全球发病率却在逐渐上升且严重威胁人类健康的胆道系统疾病，其发病机理目前尚不完全清楚。其临床上往往以进行性加重的黄疸、腹痛、乏力及体重减轻为主要表现，结合患者症状、多手段的影像学检查、特异性的实验室指标，以及必要时内镜、超声组织病理学资料等往往可明确诊断。针对下段胆管肿瘤的治疗方法有很多种，而以手术切除为主，结合内镜、介入治疗并辅以放化疗、靶向、免疫等 MDT 为目前公认的最有效的治疗方案，其中根治性手术切除联合淋巴结清扫为该病治疗方案的核心，目前公认的经典手术方式为 Whipple 医生发明的胰十二指肠切除术。通过长期的技术应用和拓展，目前对于下段胆管癌行胰十二指肠切除术治疗可分为传统的开腹手术、腹腔镜（2D/3D）手术和机器人辅助手术。随着近年来微创医疗技术以及相关器械设备的快速发展，LPD 治疗胆管癌已被证实是一种微创、有效且较为安全的治疗方式，尽管有报道表明机器人辅助技术应用于胆管癌手术在度过学习曲线后可在出血控制、降低中转率及重建吻合方面具有潜在优势，但由于机器人手术成本高，费用昂贵，远期疗效并无明显优势，因而机器人辅助技术目前仅在国内少数较大且具有丰富 LPD 手术经验团队的医疗中心开展，尚处于探索研究阶段，未来还需大样本临床 RCT 研究在技术成本及长期疗效等方面进行进一步综合分析评估后逐步推广。因此，本章节主要针对下段胆管癌的 LPD 作详细阐述。

一、术前评估与规划

根治性手术切除是目前治疗下段胆管癌的最有效的手段，而充分的术前评估与规划是完成标准化、规范化手术的关键，越来越多证据表明系统、全面、精准的术前评估与规划作为 MDT 的关键一环对于 LPD 的术前充分预案、术中精准把控以及术后快速恢复都起着至关重要的作用，是手术能够顺利实施与成功完成的重要保障之一。

（一）手术指征

1. 手术指征

结合患者典型的临床症状、多手段的影像学辅助检查、相关的实验室指标（如 CA19－9、CEA 等）以及必要时的病理学活检确诊为下段胆管癌，且经术前 MDT 综合评估肿瘤具备可切除性。

2. 不可行 LPD 治疗的情况

（1）肿瘤侵犯周围重要动脉或肠系膜上静脉等大血管，预计腹腔镜下难以完成有效分离、修补或切除重建。

（2）肿瘤经术前 CT、MRI 及三维成像等技术评估分期偏晚（如 T_4、N_2 期）或存在远处转移（M_1）。

（3）患者一般情况较差，不能耐受长时间气腹压力。

（4）患者体能评分差，或心、脑、肺、肾等重要器官存在功能不全，无法耐受长时间 LPD 治疗。

（5）存在凝血功能障碍等明确手术禁忌证。

（6）患者极度肥胖，预计腹镜会增加手术难度或风险。

（7）患者或家属不同意腹腔镜方案。

（二）术前三维重建

胰腺是腹膜后位器官，位置深在，其手术涉及的解剖结构复杂且存在血管变异，血管变异以动脉变异最为多见（针对下段胆管癌行 LPD 治疗时所遇到的动脉变异最常见的有肝总动脉、副肝右动脉或替代肝右动脉发自肠系膜上动脉，肝总动脉发自胃左动脉以及肝内与胰十二指肠动脉之间存在着肝－胰交通支等），术中此类变异血管的意外损伤或者处理不慎往往会造成不可控出血，是导致 LPD 被迫中转的重要因素之一，这也是不能有效开展 LPD 的难点之一。随着医学影像技术的发展，LPD 术前三维重建技术已被广泛应用于临床且已被证实其在协助手术入路设计，分析血管、胆胰管等重要解剖管道的走行、变异情况，以及评估肿瘤大小、部位及局部侵犯情况等方面具有无可替代的优势，可以让术者充分了解肿瘤及其与周围重要解剖结构的三维立体关系，帮助术者做好充分的术前预判及精细的手术规划，从而使手术变得更加安全、精准、有效。此外，术前三维重建还可以帮助术者在下段胆管癌行 LPD 术中对血变异进行更加优化的处理（如术前根据变异情况个体化选择最佳手术入路，术中处理时做好充分的手术及心理准备，根据术前规划巧妙避开或采取针对性的精细解剖处理等），为不同患者的个体化、精准化、微创化治疗保驾护航，进而有效减少出血，提高 LPD 成功率。总之，术前三维重建技术，不仅可以提高下段胆管癌行 LPD 治疗的术前评估精准性，同时也可以为 LPD 术中提供实时精准的导航和术中协助术者精准辨认复杂、变异的解剖结构。三维重建技术是外科医生的"好帮手"，具有较高的应用价值，建议有条件的医院可作为常规技术推广应用（图 4 - 19）。

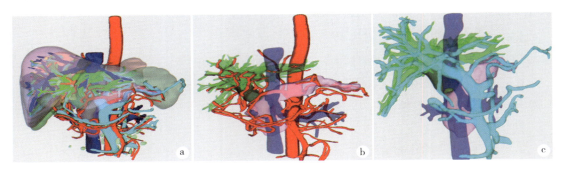

图 4 - 19　术前三维重建图

（三）术前管理重点

（1）术前胆道引流减黄。术前胆道引流能够很好地改善患者全身情况，减少术区组织水肿，减少术中渗血、渗液，便于术中高效精细地解剖分离，亦可以在一定程度上减少术中镜头模糊起雾的频率，提升腹腔镜手术的顺畅性。同时患者肝功能的快速恢复和机能情况的有效改善可进一步提高患者对于 LPD 手术的耐受性，这些都利于 LPD 的顺利开展。中国人民解放军西部战区总医院田伏洲等曾提出通过减黄指标（年龄×3 + TBiL）来评估是否术前减黄，若 TBiL > 380 μmol/L，则建议行术前减黄，该指标具有一定的参考价值，但是目前尚缺乏大样本临床研究支撑。

术前胆道的引流方式既可以选择 PTCD，也可选择 ENBD、内镜下胆道支架引流或超声内镜引导下胆道引流术。

（2）术前综合治疗。LPD 术前还需行营养支持、器官功能维护、肺功能锻炼和体力训练等措施。

二、手术步骤及关键要点

（一）体位与 Trocar 布局

（1）患者体位一般选择平卧位，可根据主刀操作者的习惯及助手站位决定是否采用头高较低的分腿"人"字位，必要时术中亦可根据操作需要实时调整。气腹压力通常选择为 10 ~ 12 mmHg。

（2）目前国内大多数医疗中心行 LPD 最常采用的仍是"V"形"5 孔法"Trocar 布局，尽管也有反"V"形"4 孔法"以及"单孔""单孔 + 1 孔"等研究的成功报道，但由于这些方法对术者自身技术及团队配合要求极高，故并未在临床广泛开展，因此本部分主要介绍"V"形"5 孔法"，每孔之间间隔 1 拳左右为宜（详见图 4-20）。术中可根据肿瘤的大小、具体位置，患者体型和机体差异以及不同主刀操作风格、习惯等进行个体化调整。

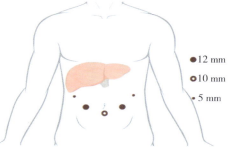

（二）LPD 遵循原则

针对下段胆管癌行 LPD 时应遵循和开腹胰十二指肠术一样的治疗原则，即强调肿瘤的根治性以及 No-touch 原则。此外，保障所有切缘病理学

图 4-20　"V"形"5 孔法"Trocar 布局图

阴性和 R_0 切除及彻底淋巴结清扫是下段胆管癌患者行 LPD 的核心准则，直接影响着其患者的手术预后。

（三）手术入路的选择

目前普遍认可的 LPD 手术入路可分为 3 种，即静脉入路、动脉入路及动静脉混合入路，其中动脉入路又可分为肠系膜上动脉前后方入路及肠系膜上动膜左右侧入路。临床上针对远端胆管癌行 LPD 治疗时并没有一成不变的模式，主要是针对术前三维重建的立体影像关系及术者团队的熟练程度等进行适宜的个体化选择，重点围绕肿瘤与周围重要血管的关系选择安全、高效、可行的动脉入路、静脉入路或多种入路相结合的最优路径，以保障 LPD 的顺利实施。

（四）手术关键步骤

LPD 的关键步骤主要包括 4 个方面：①腹腔解剖性探查；②肿瘤切除及区域淋巴结清扫；③消化道重建；④标本取出和引流管的有效放置。具体如下所述。

1. 腹腔解剖性探查

置入腹腔镜后首先进行整个腹腔初步探查（图 4-21），评估腹腔（主要是腹膜、脏器表面等）是否存在影像学未能明确的转移情况，探查无明显转移后再按计划手术治疗。

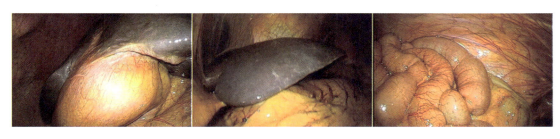

图 4-21　全面探查腹腔

用超声刀打开胃结肠韧带，根据主刀习惯及肿瘤的位置、大小以及患者的个体化情况，可按常规 Kocher 切口（即采用"钝锐"相结合的方式，从右侧肾前筋膜到十二指肠第二段到胰头后方，从右往左解剖游离直至腹主动脉的左缘区域），抑或是按反向 Kocher 切口（即先分离解剖离断空肠后，再从空肠和 Treitz 韧带的后方解剖游离十二指肠的第二、第三段与胰头后方的系膜组织，直至十二指肠降部外缘区域）进行解剖分离。我们团队通常采

用常规的右后入路 Kocher 切口进行解剖分离，探查肠系膜上动脉、腹主动脉及活检 16 组淋巴结，以明确是否存在手术禁忌或难以完成的情况，从而避免反 Kocher 切口路径离断空肠后出现"骑虎难下"的局面，亦可协助判断动脉入路可行性，并顺势完成 8p 组、12p 组以及 13 组淋巴结的骨骼化清扫，若探查明确无淋巴结融合转移侵犯或肿瘤所致大动脉包绕受侵等不良情况，则可按计划继续行 LPD（图 4 - 22）。

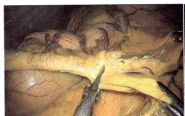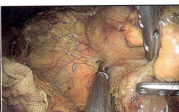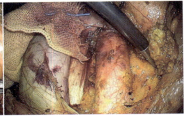

图 4 - 22　解剖游离

解剖性探查重点强调解剖分离，以评估重要动、静脉系统及其与肿瘤的关系。如针对动脉系统（即肠系膜上动脉—腹腔动脉干系统）的关注重点是在腹腔镜下是否可完成重要动脉的精细解剖处理、变异血管的有效保护等，以及初步预判是否能较好地完成周围淋巴结及神经组织、结缔组织的彻底清扫等；针对静脉系统（即解剖肠系膜上静脉 - 门静脉系统）的关注重点也是初步评判腹腔镜下是否可有效完成周围结缔组织及淋巴结的清扫、静脉系统属支或分支的有效分离，离断和解剖过程中存在的难点以及肿瘤侵犯的血管能否在保证 R_0 切除的条件下顺利完成修补、切除与重建等。

2. 肿瘤切除及区域淋巴结清扫

（1）前入路离断胃。

目前对于下段胆管癌行 LPD 治疗时是否需要保留幽门尚存在争议。保留幽门的 LPD 通常被认为可以减少手术的创伤范围，若能满足十二指肠切缘阴性（一般应在距离幽门最少 2 cm 处离断十二指肠后送术中快速冰冻病检，离断方式同开腹保留幽门的胰十二指肠切除术一致）的 R_0 切除，则需按"En - block"规范流程完成幽门上下（5 组和 6 组）淋巴结骨骼化剥离清扫，并应特别注意保护胃的血供。对于不保留幽门的 LPD 则应至少离断 1/3 的远端胃体，目前比较主流的离断方式亦与开腹胰十二指肠切除术要求一致，均推荐使用切割吻合器离断，同时根据断端情况决定是否予以可吸收缝线行加固缝合，以减少胃残端出血（图 4 - 23）。

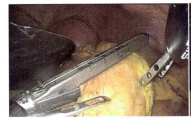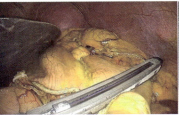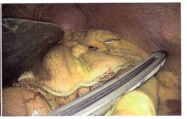

图 4 - 23　切割吻合器离断 1/3 的远端胃体

（2）解剖肝十二指肠韧带并清扫淋巴结（图4-24）。

超声刀对胰腺颈部上缘的组织进行解剖分离，精细解剖肝总动脉后使用红色彩带将其进行悬吊牵拉，以便于肝总动脉及肝固有动脉周围的淋巴结骨骼化清扫（8a组和12a组），此处应特别注意有无变异肝动脉，避免损伤。然后解剖显露出胃十二指肠及胃右动脉，并于血管根部结扎或缝扎后离断。精细解剖胆囊三角，结扎离断胆囊动脉后分离胆囊床，游离胆总管并予以绿色彩带悬吊，并骨骼化清扫12b$_1$组、12b$_2$组和12c组的淋巴结，原则上建议清扫胆管及肝动脉周围结缔组织至肝门板处。在胆囊管与胆总管汇合处以上，个体化选择合适部位离断肝总管，并将肝总管断端切缘送术中快速冰冻病检以确保阴性切缘，肝总管残端予以阻断钳暂时夹闭以减少术中污染。继续解剖分离门静脉前方结缔组织，镂空门静脉后予以蓝色彩带悬吊后顺势骨骼化清扫门静脉后方12p组淋巴结。

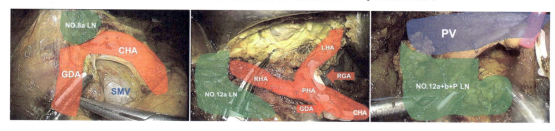

图4-24　解剖肝十二指肠韧带并清扫淋巴结

（3）离断空肠。

通常选择在距Treitz韧带15cm处用切割吻合器离断空肠（图4-25）。超声刀紧贴空肠，解剖分离至Treitz韧带左侧缘，将充分游离的近端空肠经肠系膜上根部后方置于右后方。此步骤操作时应特别注意：避免因操作不当造成肠系膜下静脉意外损伤。

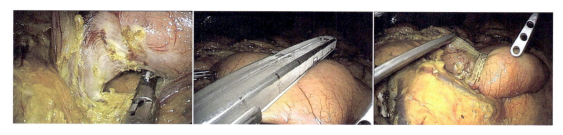

图4-25　用切割吻合器离断空肠

（4）离断胰腺。

用超声刀对胰腺颈部下缘组织进行解剖分离，小心建立胰后隧道并注意避免损伤肠系膜上或门静脉，然后用超声刀在胰腺颈部位置离断胰腺，断面予以能量平台确切止血。必要时缝扎止血，精细解剖显露出主胰管后，应选择予以剪刀离断，避免高能量平台所导致的胰管变形、萎缩，以利于后续高效进行胰肠吻合。同时应注意将胰腺及胰管断端切缘送术中快速冰冻病检，以确保达到满意的阴性切缘（图4-26）。

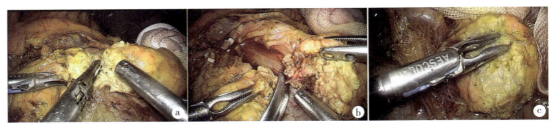

图 4 - 26　离断胰腺

注：a. 用超声刀离断胰腺组织；b. 用剪刀离断主胰管；c. 胰腺断面电凝灼烧。

（5）离断钩突。

精细解剖离断胰腺钩突系膜（重点强调全系膜切除），此步骤处理的关键是精细解剖处理肠系膜上动脉发往钩突的动脉分支及钩突发往门静脉的属支，同时按规范行 17 组和 14a 组、14b 组淋巴结，以及神经丛第一和第二部分结缔组织的骨骼化清扫（图 4 - 27）。

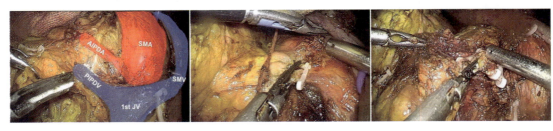

图 4 - 27　静脉入路精细解剖离断钩突

（6）淋巴结清扫范围。

下段胆管癌具有淋巴结转移率高的生物学特点，而区域淋巴结转移是与患者无瘤生存时间息息相关的重要危险因素。日本胆道学会于 2008 年至 2013 年纳入了 1 748 例下段胆管恶性肿瘤患者行 LPD 的大样本研究，其研究结果认为淋巴结转移是影响下段胆管恶性肿瘤预后的重要因素，建议行规范的骨骼化清扫。淋巴结清扫的范围同开腹胰十二指肠切除术，推荐按 "En - block" 规范流程进行骨骼化清扫。现已有研究证实下段胆管癌患者行 LPD 治疗进行规范的淋巴结清扫可受益，但是否需要扩大清扫范围目前尚存在争议。2017 年中国抗癌协会针对下段胆管癌行 LPD 的淋巴结清扫范围进行了归纳总结，其I类推荐如下。

①区域淋巴结骨骼化清扫包括：肝十二指肠韧带（12a、12b、12p、12c 及 12h 组）、肝总动脉周围（8a 和 8p 组）、胰头周围（13a 和 13b 组以及 17a 和 17b 组）以及肠系膜上动脉根部周围（14p 和 14d 组）的淋巴结。

②非区域淋巴结骨骼化清扫包括：腹主动脉旁（$16a_1$、$16a_2$、$16b_1$、$16b_2$ 组）、腹腔干旁（9 组）、胰尾下侧区域除肠系膜上动脉根部周围以外区域的淋巴结（18 组），以及其他远处部位淋巴结。

3. 消化道重建

消化道重建一般建议采用 Child 法进行，亦是目前应用最多的重建方式。重建通常可选择位于结肠前、后，抑或是前后两者混合，具体方案在遵循以患者最大化受益为准则的情况下，可根据主刀医生的经验习惯及患者自身情况等进行个体化制定。

（1）胰肠吻合。

胰肠吻合方式多种多样，不同中心、不同术者采用的胰肠吻合方式亦不尽相同。尽管"胰腺空肠导管对黏膜"及其优化改良的胰肠吻合方式是目前较为主要的吻合技术，但是由于大多数下段胆管癌患者往往存在"胰管较细、胰腺质地软脆"的特点，因而"套入式"吻合以其无需寻找胰管而直接全部将胰腺残端套入空肠吻合，操作相对简化的优点而常被用于针对下段胆管癌行 LPD 治疗的手术中。这是与胰腺癌、壶腹癌行 LPD 在吻合方式选择上的显著区别，但其仍应结合具体情况进行个体化选择，如术中发现胰腺质硬，主胰管内径≥3 mm，则推荐采用安置"胰管支撑管"的"胰腺空肠导管对黏膜"吻合技术（图 4 - 28）或其他优化改良方式。若术中发现胰腺质地软脆，胰管较细，其内径＜3 mm 的，则推荐选择"套入式"的胰肠吻合方式。

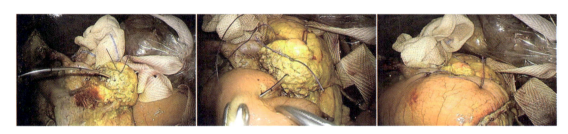

图 4 - 28　安置"胰管支架"的"胰管空肠导管对黏膜"胰肠吻合

（2）胆肠吻合（图 4 - 29）。

胆肠吻合一般是根据胆管直径来选择使用连续缝合、间断缝合，抑或是两者相结合使用。一般认为对于胆管内径＜8 mm 者，可选择前、后壁间断缝合，或后壁连续、前壁间断的缝合方式，并根据胆道具体情况合理选择安置"胆道支撑管"，以预防胆道狭窄；而对于胆管内径＞8 mm 者，可直接选择连续缝合方式。胆肠吻合缝线一般多选择 4 - 0 PDS，术中可根据胆管壁厚度及胆管炎症情况判断是否选择倒刺缝线。

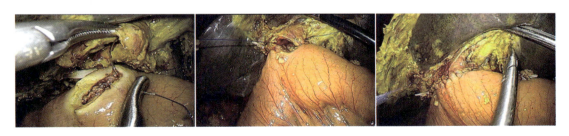

图 4 - 29　胆肠吻合

（3）胃肠吻合（图 4 - 30）。

胃肠吻合主要为胃后壁与空肠进行的侧侧吻合，目前腹腔镜下主要推荐使用切割吻合器进行吻合，亦可以全手工缝合或两者相结合灵活应用，具体如何选择可根据主刀的自身技术经验及术中患者胃肠道的具体情况来做决定，以保障高质量的吻合。胃肠吻合过程中需注意对吻合口渗血处进行加固缝合，以避免术后出现消化道出血。

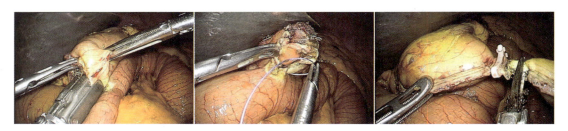

图 4-30 胃肠吻合

4. 标本取出和引流管的有效放置

标本完整切除后需立即装入标本袋取出，取标本时应遵循"No-touch"原则，避免出现癌细胞种植转移风险。引流管一般推荐在重要的区域（如胰肠吻合口前、后方及胆肠吻合口后方放置）有效放置即可，亦可根据"多放早拔"的充分利用多个操作孔，目的是全方位保障术后的有效引流。

三、术中风险防范要点

（1）术中出血仍是目前 LPD 术中需要防范的主要风险之一，如何有效地预防和控制术中出血仍是 LPD 的重中之重，不可否认的是娴熟的团队配合及优化的血管处理是防范术中出血的关键。针对可能出血的重要血管或解剖区域的规范、高质量处理亦是防止术中甚至术后出血的重要措施，比如 GDA 采用丝线联合结扎夹双结扎后离断，术中注意保护冠状静脉，妥善处理 Helen 干及"危险三角"区域，充分利用三维重建构建的立体导航关系进行精准预判，处理和避免损伤变异动脉（通常以肝动脉变异多见），以及注意不能遗漏重要动脉（如胃右动脉）的处理等。

（2）术中应强调肿瘤根治性（即达到全切缘阴性的 R_0 切除和按"En-block"规范流程进行的彻底的骨骼化淋巴结清扫），操作过程中需遵循"No-touch"原则，以减少术中可能出现的癌细胞种植转移。

（3）保障术中高质量的消化道重建吻合亦是防范术中出现吻合口出血、吻合口漏，以及减少术中感染的重要措施。

（4）彻底的术区冲洗及有效放置引流管亦是减少术区感染的有效措施。

四、术后管理要点

LPD 术后管理是影响患者术后康复极为重要的一环。其主要管理要点如下。

（1）密切监测生命体征，监测心率、呼吸、脉搏、血压等各项基本生命体征以及血糖变化情况，发现异常及时汇报、积极处理。

（2）术后常规应用广谱抗生素（最好覆盖抗厌氧菌药物）行抗感染治疗，而后根据药物敏感试验调整；同时予以抑酸，补液，维持水、电解质、酸碱平衡等对症治疗，并记录24小时出入量；根据监测指标予以相应的输血支持，及时纠正低蛋白血症。

（3）保障足够的机体热量及重视营养支持治疗，早期持续胃肠减压时应积极给予肠外营养支持，待48~72小时肠功能恢复拔除胃管后尽早进行肠内营养支持治疗。

（4）密切观察并记录引流管流出液体的性状和量的情况，保持引流通畅，引流液送细菌培养，定期（第1、3、5、7天）监测引流液淀粉酶值。时刻警惕有无出血、胆漏、胰漏的发生、若发生出血应积极输血对症处理，并尽早行介入或剖腹探查手术治疗，针对胆漏、胰漏，根据处理原则积极有效处理。

（5）其他管理重点还包括如指导咳嗽排痰、加强呼吸功能锻炼、重视下肢深静脉血栓预防护理等。现如今，加速康复外科理念已被广泛应用于LPD的整个围手术期并取得良好效果，我们基于"LEER模式"的加速康复外科理念并将其应用于LPD中的实践研究也证明其亦可加速LPD患者的术后康复，因而值得作为LPD术后较为有效的管理措施被加以推广。

五、预后因素

影响下段胆管癌切除术的预后相关重要因素有很多，主要如下。

（1）基于病理组织学的TNM分期（包括淋巴结转移情况）。

（2）切除范围及手术切缘状态，虽然目前R_0、R_1、R_2切除已不再作为肿瘤TNM分期的参考量化指标，但全切缘病理学阴性的R_0切除目前仍是判断胆管癌预后的关键因素之一。

（3）邻近器官或组织浸润亦是影响预后的关键因素之一，尽管AJCC第8版最新分期已经不再将其作为T分期的量化指标，但是否有邻近器官或组织浸润仍与患者预后息息相关。

（4）重要血管受侵亦是影响预后的不利因素。

（5）胆管癌的术后病理组织学分化程度影响预后，分化越差往往预后越差。

（6）周围神经、淋巴血管浸润也明显影响患者预后，而往往胆管癌神经及淋巴浸润率高，因此这也是影响预后的关键因素之一。

（7）此外，血清中CA19-9值越高往往提示预后越差。

尽管胆管癌的放化疗及免疫治疗等辅助治疗的效果不如其他恶性肿瘤，但是规范、系统、全周期、多手段的辅助治疗亦是影响患者长期预后的极其重要的措施。目前已有多项研究结果表明放化疗、免疫治疗及多手段的联合辅助治疗可使胆管癌患者从中获益，应值得被积极推荐应用。

（高峰畏　龚杰）

第六节　腹腔镜胆总管囊肿切除胆肠 Roux - en - Y 吻合术

　　先天性胆管扩张症，为最常见的先天性胆道畸形疾病。胆总管囊肿常合并胆总管末端狭窄、胰胆管合流异常和胰胆管结石，且有癌变风险，有资料显示成年胆总管囊肿患者癌变风险为 6% ~ 30%。胆管扩张症分型方法较多，目前国际上较为常用的是 Todani 分型（图 4 - 31 所示）。胆总管囊肿大多的为 Todani Ⅰ 型，占胆管扩张症的 70% ~ 90%。近年，我国董家鸿院士基于解剖及临床病理特点提出了新的分型，即董氏分型（图 4 - 32 所示）。

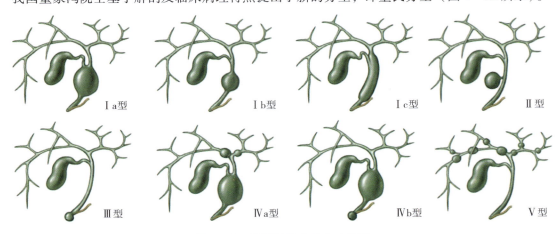

图 4 - 31　胆管扩张症 Todani 分型

[资料来源：来自胆管扩张症诊断与治疗指南 2017 版。中华医学会外科分会胆道外科学组（2017 版）]

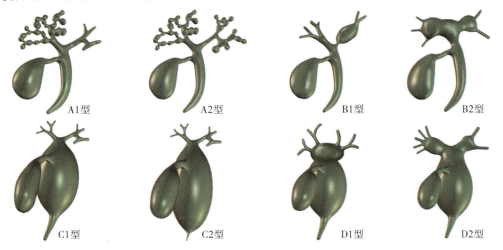

图 4 - 32　胆管扩张症董氏分型

[资料来源：来自胆管扩张症诊断与治疗指南 2017 版。中华医学会外科分会胆道外科学组（2017 版）]

　　积极的外科处理是当前胆总管囊肿的首选治疗措施，标准术式是行病变胆管切除＋胆管空肠 Roux－en－Y 吻合术。自国外学者 Farell 等于 1995 年首次为一例 6 岁女童施行腹腔镜胆总管囊肿切除以来，多项临床研究结果表明行腹腔镜手术与行开腹手术的两种患者，他们的总体并发症发生率、并发症种类、5 年生存率均无差异，且腹腔镜手术具有更小的手术创伤和更快的术后恢复的优点。此外，腹腔镜所特有的术野放大及视角灵活的特点使得术者能更精准地进行囊肿游离和胆肠吻合，目前腹腔镜手术已逐渐成为治疗胆管扩张症的首选术式。

一、手术适应证

　　（1）病变肝外胆管切除联合胆管空肠 Roux－en－Y 吻合术是胆总管囊肿的标准术式，在此基础上是否联合病变累及肝内胆管的肝段或肝叶切除术取决于扩张肝内胆管在肝内的分布部位、范围、并发肝脏病变及剩余肝脏功能，如 Todani IVa 型或董氏 D2 型受累范围为 3 级及 3 级以上中央肝管，需行胆囊、受累肝段切除＋肝外病变胆管切除＋胆管空肠吻合术。

　　（2）患者不存在严重心、肺疾病，能耐受人工气腹。

　　（3）影像学检查无明显癌变可能。

　　（4）近期无反复发作胆管炎或胰腺炎病史。

二、术前评估与准备

　　先天性胆总管囊肿需注意与梗阻性肝内外胆管扩张、原发性硬化性胆管炎等相鉴别，且术前需要详细评估囊肿的解剖关系。临床上 MRCP 是首选的影像学检查方法，通过 MRCP 在术前可明确囊肿的分型、范围、周围组织关系、有无胆胰管合流异常、是否伴有结石等情况，还可以评估是否有癌变及转移，可为制定手术方案提供重要参考。图 4－33 所示胆总管全程明显扩张并累及左侧 3 级及以上肝管，考虑为胆管扩张症，为董式 D2 型，手术方式需行胆囊切除＋胆总管切除＋左半肝切除＋右肝管空肠 Roux－en－Y 吻合术，同时建议术前常规完善胆道肿瘤标志物和 IgG 4 检测。

　　另外，成人先天性胆总管囊肿常因上腹痛入院，可伴有胆道结石、胆道感染、胰腺炎等，术前应完善诸如胰腺炎指标，感染指标，肝功能、凝血功能检验等，积极控制胆道感染、胰腺炎，改善肝功能及凝血功能。

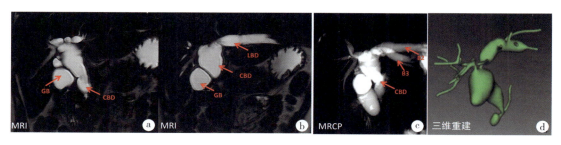

图 4－33　MRI、MRCP 及三维重建检查图像

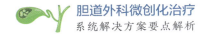

三、手术流程及关键步骤

1. Trocar 布局及腹腔探查

气管插管全麻，患者取仰卧"大"字形体位。按常规程序建立气腹，将压力设定为 6～12 mmHg。采用"5 孔法"建立操作孔，脐上边缘建立气腹及腹腔镜观察孔后呈 V 形，分别在左、右锁骨中线平肚脐交点上方和腋前线与肋缘交点靠内侧下方置入 10 mm 和 5 mm Trocar（图 4 - 34）。

在腹腔镜下探查病变胆管与周围组织关系、囊肿累及胆道范围，以及有无癌变可能。必要时打开胆总管前壁（图 4 - 35b），置入胆道镜检查（图

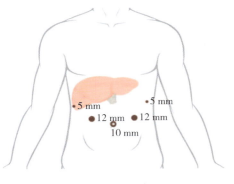

图 4 - 34　Trocar 布局

4 -35c），若胆管腔内有较多胶冻样物质或坏死组织时，应及时行术中快速冰冻病检，排除癌变可能。

2. 病变胆管切除

手术入路根据术者习惯决定，一般采用从足侧向头侧游离胆总管，对于囊肿巨大，暴露困难者可先逆行切除胆囊（图 4 - 35a），同时将囊肿前壁切开减压。于十二指肠上缘用超声刀打开肝十二指肠韧带浆膜，将胆总管尽量向上提起，于十二指肠壁侧环沿着胆总管壁游离四周纤维组织，如遇囊肿与周围组织粘连较重时先游离悬吊肝固有动脉并向右侧牵拉，避免损伤动脉。剥离胆总管远端至胰腺段（图 4 - 35d），并在胆总管突然变细处用 Hem - o - lok 夹闭后剪断胆总管（图 4 - 35e），注意不要损伤胰管。若剥离的胆总管下段贴近十二指肠壁，残端胆管用十二指肠壁浆膜包埋缝合（图 4 - 35f）。牵拉胆总管远端，顺着胆总管壁向头侧游离胆总管至肝门部，游离悬吊肝右动脉，根据病变囊肿累及肝总管和一级肝管程度，在正常肝管下方离断胆总管，完整切除病变胆管后装入标本袋。

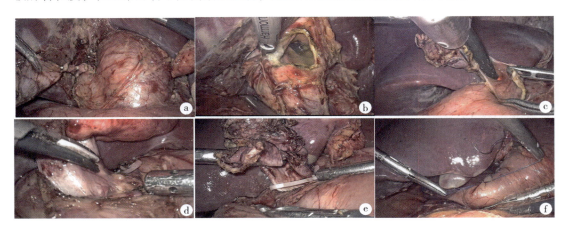

图 4 - 35　病变胆管切除图解

3. 累及肝段或肝叶切除（图 4 - 36）

若胆总管囊肿病变累及 3 级及以上中央胆管，则需行受累肝段或肝叶切除。此时，术中需打开胆总管至左、右肝管开口处，再次用胆道镜检查肝内胆管扩张程度及胆管壁有无病变，根据病变所累及范围决定肝切除范围。为便于切除病变肝后吻合，在 FLR 足够的情况下，大多选择半肝切除。肝切除时需注意扩张胆管与肝中静脉关系，在完整切除扩张胆管的同时需避免损伤肝中静脉。

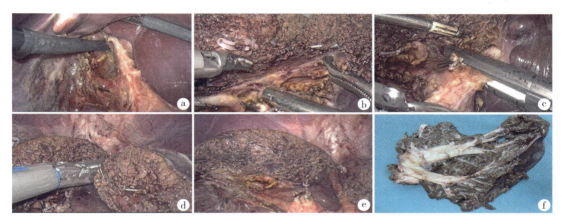

a—胆道镜下探查肝内胆管；b—切除病变左肝管及左半肝；c—腹腔镜下用直线切割闭合器离断左侧肝蒂；d—腹腔镜下用直线切割闭合器离断肝左静脉；e—左半肝切除后的断面；f—术后标本解剖见左肝内胆管壁厚伴明显扩张。

图 4 - 36　肝叶切除

4. 胆肠 Roux - en - Y 吻合

若离断肝总管位置较高或半肝切除后残留胆管形成多个分支，残留端肝管应予以修剪整形，应呈一个大的吻合口以备吻合。然后，在距 Treitz 韧带 15 ~ 20 cm 处使用腹腔镜直线切割闭合器离断空肠，经横结肠后将远端空肠上提拉至胆肠吻合处并确保无张力，将距离空肠袢盲端 2 ~ 3 cm 处切开一个与胆管口径一致的切口，然后按 3 点钟到 9 点钟方向用 4 - 0 可吸收线连续全层外翻缝合肝总管后壁。同样，按 9 点钟至 3 点钟方向缝合前壁，完成肝管空肠吻合，吻合后为减少胆肠吻合处张力，可在距离吻合口 5 cm 处将肠壁与肝包膜缝合固定。在距胆肠吻合 40 ~ 50 cm 处，将近端空肠与远端空肠用腹腔镜直线切割闭合器做侧侧吻合，断端用可吸收缝线连续缝合并包埋浆肌层（图 4 - 37）。

四、术中技术要点

（1）成年人胆总管囊肿由于病程较长，往往合并胆总管结石和胆管炎表现，囊壁较厚且与周围组织形成致密粘连，因此在手术剥离囊肿过程中容易引起渗血。特别是处理胆总管下段时，十二指肠上缘胆管壁周围血管丰富，处理时需边剥离边止血，并需用超声刀配合双极电凝止血。

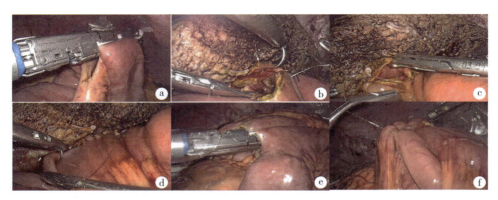

a—离断近端空肠；b—连续缝合后壁；c—连续缝合前壁；d—减张缝合；e—近端空肠与远端空肠侧侧吻合；
f—连续关闭侧侧吻合口残端。

图 4 - 37　胆肠 Roux - en - Y 吻合

（2）若胆总管囊肿巨大明显，对周围血管产生挤压无法分离，术中最好先横断胆总管，再提住断端胆管壁，以便于向各个方向牵拉，尤其是处理胆管后壁的时候。

（3）剥离胆总管囊肿下段过程中应避免损伤胰腺和胰管，将胆总管尽量向上提起，在怀疑胆总管十二指肠段存在囊肿时，切忌过度追求完整切除囊肿而损伤胰管，可残留少部分囊壁并灼烫囊壁内侧面后缝合包埋。

五、术后管理

1. 术后常规护理

（1）术后予以患者心电监护、氧气吸入、记录 24 小时尿量和引流量、观察腹部体征、预防性使用抗生素、静脉自控镇痛泵镇痛等。

（2）术后 6 小时即可给予少量的流质饮食，并注意维持患者水、电解质平衡。术后 24 小时生命体征平稳者可停用心电监护、拔除导尿管，鼓励患者早期下床活动。

（3）术后通过检测患者引流液中胆红素、胰淀粉酶的水平来确定有无合并胆漏和胰漏，若怀疑胆漏或胰漏，则尽早复查 CT 了解术区积液情况，必要时再放置引流管行冲洗引流。

2. 术后常见并发症处理

（1）胆肠吻合口漏。胆肠吻合口漏多与胆管炎、胆管血供受损、未能处理迷走胆管等相关。常规的处理方法为通畅引流，加强抗感染，加用生长抑素，加强营养支持等。

（2）出血。术后出血是术后最凶险的并发症。术后出血的原因多与胆管炎症反复发作伴肝功能不全及凝血功能异常、胆管炎和胰腺炎等囊肿周围组织炎症水肿导致的囊肿剥离面渗血、手术损伤肝门部血管等相关。怀疑有腹腔出血时，应嘱患者绝对卧床休息，并严密监测其生命体征及引流量，复查其血常规、凝血功能，尽量明确出血部位。可静脉给予止血药物或经引流管注入止血药物，必要时输血。对于血红蛋白下降速度较快或出现血流动力学不稳定者，怀疑腹腔内血管破裂或者吻合口出血，短时间保守治疗无效时，应及时行介入止血或者手术探查止血。

（3）感染。术后感染多为胆道感染或胆漏、胰漏引起的腹腔感染。怀疑患者有术后感染时应首先注意腹腔引流管情况，如引流管可引流出混有胆汁的脓性、浑浊液体。出现腹腔内感染时，应将引流液行细菌培养以指导选择有效抗生素；患者应取半卧位经双导管冲洗引流，保证引流通畅；患者应加强营养支持等。

（4）胰腺炎。术后胰腺炎发作主要表现为上腹部反复疼痛、血清淀粉酶升高，其主要与胰腺内胆管残留相关。手术中，可能因胰腺段囊肿炎性水肿较重使得在深入游离胰腺段内囊肿时渗血较多，导致无法明确解剖结构而放弃进行胰腺段内的囊肿切除。对于无法彻底切除的胰腺段内的囊肿可考虑使用双极电凝对囊肿壁进行灼伤破坏，并在囊肿末端进行缝合，从而完成较为彻底的"胆胰分流"。

（李敬东　李强　黄徐建）

第七节　晚期胆道肿瘤梗阻的姑息手术

晚期的 GBC、胆管癌、胰头癌、十二指肠肿瘤或壶腹部肿瘤等对胆道的压迫均可引起胆道的梗阻而出现黄疸。当患者因黄疸就诊检查时，发现肿瘤大多数已处于晚期而失去了根治性手术切除的机会。自 1882 年 Von Winiwarter 采用胆囊空肠吻合术式治疗胆道梗阻以来，经过 100 多年的临床实践及研究表明，以胆总管空肠 Roux - en - Y 吻合术式为疗效最好、应用最广的术式，也是目前解决晚期肿瘤造成梗阻性黄疸姑息治疗中较为理想的方案，不但可以改善患者生存质量，而且同其他姑息性治疗方法相比术后黄疸再发生率较低。以下就对胆囊空肠吻合术和胆总管空肠 Roux - en - Y 术这两种方式的腹腔镜手术治疗进行介绍。

一、腹腔镜胆囊空肠吻合术

近年来，腹腔镜胆囊空肠吻合术凭借着创伤小、操作简便、减黄效果确切，并且不影响患者生存时间等优势，逐渐被应用推广。

（一）手术适应证及评估

胆总管下端梗阻、胆囊管明显扩张无结石者是其适应证。在选择此手术方式时，应特别注意这个相关问题：虽胆囊内无结石，但胆囊管必须通畅。还要注意当胆囊管因肿瘤侵犯等原因出现梗阻时，容易造成胆道 2 次梗阻。另外，因人体胆囊管迂曲、纤细，可能由于肠内容物的反流、堵塞以及炎症水肿等情况使吻合口反复炎症刺激，诱发胆道感染及胆道梗阻，继而致使患者胆道系统中产生大量结石。因此，术前应行胆道造影评估复杂的胆道解剖结构，这有助于制定适当的手术方案。

（二）手术禁忌证

（1）恶性肿瘤引起胆囊管梗阻。

（2）因位于胆囊管开口以上的中、上段胆管癌而导致梗阻的患者。

（3）胆囊结石。

（三）术前准备

（1）评估心、肺、肝、肾等重要器官功能。

（2）注射维生素 K，以提高凝血酶原活动度，维持内环境稳定。

（3）肠道准备，有梗阻性黄疸患者术前 1 周应口服胆盐制剂，以减少肠道内细菌滋生。

（4）术前 1 天口服质子泵抑制剂，降低胃酸。

（5）完善术前腹部 CT、MRI 等辅助检查（以胆总管癌为例，见图 4 - 38、图 4 - 39）。

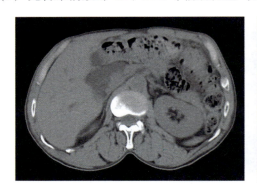 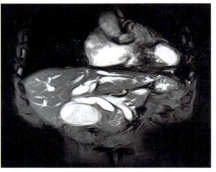

图 4 - 38　术前腹部 CT 影像　　　　图 4 - 39　术前腹部 MRI 影像

（四）手术操作过程

（1）患者取平卧位，气管插管全麻，Trocar 的布局如图 4 - 40 所示，维持气腹压 12 ~ 14 mmHg。

（2）探查腹腔，确定病灶位置、腹腔内有无转移灶等情况。

（3）胆囊空肠端侧吻合。将距 Treitz 韧带 25 cm 处的空肠上提至胆囊底部，在胆囊底部切开一个长 2.0 ~ 2.5 cm 的切口，吸尽胆汁，判断胆囊内无结石后，再在上提的空肠系膜缘对侧肠壁纵向切开一个长约 2.0 cm 的切口，采用 3 - 0 可吸收薇乔线进

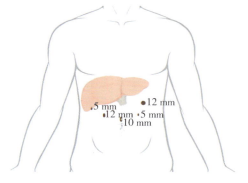

图 4 - 40　腹腔镜胆囊空肠吻合术的
Trocar 位置示意图

行胆囊底部与空肠的端侧吻合术，以建立胆道梗阻的旁路治疗。

（4）侧侧布朗吻合。将距胆囊空肠吻合口约 55 cm 的空肠输出袢处与距 Treitz 韧带 15 cm 处空肠行侧侧布朗吻合术。

（5）采用 1 - 0 丝线对胆囊空肠吻合口的输入袢进行双重结扎，以闭合此处空肠腔。在

肠梗阻或潜在肠梗阻的情况下进行胃肠吻合术（图4－41）。

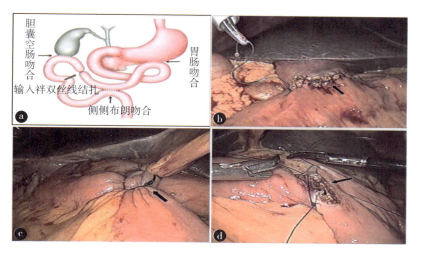

a—胆囊空肠吻合术总示意图；b—胆囊空肠吻合；c—对胆囊空肠吻合口的输入袢进行双重结扎；d—侧侧布朗吻合。

图4－41　腹腔镜胆囊空肠吻合术

（五）术中要点

（1）吻合口应避免张力过高，否则易导致胆漏和肠漏。

（2）缝合时吻合口黏膜对齐，完全内翻，以免术后瘢痕狭窄。

（3）术中手术野放置盐水纱布垫妥善保护，以免污染腹腔。

（六）术后处理

（1）禁食、补液、维持水电解质平衡及加强营养支持。

（2）应用抗生素。

（3）梗阻性黄疸、多次胆道感染患者应严密监测肝、肾功能。

（4）观察腹腔引流液的量及性质，注意有无出血及胆漏。

（七）术后并发症

腹腔镜胆囊空肠吻合术的术后常见并发症有：梗阻性黄疸、吻合口梗阻、胆囊管梗阻、胆道引流不畅、胆道感染以及原发恶性肿瘤进展等。

二、胆总管空肠 Roux－en－Y 吻合术

（一）手术适应证

（1）各种原因导致胆道损伤狭窄梗阻。

（2）肝移植术中不适合行胆总管断端吻合术者。

（3）由于胰腺肿瘤、十二指肠肿瘤、胆管恶性肿瘤、嵌顿性结石或缩窄性乳头炎导致的胆总管梗阻。

（二）手术禁忌证

（1）全身重要器官情况差、不能耐受手术者。

（2）患者合并严重肝硬化、门静脉海绵样变及重度门静脉高压症等。

（3）患者合并胆管癌变且已累及广泛，无法重建胆道。

（4）患者吻合口上游胆管狭窄未能解除。

（三）术前准备

（1）评估全身重要脏器功能。

（2）完善 X 线钡餐、经皮肝穿刺胆管造影（PTC）、ERCP、CT 或 MRCP 等检查。

（3）有胆道蛔虫病者，先行驱虫治疗。

（四）手术操作过程

（1）患者取仰卧位，气管插管全麻，Trocar 布局如图 4 - 40 所示，维持气腹压为 12 ～ 14 mmHg。

（2）腹腔探查，明确病变部位及性质，必要时可以考虑取组织送病理检查。

（3）解剖、游离、横断胆总管。横断的胆总管位置需根据胆总管壁的特征及胆总管距病变部位距离而决定。

（4）空肠准备。在距 Treitz 韧带 10 ～ 20 cm 处切断空肠，可用切割闭合器，若不用则远侧端用 4 - 0 合成可吸收线或丝线双层缝合关闭。

（5）吻合前的准备。提起横结肠，于结肠中动脉右侧无血管区切开系膜，将断端从结肠后方提至肝外胆管处拟做吻合。

（6）行胆总管空肠端侧吻合。已切断的将距空肠断端约 5 cm 处的空肠系膜对侧缘肠壁切开至与胆总管断端口径相当的长度，然后将胆总管近侧端与空肠切开处做端侧吻合（胆总管远侧端用丝线行结扎闭合处理），见图 4 - 42b。如胆总管直径在 1 cm 以下，应安置 T 管做支撑，自胆管壁引出。放置的 T 管的型号可根据术中胆管近端扩张情况决定。

（7）完成空肠空肠侧侧吻合。将距 Treitz 韧带 10 ～ 20 cm 处断空肠的近端与距胆总管空肠吻合口 45 ～ 60 cm 的空肠行侧侧吻合，用 4 - 0 合成线连续缝合，见图 4 - 42c。

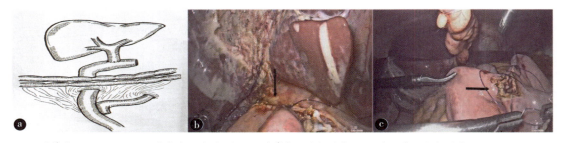

a—胆总管空肠 Roux - en - Y 吻合术示意图；b—胆总管空肠端侧吻合；c—空肠空肠侧侧吻合。

图 4 - 42　胆肠 Roux - en - Y 吻合

（五）术中技术要点

（1）吻合口应避免张力过高，否则易导致胆漏和肠漏。

（2）缝合时将吻合口黏膜对齐，完全内翻，以免吻合口瘢痕狭窄。

（3）手术野放置盐水纱布垫，以免腹腔感染。

（六）术后处理

（1）常规禁食、补液，维持水、电解质平衡。

（2）应用抗生素。

（3）关注腹腔引流液的量和性质，应保持腹腔引流管通畅。

（七）术后并发症

胆总管空肠 Roux－en－Y 吻合术的术后常见并发症有：出血、感染、吻合口渗漏、应激性溃疡、胆漏、盲袢综合征等。

（卓诗杰　罗聪）

第五章

系统解决方案的下入路途径

胆道外科系统解决方案的下入路途径，主要涉及通过内镜技术、介入技术经自然人体腔道和血管途径对肝脏、胆道、胆胰结合部的结石、肿瘤等采取的治疗技术，包括内镜下的胆道取石、胆道引流、支架置入、球囊扩张、胆道肿瘤的经非血管 PDT 和经血管的介入治疗，包括肝动脉、PVE、栓塞化疗以及 HAIC、^{90}Y － SIRT 等技术，也涉及经颈静脉肝内门体分流术（TIPS）等。以下就这一入路途径的各种技术进行介绍。

第一节　内镜下乏特氏壶腹良性肿瘤切除乳头成形术

乏特氏壶腹（vater 壶腹）良性肿瘤在临床比较常见，大多数良性壶腹肿瘤是散发性的，主要累及大乳头，因起病隐匿、临床症状不典型，早期发现及明确诊断 vater 肿瘤较难。近年来，随着内镜技术的不断进步，内镜被广泛应用于 vater 壶腹部肿瘤诊断及治疗，如白光内镜下可直视壶腹部病变组织，镜下初步可以评估病变组织的性状（如位置、大小、数量、有无乳头硬结、溃疡、自发性出血等），同时也可以对病变组织进行病理学检查以进一步明确诊断。目前内镜下 vater 壶腹肿瘤切除技术在临床上的运用也很成熟，主要应用于壶腹部良性肿瘤的治疗中，学者们更习惯叫作内镜下十二指肠乳头肿瘤切除术（EP）。相比于外科手术，EP 具有创伤小、复发率低及病死率低等优点，EP 已成为 vater 壶腹良性肿瘤的首选治疗方法。

一、手术适应证

（1）肿瘤直径 < 5 cm（或瘤体不超过十二指肠腔的1/2）。

（2）内镜下肿瘤呈良性表现（苍白叶状，柔软，边缘分明），无相关恶性肿瘤特征

（基底牢固，硬结，溃疡，质脆和自发性出血）。

（3）组织病理学活检证实为良性肿瘤。

（4）未侵犯胆管或胰管者。

二、与手术相关解剖要点

Vater 壶腹部是指胆总管末端和主胰管斜向平行地穿过十二指肠肌层，在黏膜下层形成一个交汇，然后进入十二指肠形成乳头凸起。壶腹内的 Oddi 括约肌包围着导管和共同通道，通常由 3 个部分组成：胆总管括约肌、胰管括约肌和壶腹括约肌。壶腹部解剖结构复杂特殊，故此结构经常发生变异产生病变。壶腹部肿瘤的定义则是指起源于壶腹部周围 2 cm 以内的肿瘤，包括 Vater 壶腹、胆总管末端、胰管开口处、十二指肠乳头及其附近黏膜的肿瘤。

三、术前管理重点

（1）心肺功能评估。常规心电图、胸部 CT；必要时完善肺功能、心脏彩超、24 小时动态心电图。

（2）血液检查。血常规、凝血常规、血型、生化、感染指标等的检查。

（3）胃肠道准备。术前 4 小时禁水，8 小时禁食。推荐联合使用祛泡剂（二甲硅油）和黏液祛除剂（链霉蛋白酶）以尽可能清除消化液中泡沫的产生，一般胃镜治疗前 30 分钟使用。

（4）停用抗凝、抗血小板药物。使用抗凝和抗血小板药物的患者，一般建议术前停用 5~7 天。使用华法林的患者，停药后必要时可用低分子肝素替代治疗。

（5）解痉药物使用。内镜治疗操作可能会刺激消化道蠕动，而且操作时间相对较长，若确认患者无严重性心脏病、重症肌无力、青光眼、前列腺增生等禁忌证，可予以静脉或肌内注射解痉药（东莨菪碱、丁溴东莨菪碱），以抑制胃肠蠕动和收缩，减少消化液的产生，同时还可以减少呛咳的发生。

四、手术前检查与规划

对于怀疑有壶腹部肿瘤病变者，一般术前需要完善内镜检查和影像学检查，以辅助判断内镜下治疗的适应证以及病灶的边界，从而评估其手术操作带来的风险，选择最合适的切除方式。

（1）EUS。近年来 EUS 的应用发展迅速，具有紧邻病灶、可实时动态观察等优点。对于消化道管壁占位病变，EUS 是最准确的影像学检查方法，它对壶腹部肿瘤的鉴别、定位和治疗方案的确定都有重要作用。尤其是对于直径 <2 cm 的病灶，EUS 检查效果优于 CT 或 MRI。同时它还能对病变组织进行细针穿刺活检，以获取病理组织，从而可以更有针对性地制定切除计划。目前 EUS 已经是消化道肿瘤评估进展情况、明确病理的首选方法，但 EUS

也有局限性，如观察角度受限、成像不稳定、受操作者影响等。

（2）精查内镜。放大胃镜（通过光学放大图像 80～100 倍）结合特殊光线后，可对黏膜层病灶表面细微构造和微小血管形态进行更为细致的观察，还可同时结合染色剂等对比显影方法，辅助判断病灶的范围和浸润深度。

（3）CT/MRI。CT/MRI 检查属于传统的重要影像学检查方法，可提示病灶的位置、大小、形态、生长方式、密度、均质性、强化程度、边界轮廓等，尤其是可以评估周围脏器是否被侵犯，淋巴结是否远处转移。CT/MRI 对于肿瘤性病灶的分级、治疗方式的选择和预后评估有着重要作用。

（4）血清标志物。完善消化道必要的肿瘤标志物检查，如 CEA、CA19－9、血清糖类抗原 242（CA242），对确定壶腹部占位有一定指导意义。

五、制订切除计划

根据肿瘤大小、肿瘤性质和活检结果等制订切除计划。

六、手术关键步骤

EP 治疗十二指肠乳头肿瘤的切除区域局限于十二指肠壁的黏膜和黏膜下层。其通常使用圈套器和混合电切电流（50～60 J），即在内镜直视下用圈套器套住肿瘤基底部并施加恒定的张力，然后使用混合电流切除病变。以下是针对不同情况下的肿瘤切除的关键步骤和方法（图 5－1、图 5－2）。

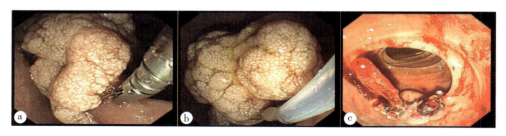

a—应用和谐夹钳夹肿物根部；b—应用圈套器套取肿物蒂；c—应用和谐夹止血、调整乳头形态。

图 5－1　EP 过程 1

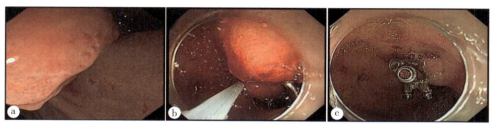

a—十二指肠乳头巨大肿物；b—应用圈套器套取肿瘤蒂部；c—应用和谐夹止血及调整乳头形态。

图 5－2　EP 过程 2

（1）对直径≤20 mm 的肿瘤可进行一次性整块切除，无须进行黏膜下注射。

（2）对直径＞20 mm 的肿瘤可将生理盐水或其他溶液注入病变的黏膜下层使其抬高与固有肌层分离，然后以分片切除方式将其切除，随后行热消融术来破坏残留的肿瘤组织，以最大程度减少穿孔的风险。

（3）相比传统的十二指肠乳头整块切除术，目前多数内镜专家更推荐在 EP 中行完整的病灶切除，对标本及切缘进行精确的组织病理学评估。方法是将圈套器的一端固定在肿瘤的一侧，以恒定的张力缓慢套住肿瘤基底部，然后行电凝切除病变，完成整块病变组织的切除。

（4）改良 EP 仍是使用圈套器联合电凝技术，先用电刀在距肿瘤边缘约 0.5 cm 处做一个小切口，然后将圈套器的尖端置入切口中并固定，随后缓慢释放至以圆形完全套住肿瘤后收紧圈套器，再电凝切除整块肿瘤。改良 EP 可在不影响十二指肠乳头肿瘤完整切除等情况下，提高肿瘤整体切除率并降低出血率。

七、术后管理要点

（一）一般管理

（1）严格卧床休息，至少 24 小时；观察有无发热、心悸、冷汗、腹痛、便血等表现。

（2）24 小时后饮水；禁食 48～72 小时后进温凉流质饮食，之后逐渐过渡到半流质饮食，禁食辛辣食物。

（3）半个月内避免重体力活动；根据具体情况遵医嘱予以增加营养、抗感染、抑酸剂等药物。

（二）内镜随访

术后建议对行内镜十二指肠乳头切除术或壶腹部切除术的患者进行长期监测，以十二指肠镜检查为基础，对瘢痕和任何异常区域进行活检，检查时间为术后第 3 个月、第 6 个月和第 12 个月，此后每年检查时间同前，至少监测 5 年。若在随访中发现乳头切除术后复发的情况下，则需通过内镜检查和活检结果仔细评估局部肿瘤范围。

八、术后并发症的发生和处置

EP 术后早期（术后 1 个月）的并发症包括出血、穿孔、急性胰腺炎、胆管炎等；其晚期的并发症主要表现为十二指肠乳头狭窄。EP 相关并发症的总体发病率约为 21.8%，治疗后患者病死率约为 0.2%。

（1）出血。其发生率为 0～25%，多数出血情况可通过止血夹、热凝固，或注射肾上腺素及纤维蛋白胶等保守治疗方式和内镜下止血来控制。内镜下止血失败的患者可进一步考虑血管造影栓塞术。

（2）穿孔。其发生率较低，可根据病情严重程度选择保守治疗或手术修补。

（3）急性胰腺炎。其是 EP 术后的急性并发症之一，发生率为 5%～25%，多数轻度胰腺炎患者经保守治疗后即可恢复。

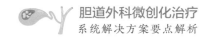

对于是否常规在术后置入胰管支架以降低早期胰腺炎和晚期乳头狭窄的发生率，目前仍存在争议。但大多学者推荐在合适的情况下安置胰管支架，安置胰管支架能够有效降低胰腺炎发生率。

（4）胆管炎。其发生率较低。术后预防性置入支架是否能降低胆管炎发生率尚不明确。

（5）远期并发症方面。在行内镜乳头切除术后，病灶部位可出现细胞组织增生形成的瘢痕化，这有可能引起胆汁引流不畅和胆管狭窄，此时，可考虑行胆管括约肌切开、乳头成形或在胆管中置入支架。另外，支架置入 2～3 个月后要及时拔除，否则易引起胆管炎或胆道结石的堆积。晚期乳头狭窄发生率为 0～8%，可通过括约肌切开术、置入支架和球囊扩张术等进行治疗。

（叶俊　李广阔）

第二节　内镜技术在胆总管结石治疗中的应用

ERCP 已从最初的单纯检查发展到现在的集检查和治疗为一体的综合技术，目前它以治疗为主要功能，是目前临床诊断、治疗胆胰疾病的常用方法，尤其是对于胆总管结石的治疗，同时它也是各种梗阻性黄疸患者手术前用作减黄治疗的一个重要技术手段。绝大多数困难胆总管结石患者都能通过 ERCP 得到有效治疗。以下就结合笔者经验，将 ERCP 技术治疗胆总管结石介绍如下。

一、困难胆总管结石患者的定义

根据《中国 ERCP 指南（2018 版）》可知，所谓困难胆总管结石患者主要指存在以下几种情况。

（1）结石数量 >10 枚。

（2）结石直径 >15 mm。

（3）结石形态不规则。

（4）胆管结构复杂。

（5）上消化道解剖结构异常等。

对于具有以上困难因素的胆总管结石患者，应综合各方因素制定个体化的治疗策略。

二、与手术相关解剖要点

（1）胆胰共同通道 Vater 壶腹的形成。通常胆总管在十二指肠壁内与主胰管汇合成一共同通道 Vater 壶腹并开口于十二指肠内（图 5－3）。

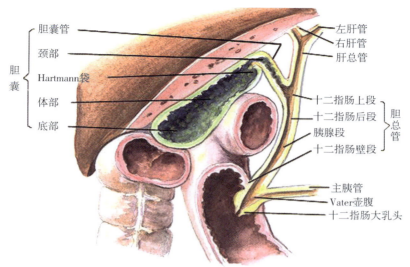

图 5－3　肝外胆管解剖示意图

（2）十二指肠大乳头的形成。胆胰管汇合后形成共同通道，在其末端形成膨大的 Vater 壶腹突出于十二指肠腔内形成黏膜隆起成为十二指肠大乳头，开口于十二指肠降部约中下 1/3 处的后内侧壁（图 5－4）。

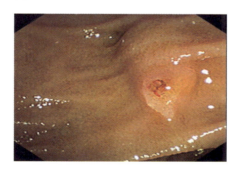

图 5－4　十二指肠大乳头

（3）Oddi 括约肌构成及功能。胆总管末端、胰管末端及 Vater 壶腹均有括约肌环绕，统称为 Oddi 括约肌。Oddi 括约肌是调节胆道系统内压力的重要结构，它对控制和调节胆总管和胰管开口和防止十二指肠内容物向胆道反流起着重要作用。

（4）解剖上存在的变异。有 15%～20% 的人的胆总管和主胰管分别开口于十二指肠的降段。

三、术前管理重点

（1）饮食准备。为不影响进镜及观察，术前需常规禁食 6 小时，可饮用水及饮无色碳水化合物、无色饮料等。

（2）对于胆总管结石较大需行内镜十二指肠乳头括约肌切开术（EST）或用球囊扩张

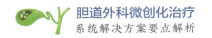

的患者，术前需检测血常规、凝血功能，检查的结果最好是术前 72 小时，有异常者应予以纠正。对于长期进行抗凝治疗的患者应参照开腹手术调整有关药物，完成内镜取石治疗后再恢复使用。

（3）对于伴有以下情况之一的胆总管结石患者术前应使用抗菌药物。

①已发生胆道感染的脓毒血症。

②结石较大、较多，预计取石时间较长。

③合并免疫抑制。

④合并原发性硬化性胆管炎。

⑤合并中、高度风险的心脏疾病（如心脏瓣膜疾病），建议使用广谱抗菌药物。

（4）术前直肠应用吲哚美辛可降低术后胰腺炎的发生率。

四、手术前规划

（1）术前了解患者既往有无上消化道手术史，是否存在上消化道解剖结构异常。若明确存在解剖结构异常，则应仔细评估内镜到达十二指肠大乳头并成功插管的概率。

（2）术前通过肝胆胰彩超、CT 或 MRI/MRCP 检查，详细评估胆总管结石的大小、形态、数目、位置等情况，同时还要判断是否需行乳头切开、球囊扩张、碎石操作等。

（3）有条件者手术前可通过 MRI/MRCP 详细评估胆胰管走行及乳头情况，预估插管方向及难度。

（4）手术器械设备的准备。连接并检查十二指肠镜、显示器、X 光机等设备是否正常。

五、手术关键步骤

（1）麻醉相关处置。术前常规静脉注射阿托品 0.5 mg 解痉、哌替啶 50 mg 镇痛、地西泮 10 mg 镇静，根据患者年龄或相关基础疾病调整药物用量。必要时可在气管插管全麻条件下行 ERCP。

（2）体位。患者取俯卧位，头颈下垫小软枕并偏向右侧，双手伸直放于身体两侧，右侧胸部下垫小薄枕，双小腿下垫软枕。

（3）进镜插管。经口、咽、食道、胃、十二指肠球降部进镜至十二指肠大乳头附近。

（4）插管操作。调节内镜镜头方向，摆正大乳头位置，将弓刀方向由下向上向乳头 11 点钟方向插管并插入导丝，注意不能暴力插管。如遇插管困难，可根据情况选择行针状刀预切开插管、双导丝插管等方法。

（5）胆道造影。成功将导丝插入胆总管并排出弓刀内气体后行胆道造影，因造影剂密度高、黏稠度较大会导致假阴性及推注阻力增加，造影时不建议用 30% 或 35% 原浓度的碘海醇造影剂，建议将其用生理盐水稀释 1 倍后再用。通过造影进一步明确胆总管结石的大小、形态、数目、位置等情况。

（6）乳头切开或扩张。若术中造影显示胆总管结石较大，则需行乳头切开或扩张至相应大小，必要时联合两种方式。一般而言对于直径 6 mm 及以下的结石，我们医院主要行球囊小扩张后取出，不行 EST。对于直径 >6 mm 的结石，需行乳头小切开后行同程度球囊扩张，绝大多数患者球囊扩张程度不超过 10 mm，极个别可扩张至 12 mm。国内有报道球囊扩张至 15 mm 的取石者，我们认为这对乳头功能破坏太大而未在临床中应用，而以碎石网篮碎石操作代替。

（7）碎石与取石。一般直径 ≤10 mm 的结石在乳头切开及球囊扩张后用取石网篮直接取出，对于直径 >10 mm 的结石则用碎石网篮碎石后取石，必要时加用取石球囊清理胆道（图 5 - 5）。

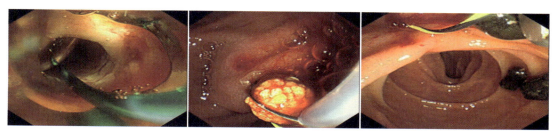

图 5 - 5　ERCP 球囊扩张，取石网篮取石

（8）造影及引流（图 5 - 6）。取石结束后再次造影显影胆道，以评估取石情况，然后常规安置鼻胆引流管引流。有条件的医院可采用自脱落胆道内支架，这可以有效解决术后鼻胆引流管引起的鼻咽部不适及胆汁丢失。

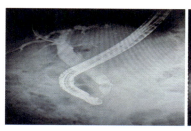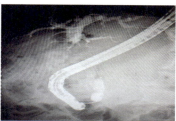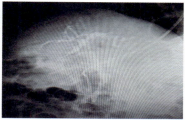

图 5 - 6　造影及引流

六、术中风险防范

（1）在 ERCP 手术治疗中，常规是经十二指肠乳头 11 点钟方向逆行插管至胆总管，从其他方向进去容易误伤胰管的汇入部。

（2）进镜过程中手法应正确、规范、轻柔，避免损伤上消化道，尤其是咽喉部、贲门周围以及十二指肠球、降部，尽可能避免十二指肠出血、黏膜损伤，尤其是避免十二指肠损伤穿孔的发生。在进镜过程中如阻力较大或镜身旋转不灵活，则应适当退镜并调整镜身再次尝试，切不可暴力操作。一旦上消化道出现明显出血或损伤穿孔，就应及时内镜下处置，甚至行急诊手术止血、修补引流。

（3）逆行胆管插管时应注意插管角度和方向，自下向上对准大乳头 11 点钟胆管方向，

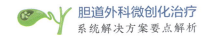

尽可能避免反复进入胰管，避免胰管造影诱发术后胰腺炎。

（4）行大乳头针状刀或弓状刀切开时注意切开范围不要过大，切开长度不宜超过 5 mm，以避免出现不可控出血和过度乳头功能损伤。

（5）行大乳头球囊扩张时注意把控扩张程度和扩张速度，一般扩张不宜超过 10 mm，扩张时应缓慢逐步扩张，避免大乳头过度过快扩张导致损伤出血、功能损害。

七、术后管理要点

（1）术后 24 小时密切监测生命体征及腹部体征。

（2）术后禁饮、禁食，予以防治感染、保肝、补液治疗，予以生长抑素微量泵入防治急性胰腺炎。根据患者恢复情况及术后肝功能、血淀粉酶情况，在术后 12 小时逐渐恢复饮食。

（3）注意保持鼻胆引流管引流通畅，并观察引流液的颜色、量等情况。必要时在拔管前再次经鼻胆管胆道造影明确有无结石残留，明确无结石残留后再予以拔管。

（蒋康怡）

第三节　胆总管狭窄的球囊扩张及支架置入术

胆总管狭窄分为良性狭窄和恶性狭窄，临床以梗阻性黄疸为首要表现，部分患者可合并腹痛、发热、乏力、纳差等症状。ERCP 球囊扩张或支架置入技术已在临床广泛应用，它作为姑息性或过渡性治疗措施，能够有效解除胆道梗阻，改善肝功能，从而改善患者生活质量，为患者争取后续治疗提供机会。一般对于良性胆总管狭窄而言，可通过反复球囊扩张或胆道支架支撑改善狭窄程度；对于恶性胆总管狭窄，一般不进行球囊扩张，而是以安置支架解除梗阻为主，支架包括塑料支架和金属支架，其中塑料支架相对便宜，大约每半年需要更换一次，而金属支架费用较高，一般不需更换。

一、与手术相关解剖要点

同"第二节　内镜技术在胆总管结石治疗中的应用"。

二、术前管理重点

（1）饮食准备。为不影响进镜及观察，术前需常规禁食 6 小时，可饮用水及饮无色碳水化合物或无色饮料等。

（2）术前需检测血常规、凝血功能，有明显异常者应予以纠正。

（3）术前直肠应用吲哚美辛以降低术后胰腺炎的发生率。

三、手术前规划

（1）术前了解患者既往有无上消化道手术史，是否存在上消化道解剖结构异常。若明确解剖结构异常，则应仔细评估内镜到达十二指肠大乳头并成功插管的概率。

（2）术前通过肝功能、肿瘤标志物、彩超、增强 CT 或 MRI/MRCP 等辅助检查详细评估胆总管狭窄长度、程度，并评估胆总管狭窄的原因，评估是否需行胆道球囊扩张，明确安置胆道支架种类及长度。

（3）有条件者术前可通过 MRI/MRCP 详细评估胆胰管走行及乳头情况，预估插管方向及难度。

四、手术关键步骤

（1）体位。患者取俯卧位，头颈下垫小软枕并偏向右侧，双手伸直放于身体两侧，右侧胸部下垫小薄枕，双小腿下垫软枕。

（2）麻醉。术前常规静脉注射阿托品 0.5 mg 解痉、哌替啶 50 mg 镇痛、地西泮 10 mg 镇静，根据患者年龄或相关基础疾病调整药物用量。

（3）进镜插管。经口，咽，食道，胃，十二指肠球、降部进镜至十二指肠大乳头处，调节内镜，摆正大乳头。使弓刀方向由下向上向乳头 11 点钟方向插管并插入导丝，注意避免暴力插管，如遇插管困难，可根据情况选择行针状刀预切开插管、双导丝插管等方法。

（4）胆道造影。成功将导丝插入胆总管后，排出弓刀内气体后行胆道造影，进一步明确胆总管狭窄段的具体位置、长度等情况，以评估后续是否需要行胆道球囊扩张、支架置入等操作。图 5-7 所示为插管成功后造影图像。

（5）球囊扩张。对于良性胆总管狭窄，可对其狭窄部位胆道行球囊扩张以改善狭窄，将扩张球囊前端顺导丝通过狭窄段胆管，在 X 光透视下逐渐用力球囊加压扩张至狭窄消失。扩张后根据情况安置胆道支架或鼻胆引流管。

（6）胆道支架置入。综合胆总管狭窄段的位置、长度等情况判断置入支架长度，顺导丝将支架前端推送通过狭窄胆管远端，当支架近端达到乳头开口处时释放支架，内镜下观察明确支架引流通畅后，边退镜边吸出上消化道内积气、积液。胆道塑料支架置入操作如图 5-8 所示。

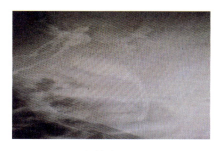 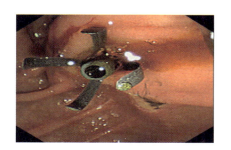

图 5-7　插管成功后造影图像　　　　　图 5-8　胆道塑料支架置入操作

五、术中风险防范

（1）进镜过程中手法应正确、规范、轻柔，避免损伤上消化道，尤其是咽喉部、贲门周围以及十二指肠球、降部，尽可能避免十二指肠出血、黏膜损伤，尤其是避免十二指肠损伤穿孔的发生。在进镜过程中如阻力较大或镜身旋转不灵活，则应适当退镜并调整镜身再次尝试，切不可暴力操作。一旦上消化道出现明显出血或损伤穿孔，就应及时内镜下处置，甚至行急诊手术止血、修补引流。

（2）逆行胆管插管时应注意插管角度和方向，自下向上对准大乳头 11 点钟胆管方向，尽可能避免反复进入胰管，避免胰管造影诱发术后胰腺炎。

（3）行胆总管狭窄段扩张时要注意扩张速度，应缓慢逐步扩张，避免快速扩张导致的损伤出血。

（4）安置胆道支架时注意当支架近端达到乳头开口时再释放支架，避免过早释放导致支架在乳头外过长，这样容易导致十二指肠壁损伤，甚至穿孔。

六、术后管理要点

（1）术后 24 小时密切监测生命体征及腹部体征。

（2）术后禁饮禁食，予以防治感染、保肝、补液治疗，予以生长抑素微量泵入防治急性胰腺炎。根据患者恢复情况及术后肝功能、血淀粉酶情况在术后 12 小时逐渐恢复饮食。

（3）密切观察皮肤、巩膜黄疸消退情况并监测肝功能，及时评估黄疸消退情况。

（蒋康怡）

第四节　胆道肿瘤光动力治疗技术

PDT 是一种有效的肿瘤微创治疗手段，在胆道肿瘤特别是胆管癌的治疗中已有比较成熟的运用，且 PDT 可联合胆管支架、胆道外引流、化疗等治疗胆管癌。PDT 主要适用于不可手术切除胆管癌的治疗和术后肿瘤残留或局部复发的辅助性治疗，可有效控制肿瘤局部进展，解除胆道梗阻，改善患者生活质量，延长患者生存时间，具有微创、精准及可重复等优点。

一、PDT 的原理

PDT 是利用光敏剂在肿瘤等增殖活跃的细胞中的选择性摄取和聚集，并在特定波长激光的作用下产生光动力效应的一种局部治疗方法。其作用机制为：光敏剂激活介导机体内氧分子代谢及电子转移，在病变组织内产生具有细胞毒性的活性氧，引起肿瘤等靶细胞的凋亡和（或）坏死；PDT 还可作用于肿瘤的微血管，引起微血管收缩和血栓形成；同时还可诱导多种免疫细胞的活化，增强免疫细胞的肿瘤杀伤效应。与化疗、放疗不同，PDT 是一种肿瘤特异性治疗方法，具有创伤小、全身毒性低、组织选择性高、重复治疗不会产生耐药性和保留器官功能等特点。PDT 治疗示意图如图 5－9 所示。

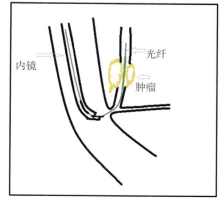

图 5－9　PDT 治疗示意图

二、手术适用病变范围

（1）综合评估无法手术切除胆管癌患者，包括肝门部胆管癌患者和远端胆管癌患者。

（2）胆管癌术后切缘阳性或局部复发的辅助性治疗。

（3）对于部分高龄、伴有多种基础疾病、无法耐受根治性手术切除或拒绝手术切除的早期胆管癌或癌前病变患者。

三、与手术相关的解剖学要点

胆管肿瘤是起源于胆管上皮细胞的肿瘤，包括胆管上皮内瘤变、胆管内乳头状肿瘤、胆管黏液性囊性肿瘤、胆管内管状或管状乳头状肿瘤和胆管癌。其中，胆管癌是恶性程度最高的肿瘤，预后差，它可发生在胆道的任何节段，5%～10% 位于肝内，60%～70% 位于肝门部，20%～30% 位于肝外，患者的 5 年平均生存率为 5%～10%，即使是根治性切除后，复发率仍为 50%～76%。针对晚期胆管恶性肿瘤或复发肿瘤，寻求其有效的治疗方法一直是一个难题。

四、术前管理重点

（一）术前常规检查

（1）实验室检查。检查血常规、肝肾功能、电解质、凝血功能、血型、感染标志物、胆道肿瘤相关肿瘤标志物（血清 CA19－9、CEA、CA125）等。

（2）心肺功能检查。完成心电图、超声心动图、胸部 CT、肺功能等检查，必要时完成心肌酶谱、肌钙蛋白、冠状动脉 CT 血管造影等检查，以进一步评估心功能。

（3）影像学检查。增强 CT、MRI 可评估原发肿瘤位置、大小，以及肿瘤与血管、胆管的关系，确定是否有肝内卫星灶和远处转移，是否存在淋巴结转移。有条件者可行三维重建，进一步明确肿瘤的范围、大小、体积，以及其与周围血管的关系。MRCP 是评估胆管癌的重要无创方法，可清晰地评估胆道系统，了解胆管梗阻部位及管周浸润情况。

（4）胆管腔内超声检查术（IDUS）。每次行 PDT 前，可选择行 IDUS 检查，需使探头最大限度接近肿瘤，用于测量肿瘤的长度及厚度，明确肿瘤与相邻门静脉、肝动脉及分支血管的关系，这有助于指导 PDT 方案的个体化制定。

（5）胆道镜检查。部分术后有窦道途径的患者，胆道镜直视下可明确肿瘤的位置、大小、范围等。

（6）有创检查。对于需要术前减黄的胆管癌患者，ERCP 和 PTCD 可直接对胆管进行造影，并行胆管支架置入减黄。

（7）病理组织学和（或）细胞学检查。在经口胆道直视系统直视下活检是胆管癌的首选病理学诊断方法，无条件者也可考虑行 ERCP 刷取脱落细胞检查。有条件单位可行超声内镜引导的细针穿刺，需特别注意防止胆漏的发生。对于拟行 PDT 的胆管癌患者，建议在 PDT 前常规进行活检以进一步明确诊断，必要时进行基因检测以指导后续靶向及免疫治疗，但一般不建议活检和 PDT 同期进行。术后辅助 PDT 通常需具有手术切除标本的病理学检查结果。

（二）PDT 病房的准备及避光宣教

PDT 术后，光敏剂需一段时间（夏季 60～90 天，冬季 30～60 天）才能在体内完全代谢，在这段时间内，若阳光直接照射皮肤，皮肤会发生红肿、瘙痒、水疱、色素沉着等光敏反应。因此，此时全身皮肤应避免阳光直接照射。室内可用普通照明灯光（40 W 以下荧光灯、4 W 以下 LED 灯）。手机、电视、电脑均可使用（屏幕调暗，控制时间）。因个人体质不同，光敏剂的代谢所需时间不同。患者食用油炒胡萝卜可加快光敏剂的代谢。如不慎接触日光发生光敏反应，应立即在室内严格避光，局部使用抗过敏搽剂，数日后症状可消退。

五、手术前规划

（一）术前评估与讨论

在 PDT 实施前应进行全面的术前评估，包括多学科讨论、PDT 的安全性评估和 PDT 方案的讨论及营养状况评估。多科讨论确定肿瘤的准确分期，讨论是否需要术前减黄和可能发生的并发症及风险规避方法，以及讨论 PDT 术后是否需化疗、免疫治疗及靶向治疗。根据病灶的大小、范围，病灶与周围邻近组织的关系，明确照射范围，选择合适长度的柱状光纤，规划光纤路径和确定光照参数。照射范围应超过病灶边缘 1.0 cm，这样杀伤范围更广泛。患者行 PDT 前的胆红素水平高低是影响术后生存率的主要因素。患者胆红素水平 < 51.3 μmol/L（3 mg/dl）后再行 PDT 的效果更好。对于重度黄疸、合并胆管炎的患者应先减黄控制感染，再择期行 PDT。

（二）胆管癌 PDT 方案制定的目标和基础

胆管癌 PDT 方案制定的目标和基础是，最大程度、最有效率地杀伤肿瘤细胞，减少周围正常组织的损伤。PDT 方案的制定需遵循个体化的原则，应包括：患者具体的体重、肿瘤范围、合适的光敏剂用量、合适的光照时机、光照频率和合适的光照剂量。光照剂量的主要影响因素包括功率密度、能量密度。应根据肿瘤分期明确治疗目标，结合治疗目标个体化制定 PDT 方案。

六、手术关键步骤

（一）内镜途径操作流程

（1）静脉麻醉满意后，取左侧俯卧位。

（2）经口进镜至十二指肠降部。导丝逆行插管并造影，可通过 IDUS 了解病灶部位及范围，测量狭窄的长度，选取合适长度的柱状光纤，必要时可用扩张探条（或球囊）扩张狭窄部位，将柱状光纤送入胆管狭窄处。

（3）照射治疗。设置好光照参数后进行激光照射。

（4）放置胆管支架。PDT 后局部易出现水肿和胆道梗阻程度加剧的情况，应放置胆管支架并跨过治疗部位，以确保胆管引流通畅。有条件的医院可选择经口内镜胆道直视系统，经十二指肠镜钳道将其送入胆管，其对病灶范围的确定更直接、更精确，并可直接观察病灶的治疗效果（图 5－10）。

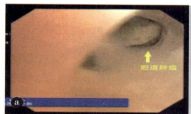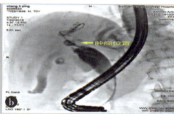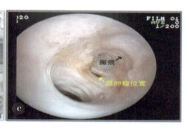

a—治疗前见胆管内肿瘤；b—PDT 中；c—治疗后胆道镜复查。

图 5－10　ERC 途径操作流程

（二）PTC 途径操作流程

（1）一般选择局麻，患者取平卧位。

（2）经原 PTCD 导管置入导丝至胆道，调整导丝进入肠道，可选择 EUS 或 IDUS 了解病灶部位及范围，使用扩张探条扩张狭窄处。

（3）沿鞘管置入柱状光纤至病变部位，退鞘管后进行激光照射。

（4）治疗结束后沿原导丝置入 PTCD 管并固定。

（三）经皮经肝直视下穿刺途径

对于部分窦道已经形成的患者，可行经皮经肝胆道镜直视下的 PDT，在胆道镜下先了解病灶部位、范围及梗阻程度，插入相应长度的柱状光纤进行治疗。

七、术后风险防范

1. 光敏反应

光过敏反应是 PDT 特殊的不良反应，发生率约为 20%。其主要临床表现为接触太阳光的皮肤出现晒伤样改变，如红斑、丘疹等，并伴有瘙痒或灼痛，若不及时避光，严重者后期可能出现色素沉着。对患者进行避光宣教尤为重要，应在出院时和随访中评估与治疗相

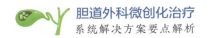
关的不良反应。

2. 术后胆管炎

胆管炎是 PDT 术后最常见的并发症，PDT 后需常规放置胆管支架和（或）外引流管（ENBD 管、PTBD 管），以确保胆汁引流通畅和预防胆管炎，术后可常规运用抗生素预防胆道感染。

3. 其他不良反应

少数患者可能出现腹痛、胆道出血、胆道穿孔、急性胰腺炎、肝脓肿等并发症，这多与内镜或 PTC 途径操作相关。内镜相关的急性胰腺炎发生率约 3.5%，一般症状轻微、易控制，其他严重并发症如胆道穿孔的发生率不足 1%，但其死亡率极高。因此术中应当轻柔操作，严格设置操作参数。

八、术后管理要点

（一）一般管理

（1）严格卧床休息至少 24 小时，观察有无发热、心悸、冷汗、腹痛、便血等表现。

（2）24 小时后饮水，禁食 48~72 小时后开始流质饮食，逐渐过渡到半流质饮食。

（3）半个月内避免重体力活动。根据具体情况予以营养、抗感染、抑酸剂等药物。

（二）特殊监测

（1）治疗后 30 天开始，可通过避光试验判断光敏剂是否代谢完全。可在小腿或大臂上选硬币大小皮肤，在中午（冬季）或下午 3 点至日落前（夏季），将选择暴露的皮肤暴露于日光 5 分钟（其他皮肤应避光）。如无光敏反应，第 2 天更换位置在同一时段暴露于日光 15 分钟；如有光敏反应，继续避光，1 周后重复上述试验。通过避光试验判断无光敏反应后，外出仍需采取避光防护，避免突然长时间暴露于日光。

（2）术后定期内镜随访，在确诊胆管癌后尽早行 PDT，即在合理周期内行多次 PDT，这可提高不可切除胆管癌患者的生存率。

（叶俊　李广阔）

第五节　不可切除的胆总管肿瘤合并胆道梗阻的粒子植入治疗

胆总管肿瘤包括原发于胆管上皮细胞的恶性肿瘤和继发性肿瘤，其共同特点为瘤体在腔内生长导致胆道梗阻。手术切除是胆总管肿瘤患者可能被治愈的唯一治疗方案，但由于早期诊断困难，大部分患者出现临床症状时病情相对较晚，已失去根治性手术机会。因此针对这类患者，主要的治疗原则是首先解除胆道梗阻，再予以放化疗或靶向免疫等综合治疗方案。

目前缓解胆道梗阻的主要方式有两种：经皮穿刺胆道置管引流术和内镜下胆道支架置入术。置管或支架虽然能暂时解除梗阻，但对肿瘤本身并无实际治疗作用，因此本质上只起到缓解梗阻带来的症状和减轻由此带来的器官损害而延长患者生存期的作用。在这种情况下肿瘤仍将持续生长，可导致胆道引流管或支架的堵塞，最终导致胆道再次出现狭窄或梗阻的情况。所以在疏通胆道的同时如果能进行抗肿瘤治疗，不仅能提高减黄的效果，还能改善患者远期预后。

对于放射性 125 碘粒子植入术在晚期癌症患者的局部治疗中能发挥积极作用已在临床得到证实。以胆道支架作为载体，植入放射性 125 碘粒子，将内镜治疗同近距离放疗相结合，在通畅引流的同时起到对肿瘤的控制和局部治疗，从而使恶性胆道梗阻疾病的治疗取得更确切、更持久的疗效。基于以上的思路，我国多个医疗中心相继开展了相关动物及临床研究。但到现在为止，这项技术仍有许多问题尚未达成共识，其中主要的问题包括以下几个方面。

一、放射性胆道支架的研发

临床运用较多的胆道支架有塑料支架和自膨式金属支架，均可设计携带放射性 125 碘粒子，其主要的区别是置入支架的方式不同。

（1）塑料支架。在塑料支架的侧壁有一个直径 0.7 mm 与引流管道平行的粒子通道，在粒子通道侧壁开设粒子窗，粒子窗长 4.0 mm，宽 0.5 mm，略小于放射性 125 碘粒子（长 4.5 mm，圆柱直径 0.84 mm）。安装粒子时需逐个将放射性粒子插入在相应粒子窗，这样可确保粒子与胆管腔内肿瘤直接接触，让接触面得到充分的照射。

（2）自膨式金属支架。自膨式金属支架由内、外两个部分构成，外部是可携带放射性 125 碘粒子的金属支架，内部是常规自膨式金属支架。外部支架由聚四氟乙烯膜缝制粒子鞘连接在镍钛合金支架的两端，内部支架由镍钛记忆合金支架构成。置入时先将携带放射性 125 碘粒子的无支撑功能的金属支架植入，然后再沿着同轴导丝植入另一起支撑作用的金属支架。

（3）粒子条的制作。除此以外，还有其他方式携带放射性 125 碘粒子，如经 PTCD 引流管置入双导丝，一个导丝置入由无菌塑料导管排列封装放射性 125 碘粒子制成的粒子条，另一个导丝置入镍钛记忆合金支架，先置入粒子条，再置入金属支架，粒子条由金属支架支撑固定于病变胆管壁。

二、关于放射性胆道支架的剂量学

目前文献报道的剂量参考点范围为 40~60 Gy，但因为胆总管肿瘤为腔内肿瘤，其形态不规则，且胆道腔内狭窄，TPS 做出的粒子植入治疗方案的适形性难以令人满意，另外由于肿瘤沿胆管壁生长，形态不规则，无法准确测量体积。Chen 等通过公式 $n =$ 梗阻部位的胆管长度（mm）/4.5 + 4 来决定植入的粒子数目，其研究结果显示距离粒子条轴向距离 0.5 cm 处的累积剂量为 81.6 ~ 90.7 Gy（平均剂量为 87.8 Gy）。粒子活度、数量的确定方式和放射性[125]碘粒子的排列方式在放射性胆道支架应用中存在明显差异，另外放射性支架的照射剂量也无统一标准。采用放射性胆道支架治疗管腔肿瘤时，剂量分布及其对瘤体、管腔及腔外组织的作用和影响都不能与实体肿瘤一概而论，目前国内外尚无这方面的基础研究。确定放射性[125]碘粒子胆道支架的剂量学分布，提高放射性胆道支架的同质化应用是亟待解决的问题。

三、如何评价肿瘤局部控制情况

胆道支架以及放射性[125]碘粒子，对 CT、MRI 图像影响较大，从而无法像实体肿瘤那样常规应用 CT 或 MRI 来评价疗效。有学者提出使用 EUS 或 ERCP 来评价疗效。EUS 对胆管厚度测量准确度最高，但其为侵入性操作，且操作难度较高，对操作者技术依赖较大；ERCP 通过测量胆管管腔狭窄情况来判定肿瘤长大或消退，操作相对简单，但存在外压型病变导致狭窄或放射相关的胆管狭窄的因素，从而造成结果误差。目前已报道的文献或研究均未能很好地解决此问题。

除此以外，胆道支架联合放射性[125]碘粒子植入技术还存在许多需要研究的问题。例如剂量验证问题、粒子条是否拔出或长期留置问题、腔内照射剂量对胆管壁的损伤情况及发生胆管炎的处置等都需要我们进一步去研究和讨论。

总体而言，放射性[125]碘粒子胆道支架的初步临床应用显示该技术是安全有效的，该技术为失去手术机会的胆道恶性梗阻患者，提供了一种新的治疗思路，但是由于现阶段该技术临床应用研究的样本量较小、随访时间尚短，证据强度不足。放射性支架与普通支架的近期及远期疗效、并发症对比仍需要多中心、大样本、随机对照临床研究来进一步证实。

（张凌）

第六节　胆源性门静脉高压症的经颈静脉肝内门体分流术

先天或后天的肝脏各种疾病，包括胆系疾病引起的肝内持续性胆汁淤积，均可引起肝脏胆管反复发生炎症，导致肝脏纤维化形成，这些疾病最终可发展成为胆汁性肝硬化、门静脉高压症。肝硬化和门静脉高压症出现相应症状后的治疗通常是保守对症治疗，要解决门静脉高压症的问题，传统手术技术是通过门静脉系统与体静脉系统的分流技术和两个系统之间的交通切断技术来解决。TIPS 是通过在门静脉和腔静脉之间建立肝内分流道，从而达到降低门静脉压力引起的症候群的微创治疗方式。

一、手术适用病变范围

（1）在食管胃底静脉曲张急性破裂出血或保守治疗以及通过内镜治疗效果不佳时，可作为一级治疗方案。

（2）顽固性胸/腹水者。对于门静脉高压症引起的胸/腹水，经药物保守治疗效果较差的患者，TIPS 是治疗难治性胸/腹水的一线治疗方案。

（3）对于因门静脉高压引起的肾功能灌注不足，TIPS 可降低门静脉压力，从而增加肾灌注而改善肾功能，主要适用于 Ⅱ 型肝肾综合征者，对 Ⅰ 型肝肾综合征者效果不佳。

（4）肝脏移植前的桥接治疗。

二、与手术相关解剖要点

行 TIPS 需掌握颈静脉，上、下腔静脉，肝静脉，门静脉，心肺血流动力学等的相关专业基础知识，主要解剖要点如下。

（1）需了解颈部有无变异，通常选择右侧颈静脉，若右侧有变异或无法完成穿刺，可选择左侧静脉。

（2）需术前根据增强 CT/MRI，选择合适的肝静脉和门静脉穿刺点，通常选择肝右静脉和门静脉右支。

（3）行 TIPS 时选择 RUPS－100 穿刺器，可根据肝静脉和门静脉的位置选择不同的塑形角度。

（4）若反复穿刺仍无法成功，可通过门静脉间接造影或经皮经肝穿刺门静脉实现定位。

三、术前管理重点

（一）术前应达到的状态（手术指征）

（1）肝功能 Child－pugh 评分≤13 分，或者终末期肝病评分＜18 分。

（2）完成心脏彩超，排除中重度肺动脉高压、重度未经治疗的瓣膜病、充血性心力衰竭。

（3）排除顽固性显性肝性脑病。

（4）通过 CT 或 MRI 评估排除难以行 TIPS 分流道建立的所有因素。

（二）完善术前检查

（1）常规实验室检查（血常规、肝肾功能、电解质、凝血常规、乙肝两对半、乙肝病毒 DNA 定量）。

（2）影像学检查（X 线胸片、胸腹部增强 CT 或增强 MRI）。

（3）心电图、颈部静脉血管彩超、心脏彩超。

（三）人文管理方面

向患者告知手术方案及应急预案，手术中可能出现的情况，手术中的注意事项等。

四、手术前规划

（1）根据术前的 MRI/CT 影像，了解颈部解剖有无变异，了解其血管解剖有无变异。

（2）根据 MRI/CT 影像、颈部血管彩超、胸腹部增强 CT 或 MRI 确定颈部穿刺位置，肝内选择合适的肝静脉和门静脉穿刺点。

（3）术前根据 CT/MRI 确定需要栓塞的侧支静脉（图 5-11）。

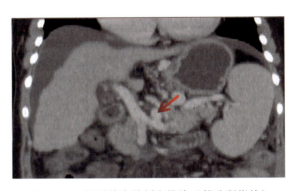

图 5-11　需要栓塞的侧支静脉（箭头所指处）

五、手术关键步骤

（1）体位。平卧位，垫肩暴露颈部穿刺点。

（2）麻醉方式。通常可选择局麻，对于疼痛耐受性差和血流动力学不稳定的患者可选择全麻。

（3）穿刺部位。一般选择经右侧颈内静脉穿刺，但对经右侧颈内静脉穿刺难以进入肝静脉患者，可选择经左侧颈内静脉穿刺。

（4）使用 Seldinger 法将导丝放入下腔静脉，通过导丝将鞘放入下腔静脉。

（5）通过导丝将 RUPS-100 穿刺器放入肝静脉并行造影，测量肝静脉压力梯度（HVPG）。

（6）根据 CT/MRI 定位肝静脉和门静脉穿刺点，根据肝静脉和门静脉上下、左右关系塑形 RUPS-100 穿刺器，穿刺成功后通过造影确定穿刺点位置，后将导丝放入肠系膜下静脉，通过 RUPS-100 穿刺器将鞘放入门静脉。

（7）通过导管再次测量门静脉压力梯度（PPG），行脾静脉造影（见图 5-12）。

（8）根据 PPG 选择合适的支架，退出鞘后用球囊预扩肝内穿刺道，放入支架，再次用球囊扩张支架至最大。

（9）再次测定 PPG，造影观察放置支架后门静脉和侧支血流变化（见图 5 - 13）。

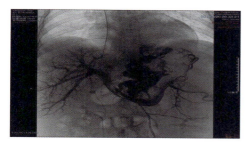
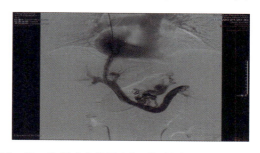

图 5 - 12 脾静脉造影　　　　图 5 - 13 造影观察放置支架后门静脉和侧支血流变化

六、术中特别关注

（1）整个操作过程应轻柔，避免损伤血管。

（2）颈静脉穿刺成功后需确认是否穿刺误入椎静脉。

（3）术中需时刻注意心电监护的变化，若出现严重异常应立即停止操作。

（4）对于进入肝静脉困难者可多次对 RUPS - 100 穿刺器进塑形，若仍无法进入，则尝试通过左侧颈静脉路径进入。

（5）若反复多次穿刺无法成功，可通过间接门静脉造影或经皮经肝门静脉穿刺定位穿刺点。

（6）穿刺成功后若患者突然出现心率增快、血压下降，则应考虑有腹腔出血的可能，应立即放入支架，支架放入后再次造影反复观察。

（7）对于多次穿刺者，手术完毕后需行肝动脉造影了解有无腹腔及胆道出血，若有出血需行肝动脉栓塞。

七、术中风险防范

（1）年龄较大的患者血管扭曲严重，术中导管可能出现严重扭曲和折断。

（2）对腹腔干可能有狭窄者，可用微导管反复尝试进入。

（3）行肝动脉栓塞时患者可能出现迷走神经反射，如出现心律下降，应及时停止操作，必要时使用阿托品。

（4）对于有动静脉瘘的患者应谨慎选择栓塞材料，避免出现异位栓塞。

（5）若患者出现疼痛难以忍受可停止栓塞剂注入，同时给予适量利多卡因以达到缓解的效果。

八、术后管理

（1）常规心电监测，观察患者血压、心律、脉搏和呼吸的变化。

（2）观察穿刺点是否有出血，必要时再次压迫。

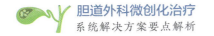

（3）多喝水，以有利于造影剂的排出。

（4）术后一周复查彩超以了解分流道情况。

（5）对于消化道出血患者，需维持生命体征稳定。

（6）对于腹水患者，严格限制其钠盐、液体的入量，使用利尿剂利尿。

（7）定期复查肝肾功能、血氨、血常规，必要时复查胃镜以了解治疗效果。

（8）合理的营养．围手术期可适当限制动物蛋白饮食，多鼓励植物蛋白饮食。

图 5－14 所示为曲张血管对比图，其中图 5－14a 为术前，图 5－14b 为术后。

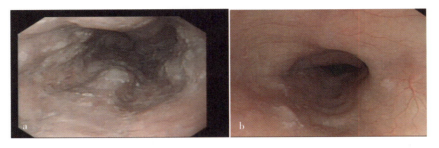

图 5－14　曲张血管对比图

（刘宇）

第七节　肝内胆管癌经血管介入治疗

介入治疗的途径分为经血管腔内、经自然腔道和直接穿刺目标部位 3 种途径。经血管腔内的介入机理是通过阻断靶目标的血管的血液供应和对靶目标给予高浓度的化学药物等手段来阻止靶目标的生长和发展；而经自然腔道的介入往往会在借助内镜技术将腔内生长的肿瘤置于可及位置后再采取相应治疗手段；第三种是直接对靶目标采取穿刺，使用能量器械或直接注射药物等来达到治疗目的。本节主要介绍经血管腔内的介入相关技术。另外，另立独立章节介绍的 HAIC 和经股动脉置管⁹⁰Y－SIRT 技术均属于血管腔内介入治疗。

一、经导管动脉内化疗栓塞术

肝内胆管癌具有门静脉和肝动脉双系统供血的特征。相较于 HCC，肝动脉对 ICC 的供血降低。因此，TACE 经肝动脉给药、栓塞治疗 ICC 的疗效要相对低于其治疗 HCC 的疗效，然而这并不影响 TACE 作为 ICC 的一种治疗方式在临床广泛应用。目前有很多报道证实了TACE 对 ICC 的有效性和安全性，以下就 TACE 在 ICC 中的应用介绍如下。

（一）手术适用病变范围

ICC 行 TACE 的适应证与 HCC 的基本相同。其适应证如下。

（1）肝功能 Child－Pugh 在 B 级以上的，中国肝癌分期（CNLC）分期Ⅱ$_b$、Ⅲ$_a$和部分Ⅲ$_b$期，PS 评分 0～2 分。

（2）门静脉有癌栓或血栓，但主干未完全闭塞，或完全闭塞但通过一些治疗手段可以再通的 ICC 患者。

（3）ICC 合并肝动脉、门脉静分流所引起门静脉高压的患者。

（4）手术切除术后具有高危复发的 ICC 患者，TACE 可以为手术切除、肝移植、消融创造机会。

（5）肝移植等待期桥接治疗。

（6）ICC 自发破裂患者。

（二）与手术相关解剖要点

目前 TACE 的入路主要有股动脉和桡动脉两种路径。在选定合适的入路后，术前对路径进行血管检查是必要的。以股动脉入路为例，股动脉入路是自股动脉穿刺经髂动脉、腹主动脉、腹腔干动脉到达肿瘤供血动脉。因此，术前需完善股动脉彩超以了解有无变异，确定股动脉穿刺点；通过 CT 检查髂动脉、腹主动脉有无异常，腹腔干是否有狭窄。另外，还要了解肿瘤的主要供血动脉是自什么地方发出，微导管在哪个部位给药和栓塞最合适。所以，术前了解相关解剖要点的主要目的是评估手术入路是否合适，是否有解剖变异。只有真正做到对手术相关解剖要点心中有数，才能确保手术的顺利完成。

（三）术前管理重点

（1）常规实验室检查（血常规、肝肾功能、电解质、凝血常规、乙肝两对半、乙肝病毒 DNA 定量、肿瘤标记物）。

（2）心电图检查。

（3）影像学检查（X 线胸片、腹部增强 CT、腹部增强 MRI）。

（4）股动脉/桡动脉入路等相关动脉的彩超检查。

（5）向患者告知手术方案，手术中可能出现的情况，手术中的注意事项。

（四）手术前规划

（1）根据 MRI/CT 影像资料（图 5－15）、肿瘤标记物检查结果，综合对肿瘤的性质进行判断，以做出临床诊断。但对于需进一步治疗（如放疗、化疗）的患者，术前的穿刺活检也是必要的。

（2）根据患者情况和动脉检查结果确定手术操作入路。

（3）确定肿瘤供血动脉位置和是否有多支供血动脉，确定微导管到达化疗栓塞的位置。

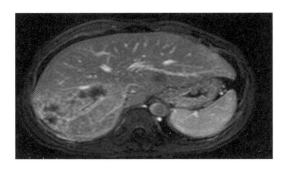

图 5 - 15   术前 ICC 的影像资料

（五）手术关键步骤

（1）体位。患者采用平卧位，穿刺部位选择股动脉。

（2）使用 Seldinger 法将 5F 鞘插入股动脉，将 RH 导管插入肝固有动脉。

（3）血管造影后显现肿瘤的大小、位置、数量及供血情况（图 5 - 16）。

（4）超选择肿瘤供血动脉，灌注化疗药物后再用碘油栓塞肿瘤供血动脉栓塞治疗后影像如图 5 - 17 所示。

（5）再次造影观察肿瘤的栓塞情况（图 5 - 18），栓塞完成后退出微导管、RH 导管、5F 鞘，对股动脉压迫 30 分钟止血。

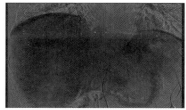 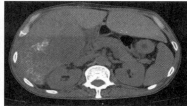 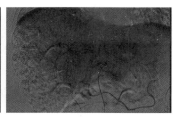

图 5 - 16   血管造影情况   图 5 - 17   栓塞治疗后影像   图 5 - 18   治疗后造影情况

（六）术中风险防范

（1）整个操作过程要轻柔，避免损伤血管。

（2）年龄较大的患者血管扭曲严重，术中导管可能出现严重扭曲和折断，因此在术中要避免用力过猛，在遇到插管有阻力时要注意调整进管的角度和方向。

（3）遇到腹腔干动脉可能有狭窄的，可用微导管反复尝试进入。

（4）行肝动脉栓塞时患者可能出现迷走神经反射，如出现心律下降，应及时停止操作，必要时使用阿托品。

（5）对于有动静脉瘘的患者应谨慎选择栓塞材料，避免出现异位栓塞。

（6）若患者出现疼痛难以忍受可停止给药及栓塞剂，给药适量利多卡因以达到缓解的效果。

（七）术后管理要点

（1）常规心电监测，观察患者血压、心律、脉搏和呼吸的变化。

（2）观察穿刺点是否有出血，必要时可再次压迫止血。

（3）术后患者多饮水，以有利于造影剂和化疗药物的排出。

（4）若栓塞面积较大，患者术后可能出现发热，一般 3~7 天便可恢复正常。

（5）患者术后肝区可能出现疼痛，术后或出院后可予以适量止痛治疗。

（6）有少部分患者可能出现呃逆，应给予患者对症治疗。

（7）患者应定期复查肝肾功能、血常规。

（刘宇）

二、PVE 联合肝静脉系统封堵诱导 FLR 再生技术

根治性手术切除是胆管癌主要的治疗方式之一，是胆管癌患者获得长期生存的主要手段。扩大肝切除术已经被广泛应用于治疗胆管癌，尤其是 ICC 患者。胆管癌起病隐匿，诊断滞后，发现时常属中晚期，患者往往因 FLR 不足而错失手术切除的最佳时机。理论上 FLR 需要达到功能完整的肝脏估计总体积（TELV）的 25% 以上，才能降低术后因肝功能衰竭而引起的手术病死率及围术期并发症发生率。实际临床中具备手术条件的胆管癌患者存在着不同程度的肝纤维化或肝硬化病变，对此类患者 FLR 的比例至少要提高到 40% 才符合条件。对于 FLR 不足导致不宜行一期手术切除的 ICC 患者，外科医生常采用人为诱导的方式，使手术后保留的肝组织增生、肥大，使拟准备切除的部分肝脏组织萎缩，从而保障在完成二期根治性手术切除病变肝组织后有足够的 FLR 和功能储备。

1986 年，日本学者 Kinoshita 等在探索肝动脉栓塞联合选择性 PVE 治疗肝癌的过程中，观察到患者肝脏经 PVE 后，栓塞侧的肝叶萎缩，对侧肝叶出现肥大增生。随后在 1990 年，Makuuchi 等报道了 PVE 技术在肝门胆管癌患者术前的应用，证实 PVE 可降低肝门胆管癌患者经肝切除术后发生肝功能衰竭的风险，且是安全可行的。经过不断地发展和广泛普及，肝切除前施行 PVE 已成为术前增加 FLR 的标准术式，同样为 ICC 合并切除提供技术理论基础。

PVE 技术是通过调节门静脉血流的方式诱导 FLR 增生，学者们据此原理进行了不断的尝试。2000 年，Adam 提出了"二步肝切除术"，先切除 FLR 内肿瘤（少数病例联合行 PVE），待 FLR 增大后，再切除含瘤肝脏组织。2004 年，Jaeck 等提出了另一种"二步肝切除术"，该术式主要应用于治疗同时多发在左、右半肝的肿瘤，先切除左半肝的肿瘤后再栓塞门静脉右支，当无肿瘤的左半肝增生后行扩大右半肝切除术。2007 年，Clavien 的"二步肝切除术"有了新的改进，在手术第一步中使用联合楔形切除所有左半肝的肿瘤后，结扎右门静脉，经过数周后再次在左半肝增生足够时行第二步扩大右半肝切除术。2009 年，Hwang 等实施 PVE 联合肝静脉封堵术（HVE），在 PVE 的基础上 2 周后行同侧肝静脉封堵术，待 FLR 增大后切除含瘤肝脏组织。Schnitzbauer 等在 2012 年所提出的联合肝脏分隔和 ALPPS 是先将 FLR 肝实质与拟切除侧肝脏断离，并结扎将拟切除侧肝脏的门静脉，但保留相应肝动脉和胆管分支，而后的 1~2 周待 FLR 增生足够后，切除所有带肿瘤的肝脏。2016

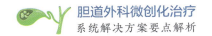

年，Guiu 等同期栓塞拟切除侧肝脏的门静脉和肝静脉，待 FLR 增大后切除含瘤肝脏组织，并将该术式命名为肝静脉系统封堵术（LVD）。上述方法中 PVE 技术和 LVD 技术对患者的创伤最小，独具优势。

（一）PVE

1920 年，Rous 等结扎实验兔一侧门静脉分支后，观察到结扎侧肝叶萎缩，非结扎侧的肝叶肥大增生，于是首次系统地阐述了门静脉结扎后对肝脏组织短期和长期的影响。1975 年，Honjo 等人首先采用门静脉结扎术（PVL）治疗肝恶性肿瘤患者，但因为缺少肝脏组织学的结果，所以该研究中结扎门静脉的作用并不明确。门静脉结扎术需开腹手术完成，为了减少对患者的伤害，Kinoshita 等在 1986 年采用 PVE 来治疗经肝动脉栓塞后无治疗效果的原发性肝癌伴门静脉癌栓的蔓延，他们发现 PVE 相较于肝动脉栓塞有更高的安全性，且其除了能够增强肝动脉栓塞的效果之外，还能引起未经栓塞的肝脏组织发生增生。此后，通过某种安全的栓塞剂栓塞肿瘤侧门静脉分支，使对侧肝叶体积增大，以利于肝癌二期切除，成为治疗肝脏肿瘤的新思路。随着 PVE 技术的发展，近年来国内外该技术的应用日益增多。

1. PVE 的原理

在选择性 PVE 术后，因肝内门静脉血流动力学的改变而诱导非栓塞侧肝组织代偿性增生（图 5 - 19）。PVE 术后门静脉血液完全流入未栓塞侧肝脏组织，门静脉血富含肝细胞生长因子、表皮生长因子、胰岛素及各类营养物质，可促进肝细胞生长。门静脉血流产生的力学信号在肝再生中也有着重要作用。①在流体切应力作用下，肝窦状隙孔隙增大，窦状隙血管内皮生长因子（VEGF）受体发生移位，VEGF 受体 - 1、VEGF 受体 - 2 和神经纤毛蛋白受体 - 1 等表达增加。切应力促进肝细胞或非实质细胞共培养系统中肝细胞合成尿素氮，还促进肝细胞 - 成纤维细胞生物反应器中肝细胞合成白蛋白和尿素。②切应力变化能够激活钙离子（Ca^{2+}）通道，直接刺激细胞表面蛋白，促进一氧化氮释放，上调尿激酶活性，使 β - 连环蛋白迁移至肝细胞核内，可调节 Notch1 信号的传导以及一些促血管内皮细胞的表达。③血流切应力变化可促进细胞外基质降解，机械性扩大细胞间隙，使肝窦内皮对营养物质的渗透性增加。④血流切应力增高可促进肝细胞释放三磷酸腺苷，腺嘌呤核苷酸的变化刺激肝再生的启动。⑤切应力变化促使 C - fos（一种兴奋神经元启动子）高表达，它和 Jun（Jun proto - oncogene，原癌基因 Jun）蛋白家族成员一起形成异二聚体，调节、转录、激活蛋白（AP - 1），促进相关增殖基因表达，促进肝再生。PVE 术后肝叶再生模式主要有 3 个阶段：PVE 术后第 1 个月肝脏体积迅速增加的初始阶段，PVE 术后第 2 个月肝脏再生较缓慢的第二阶段以及肝再生更加缓慢的第三阶段，第三阶段可延长至 1 年。患有肝炎及肝硬化的患者未栓塞叶体积的增加程度（23% ～35%）明显低于正常患者（34% ～44%）。

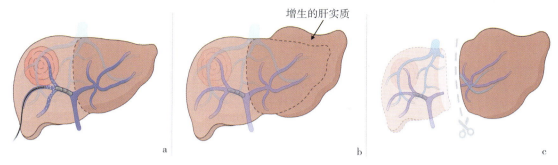

a—患侧门静脉右支穿刺栓塞；b—等待3～4周，健侧肝脏增生；c—完成右半肝手术切除。

图5-19　PVE诱导增生示意图

2. 肝脏体积和功能的评价

计划实施肝切除的ICC患者需准确判断其切除后的FLR，以制订肝切除或术前肝脏体积诱导的计划。FLR通常采用横断面扫描来计算，常用增强CT扫描。标准FLR（sFLR）的定义为FLR和SLV的比值，因肝脏体积与人体表面积（BSA）存在相关性，目前临床上已建立公式计算sFLR。标化全肝体积（TELV）采用以下公式计算，TELV = 1267.28 × BSA - 794.41。

动态生长率（KGR）是预测PVE患者行肝切除术后肝衰的替代指标，它代表患者PVE术后肝脏增生的速率，并且和sFLR比较它可以更好地预测肝切除术术后发生肝功能不全和死亡的风险，一般认为KGR > 2%/周的患者发生肝衰和围术期死亡的风险更低。

ICG清除率已成为全球标准量化肝脏功能的生化替代指标，和FLR联合应用也有预测肝脏功能恢复的作用。^{99}Tcm放射性核素肝胆显像可用于功能性肝脏体积的计算，可以更准确地评估伴有门静脉癌栓、区域分支梗阻性黄疸等情况的区域肝功能。最近研究显示，钆塞酸二钠增强MRI也具有良好地预测区域肝脏功能的能力。

3. PVE实施途径

PVE的操作主要是通过超声引导下基于数字减影血管造影（DSA）技术进行的，主要是通过经皮经肝门静脉穿刺。根据穿刺方向的不同又可分为同侧法（穿刺部位与栓塞部位在同侧）和对侧法（穿刺部位在栓塞部位对侧），这两种方法可根据术者习惯，预计切除的肝，是否进行超半肝栓塞和栓塞剂的种类来确定。同侧穿刺的主要优点是避免FLR组织的穿刺插管损伤，对于拟行扩大右半肝切除的患者，同侧穿刺时更易超选择进入Ⅳ段的门静脉血管，但同侧穿刺有经过肿瘤组织的潜在危险，理论上有可能引起肿瘤转移。对侧穿刺即穿刺部位在余留肝侧，主要优点是便于门脉分支插管及栓塞剂的输送，其缺点是不易超选择至Ⅳ段门静脉血管，还可能医源性损伤FLR导致不能进行外科手术。也有经脾静脉穿刺，从脾静脉入肝方向进入门静脉的途径，此途径利于PVE的操作，避免FLR的伤害，但经脾脏穿刺额外增加了手术操作相关风险。近年来，有研究采用了经颈静脉途径进行PVE，但尚未广泛应用于临床。对于巨大肝癌压迫门静脉分支无法经皮穿刺的患者，可行开腹手术，在手术中经回结肠静脉插管至门静脉进行PVE。经回结肠途径需在全麻下行开腹手术或腹腔镜手术将导管插入回结肠静脉。虽然在开腹等术中可探查肿瘤侵及的范围，但由于需全麻和开腹，风险较大。腹腔镜下门静脉结扎虽可行，但操作难度较大，且相比于经皮肝穿刺创伤较大。

4. PVE栓塞材料

目前PVE常用的栓塞材料的种类很多，常用的栓塞材料包括碘化油、吸收性明胶海绵、2-氰基丙烯酸正丁酯（NBCA）、聚乙烯醇颗粒（PVA）、微球、纤维蛋白胶、凝血酶、弹簧圈和无水乙醇等。这些栓塞材料可单用也可联合应用（如PVA联合弹簧圈、NBCA联合碘化油等）。各种材料在肝脏的增生程度和增生速度方面没有明显差异，有各自的优点及不足之处。吸收性明胶海绵＋凝血酶易发生栓塞静脉再通；NBCA＋碘油可促进快速、可靠的肝脏再生，缩短PVE与肝切除术之间的时间间隔，但是其可能导致炎症反应加重，造成肝胆管周围纤维化等，从而增加手术难度，还可能造成其他肝段的非特异性栓塞；无水乙醇可造成肝功能改变，患者对其耐受性较差且不易操作；PVA与弹簧圈合用时，PVA用于栓塞远端小的门静脉，弹簧圈用于栓塞近端较大的门静脉，效果尚可（图5-20），但费用相对高于其他材料的；NBCA栓塞效果确定、不可逆，但NBCA是种液体介质，应用于门静脉血流慢的患者可能发生异位栓塞，因此在临床应用它的术者需要一定的操作经验。良好的PVE栓塞材料应具有栓塞持久和栓塞门静脉末梢的功能。研制易于操作、能够维持栓塞效果、防止栓塞再通及提高肝脏增生效果的栓塞材料是PVE技术下一个热点。

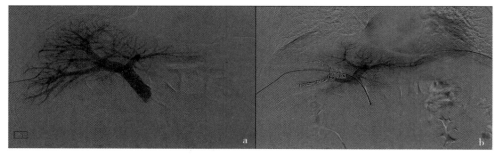

a—栓塞前门静脉造影，门静脉左、右支显影清晰；b—用弹簧圈和PVA栓塞门静脉右支后造影，门静脉右支未见显影。

图5-20　经皮穿刺门静脉栓塞术

5. PVE的适应证和禁忌证

PVE的适应证尚无明确定论，一般认为凡单发或多发的位于肝的一侧，癌体积较大或位置较特殊的原发性肝癌、转移性肝癌、GBC、肝门部胆管癌为达到根治目的需做较大的肝切除术者可行PVE。如果患者手术计划显示肝切除后FLR不足（无肝硬化背景患者FLR<25%，肝硬化背景患者FLR<40%），可能会出现肝功能衰竭等相关并发症，可行PVE术。

PVE可能增加对侧肝叶内肿瘤的生长速度，故一般未栓塞肝叶内有肿瘤为PVE禁忌证。此外，有下列情况者不宜行PVE。

（1）肿瘤肝外转移，全身情况差。

（2）并发严重心、肺、肾等脏器疾病。

（3）严重肝功能损伤，包括明显黄疸、转氨酶明显升高、顽固性腹水等。

（4）凝血功能障碍、无法纠正者。

（5）FLR 胆道扩张，如为胆道梗阻可于术前引流。

（6）栓塞侧门静脉主干内有大量癌栓。

PVE 术后门静脉压力可呈现不同程度的增高，肝硬化伴门静脉高压患者视为 PVE 的相对禁忌证。

6．PVE 的风险和争论

PVE 是一种较安全的治疗方法，到目前为止，还没有因 PVE 而导致死亡的报道。其主要并发症发生率为 2.2%～3.1%。无论采用何种入路及栓塞材料，PVE 整体的技术成功率保持在 95% 以上。PVE 对肝功能的影响是暂时性的，一般情况下，PVE 术后肝功能基本在 1 周左右恢复至术前水平。PVE 术后患者一般会出现：恶心、呕吐、低热、轻微腹痛、气胸、门静脉血栓形成、肝被膜下血肿、胆漏、感染等，但经过对症处理均能缓解。其较严重的并发症有：胆道出血、肝动脉破裂、假性动脉瘤，门静脉主干甚至拟保留侧肝脏门静脉血栓等。其中门静脉血栓会对二期手术切除计划产生重要影响，可导致患者失去二期切除的机会。因此 PVE 在应用过程中仍然存在一些值得思考的问题。

PVE 术后平均肝脏体积增生比例为 37.9%～49.9%，二期肝切除率 75.9%～96.1%。肝脏组织在 PVE 术后前 3 周增生效率最高，3 周之后进入平台期，二期手术时间在 PVE 术后 3 周左右最合适。PVE 术后等待二期手术期间，细胞因子上调（白介素－6，肿瘤坏死因子－α，肝细胞生长因子）和"肝动脉缓冲效应"下引起的肝动脉血流增加都有加速肿瘤进展，甚至导致肝外转移的风险。也有观点认为多发型肝癌患者在 PVE 术后 3 周复查时发现的新发肿瘤就是之前未发现的多发小病灶，其在等待二期切除期间继续长大。研究表明在 PVE 术前 2～3 周行 TACE 可以有效控制肿瘤进展，同时提高 PVE 的效率。

患者 PVE 术后因 FLR 增生不足、肿瘤进展或者肝外转移等原因不能完成二期切除时，栓塞侧肝脏组织萎缩、胆道系统会因感染或者引流不畅等导致严重的问题。这些肝脏组织在肿瘤进展或联合 TACE 后，更容易产生肝脏脓肿。

7．小结

PVE 具有微创的优势，大大扩展了可以行肝脏根治性切除手术的患者范围，提高了肝癌以及肝脏多发转移性恶性肿瘤的手术切除率。但患者的选择、相关并发症的处理仍需给予重视。为了进一步发挥 PVE 促进肝脏组织增生的效率，其增生反应的机制亟待阐述，PVE 对肿瘤的影响和播散、新型栓塞剂可逆性 PVE 等问题仍有待进一步的临床及基础研究证实。

（二）LVD

2009 年，Hwang 等对 12 例拟行扩大右半肝切除的肿瘤患者先行 PVE 术，但 PVE 术后 2 周患者 FLR 增生仍小于 TELV 的 40%，随后他们给患者施行经皮穿刺右支 HVE，PVE 术前平均 FLR 为 34.8%±1.5%，PVE 术后 2 周时 FLR 为 39.7%±0.6%，HVE 术后 2 周 FLR 增长为 44.2%±1.1%，其中 9 名患者最后成功接受了二期肝切除。2016 年，Guiu 等取消了右支门静脉和右支 HVE 之间的 2 周间隔期，即患者同时完成 PVE 和 HVE，并将术式正式命名为 LVD。由于肝中静脉中 2/3 的血液来自右半肝，2017 年，Guiu 等进一步提出 LVD，即在 LVD 的基础上，再封堵肝中静脉及其附属静脉，彻底隔断右肝的静脉回流系统。

1. LVD 的原理

PVE 术后肝内门静脉血流发生改变，肝脏具有自身调节入肝血流的功能——"肝动脉缓冲效应"（HABR）将发挥作用。HABR 是肝脏自身内源性调节入肝血流量的重要生理功能，即在一定限度内，肝脏门静脉血流增加时，肝动脉代偿性收缩以减少对肝脏的血流灌注，反之亦然，以维持肝脏总血流量的相对稳定。因此，患者接受 PVE 后半肝动脉血流会增加。封堵同侧肝脏的肝静脉后，肝静脉流出道不畅造成肝内淤血，肝窦内压力增加，进而限制了入肝的动脉血流量。这样既有少量动脉血流维持肝脏灌注，避免肝脏肿胀和胆道并发症的发生，同时也减少了动脉血流对栓塞侧肝脏和肿瘤组织的影响。图 5-21 所示为 HABR 参与调节入肝血流示意图。

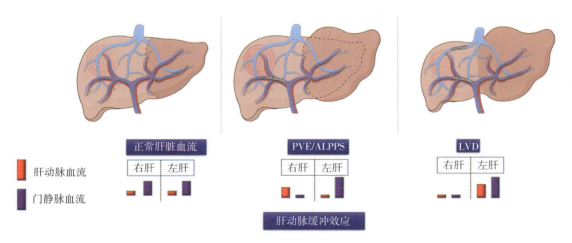

图 5-21　HABR 参与调节入肝血流示意图

2. LVD 的实施途径和栓塞材料

LVD 由两步操作组成，包括 PVE 和 HVE，PVE 的实施方法如上节所述。HVE 的实施方法可分两种，分别是超声引导下经皮肝右静脉穿刺封堵术和经颈内静脉肝右静脉封堵术。对比这两种实施方法，经颈内静脉入路对患者伤害更小，患者穿刺出血风险相对较低。同时对于肝门部肿瘤行 LVD 的患者，经颈内静脉入路可以减少对扩张胆管的穿刺损伤，减少胆道并发症。

肝静脉回流进入下腔静脉，为防止栓塞材料异位栓塞，一般先在肝右静脉靠近下腔静脉开口处放置血管封堵器，或者于下腔静脉放置滤器后在滤器腔内释放弹簧圈（图 5-22），后者因为滤器和弹簧圈存在较大的异位风险已逐步被遗弃。对于肝静脉交通支一般采用粘附性栓塞材料，常用的比如 NBCA，但 NBCA 容易导致堵管，对操作者有一定的经验要求。非粘附性栓塞剂较为理想，但价格昂贵。在肝右静脉和肝中静脉同期栓堵的术式称为 LVD。

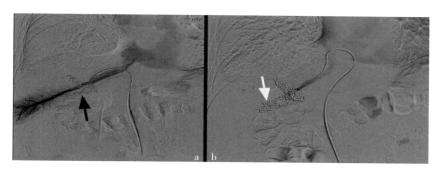

a—弹簧圈和 PVA 栓塞材料栓塞右支门静脉（黑色箭头）；b—滤器和弹簧圈封堵肝右静脉（白色箭头），造影未见肝右静脉远端显影。

图 5-22　LVD 术中关键步骤的 X 线影像图

3. LVD 的临床效果

目前已有研究比较了行标准右肝切除术患者 LVD 和 PVE 的术前、术中和术后结果：两组在术中出血、肝缺血时间、手术时间、术后胆漏、肝萎缩、肝坏死和肝窦扩张方面具有统计学差异。

Guiu 等对 7 名结直肠癌肝转移拟行扩大肝切除的患者行 LVD，手术操作成功率为 100%。LVD 后 20 天复查 FLR，FLR 由 28.2%（22.2%~33.3%）增长到 40.9%（33.6%~59.3%），肝脏的增生效率在前 7 天最高，操作中无其他严重并发症发生。Hocquelet 等对 12 名 FLR < 40% 的肝门部肿瘤患者分别行 LVD 和 PVE（每组各 6 名），3 周后复查 LVD 组患者，该组患者的 FLR 增加到 58%（54%~71%），显著高于 PVE 组的 37%（30%~44%），LVD 组术后住院时间和 90 天内死亡人数为 14 天和 0 人，PVE 组为 44 天和 2 人。同期 Guiu 等对行 LVD 后患者行 ^{99m}Tc-甲溴苯宁肝胆闪烁扫描（HBS）监测 FLR 功能的增长，以及监测血清转氨酶、胆红素和 PT，研究发现随着 FLR 体积的迅速增加，FLR 功能也逐步上升，且没有不增长或延迟增长的现象发生。与此同时，血清转氨酶，特别是胆红素和 PT 的恢复速度极快。同既往经验报道比较，PVE 术后患者每周动态肝脏再生体积比（KGR）为 2.4%/周，而 LVD 术后患者可以达到 4.2%/周，与 ALPPS 效果相当（图 5-23）。

4. LVD 的风险评估

LVD 的禁忌证与其他介入手术的禁忌证基本一致，主要包括以下内容。

（1）肝功能严重障碍（Child-Pugh C 级）者，包括黄疸、肝性脑病、难治性腹水或肝肾综合征。

（2）凝血功能严重减退，且无法纠正者。

（3）门静脉主干完全被癌栓栓塞，且侧支血管形成少者。

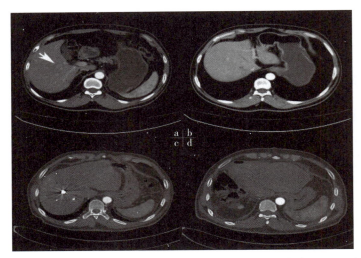

a—初诊腹部增强 CT 提示肿瘤位于 V、Ⅷ 段交界处（白色箭头）；b—LVD 术前 CT 示肝左叶体积小，FLR 为 21%；c—LVD 术后 2 周复查腹部 CT，肝左叶明显长大，FLR 为 42%；d—行标准右半肝切除术后 2 周复查腹部 CT，可见左肝体积继续增大。

图 5-23　原发性肝癌（V、Ⅷ段）

（4）合并活动性肝炎或严重感染，且不能同时治疗者。

（5）肿瘤远处广泛转移，估计生存期 <3 个月者。

（6）恶病质或多器官功能衰竭者。

（7）肿瘤占全肝比例 ≥70% 癌灶（如果肝功能基本正常，可考虑采用少量碘油乳剂分次栓塞）。

（8）肾功能障碍者（肌酐 >2 mg/dL 或者肌酐清除率 <30 mL/分）。

5. 小结

LVD 诱导 FLR 效率高，等待二期手术时间短，是近几年新提出的理念。虽然前期临床研究结果令人振奋，但仍需更多的临床实践来证实、完善其理论和技术。Chebaro 等学者在一项针对 209 位患者行 LVD（124 例）与 ALPPS（85 例）的研究中提到，ICC 患者的完全切除术的失败率几乎达一半（16 例），其中有 3 例患者存在既往胆汁引流。也有学者针对 LVD 与 PVE（10 例 vs 10 例）诱导 20 例肝门胆管癌患者 FLR 效率这一方面进行了比较，统计学显示没有明显差异，尽管该研究仅在单中心进行，存在一定的局限性，但也为临床研究 LVD 对于胆管癌患者的治疗提供了一定的参考价值。

就从目前国内外对于 LVD 的各类临床研究以及经验总结看来，LVD 技术的安全性、可行性以及患者预后皆良好。LVD 可以被认定为介于 ALPPS 与 PVE 之间的一种微创手术方式，其结合了 PVE 及 ALPPS 优点：安全性高、FLR 诱导效率高。因此，LVD 是一种有价值、有前景的手术方式。但这项新技术仍需要在更多的临床实践中，进一步规范操作方式以及评估术后各项指标变化，并与 PVE 及 ALPPS 进行更多的比较。

（刘畅　李争时）

第八节 肝动脉灌注化疗治疗肝内胆管癌的应用

ICC 约占所有原发性肝癌的 20%，占所有消化道肿瘤的 3%。手术切除仍是 ICC 唯一的治愈手段，但该病早期诊断困难，仅有 20%～30% 的该病患者可以获得手术切除机会，即使行根治性手术切除的患者其 5 年总体生存率也仅有 20%～35%。对于不能接受手术切除的患者，除了常规的吉西他滨联合顺铂的化疗方案外，结合全身和局部治疗的有效治疗策略也被研发出来，如放射栓塞术或 HAIC。HAIC 是一种通过经皮穿刺途径将微导管置于肝脏肿瘤供血动脉内，将大剂量化疗药物直接输送到肝脏肿瘤的治疗策略。HAIC 利用了肝脏的双重血供。肝恶性肿瘤几乎全部的血供来自肝动脉系统，肝实质的主要血供来自门静脉和肝动脉系统。因此，将化疗药物注入供应肿瘤的肝动脉会导致肿瘤中药物积蓄明显高于正常肝实质，从而优化抗肿瘤效果，并将肝脏和全身毒性降至较低。由于化疗使用的基本药物 5-FU 的半衰期短，首过代谢率高，HAIC 在肝脏中的药物浓度可以达到全身给药的 400 倍，其在结直肠癌肝转移疗效中已被广泛证实。

近年来，HAIC 在不可切除的 ICC 中的应用逐渐增多。许多研究支持 HAIC 在晚期不可切除 ICC 患者中的作用。最近一项多中心研究比较了 HAIC 加 5-Fu 与切除术后多灶 ICC 患者的 OS，HAIC 治疗与手术切除术的 mOS 差异无统计学意义（20.3 个月 vs 18.9 个月；$P = 0.32$）。HAIC 治疗的 5 年 OS 为 12.5%，而手术切除术为 20.7%。接受 HAIC 或切除术治疗的多灶 ICC 患者 OS 降低的危险因素包括肿瘤直径（$P < 0.01$）、病灶数量（$P < 0.01$）和区域淋巴结转移（$P < 0.01$），这些数据强调了患者选择治疗方法的重要性，并建议对患有多灶性疾病的患者在拟接受肝切除术前应进行更加仔细的评估。

一、手术前评估

（1）基本情况评估。ICC 的治疗通常由患者特异性和肿瘤特异性因素决定，包括年龄、一般状态、患者肝脏的基础健康状况以及肿瘤范围（单个且局部可切除 vs 局部不可切除 vs 肝外转移）。

（2）影像学评估。术前应对转移性或隐匿性疾病进行综合评估，包括胸部、腹部和骨盆的 CT 检查。如腹部增强 CT 检查可评估其血管解剖结构。这一点尤为重要，因为 1/3 的患者存在肝动脉解剖异常。若增强 CT 仍不能明确血管变异，需进一步进行血管造影。

二、手术禁忌证

（一）HAIC 的绝对禁忌证

（1）基础肝病导致的肝功能严重障碍。

（2）一般情况差，PS < 2 分。

（3）门静脉高压。

（4）主干门静脉栓塞。

（5）肝动脉栓塞。

（二）HAIC 相对禁忌证

（1）肿瘤负荷超过肝脏的 70%。

（2）接受过外照射放疗或放射栓塞。

（3）原发灶以外的肝外疾病。

三、治疗策略的制定

治疗策略通常包括多种模式治疗方式，如手术切除、围手术期化疗、靶向治疗、移植和系统治疗［包括细胞毒性治疗、靶向治疗和（或）免疫治疗］。ICC 治疗策略图如图 5 - 24 所示。

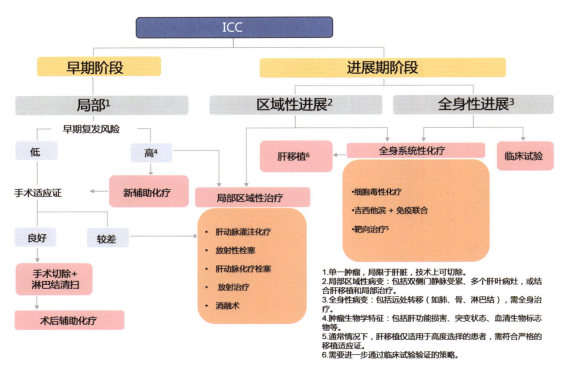

图 5 - 24　ICC 治疗流程图

［资料来源：Moris D，Palta M，Kim C，et al. Advances in the treatment of intrahepatic cholangiocarcinoma：An overview of the currentand? future? therapeutic landscape for clinicians. CA Cancer J Clin. 2023 Mar；73（2）：198 - 222.］

四、手术关键操作

目前 HAIC 泵置入可分为微创腹腔镜置入和传统的开腹置入，后者因创伤较大、术后恢复慢在许多中心的应用逐渐减少，下文将着重探讨 HAIC 泵的微创腹腔镜植入方法。

手术步骤与传统的 TACE 类似：

（1）穿刺血管选择。HAIC 首选穿刺右股动脉，也可选择其他动脉，如桡动脉、锁骨下动脉等。

（2）插入导管。常采用 Seldinger 方法经皮穿刺插入导管，穿刺成功后将导管置入导管鞘，之后分别在腹腔干和肠系膜上动脉进行动脉造影。

（3）根据肿瘤的动脉供血情况，选择性地将导管插入肿瘤的供血动脉。如果肿瘤同时接受腹腔干动脉和肠系膜上动脉的供血，或者有其他动脉供血来源，则将微导管置入肿瘤最大的供血动脉。

（4）置入微导管后，注入肝素液（10 mL，1 000 U，1∶1 000 稀释）以防止微导管内血液血栓形成。

（5）固定导管。导管外露部分用无菌医用纱布覆盖，并用 3M 透明敷料固定在右腹股沟和右下腹部皮肤上，经皮股动脉穿刺置管固定流程图如图 5-25 所示。

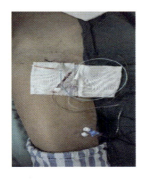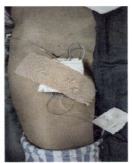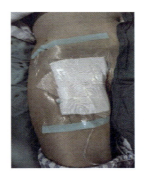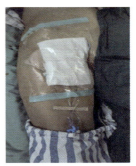

图 5-25　经皮股动脉穿刺置管固定流程图

五、术后特别注意事项

患者穿刺成功转移到病房后应卧床休息 48 小时。按照化疗方案注射化疗药物后，拔出鞘、导管、微导管等，用力按压穿刺点约 30 分钟，待穿刺点无出血后让患者下床活动。每 3 周重复一次 HAIC 常规操作，每次都要重复动脉造影、插管、固定等操作。如果肿瘤的供血血管发生变化，应重新置管于肿瘤的供血血管中。另外，还应注意以下几点。

（1）不建议在单纯 HAIC 泵植入术后使用预防性抗生素。

（2）行 HAIC 泵植入术后患者可进行 ^{99m}Tc 标记的大颗粒聚合人血清蛋白成像，以观察灌注情况（图 5-26）。

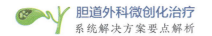

（3）卧床期间穿刺侧大腿不能弯曲，避免导管折叠或堵塞。

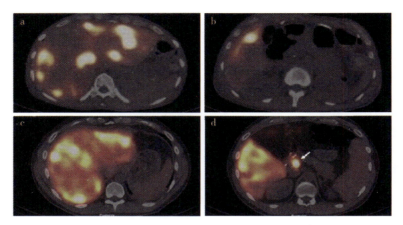

a、b—肿瘤患者术后进行的 ^{99m}Tc 标记的大颗粒聚合人血清蛋白成像；c—正常肝脏成像；d—肝脏与肝外胰腺成像。

图 5-26　经 HAIC 的 ^{99m}Tc 扫描肝脏灌注成像图

六、用药方案的制定

国内 HAIC 治疗现多采用 FOLFOX 方案，具体方案：奥沙利铂 85 mg/m² 动脉滴注 2 小时，亚叶酸钙 400 mg/m² 动脉滴注 1 小时，或奥沙利铂 130 mg/m² 动脉滴注 3 小时，左亚叶酸钙 200 mg/m² 动脉滴注 2 小时，再联合 5-Fu 400 mg/m² 动脉灌注，5-Fu 2 400 mg/m² 动脉滴注 46 小时，每 3 周重复 1 次。但是各医院的使用方法存在一些差异，具体如下。① 奥沙利铂的使用。85 mg/m² 动脉滴注 3 小时或 130 mg/m² 动脉滴注 3 小时；对于奥沙利铂的用量，一些中心建议根据肿瘤大小阶梯式使用。② 5-Fu：采用 2 400 mg/m² 动脉持续滴注 46 小时或 2 400 mg/m² 动脉持续滴注 23 小时。③ 5-Fu 的使用：400 mg/m² 动脉团注，也有研究者不采取快速团注而改为全部由动脉持续滴注。④ 亚叶酸钙的使用：大部分研究者采用动脉滴注，也有部分研究者采用静脉滴注。具体何种方案疗效更佳，不良反应更少，尚有待进一步研究。

七、术后不良反应及处置

HAIC 的不良反应与 TACE 基本相似，较为特殊的主要如下。

（1）化疗药物再灌注期间引起动脉痉挛，进而导致上腹部疼痛，一般较为轻微，较为严重者可暂停化疗药物灌注并采用消旋山莨菪碱、曲马多等对症处理，多可缓解。再次启动灌注后，少部分患者若仍无法耐受，可将灌注速度减半，3 小时后抛弃剩余奥沙利铂。如仍无法耐受，可停止奥沙利铂灌注，而继续 5-Fu 灌注。

（2）导管脱落移位、导管相关感染。操作时需保证无菌操作，导管外露部分用 3M 透明敷贴仔细固定于右腹股沟和下腹皮肤，通过 DSA 检查确定导管位置无误后患者再返回病房。卧床灌注化疗期间右侧大腿不能弯曲。确有导管脱落移位者，需在 DSA 监视下重新置管。

（3）导管堵塞。导管放置完成后，应注入肝素液（10 mL，1 000 U，1∶1 000 稀释）以防止导管凝血堵塞。怀疑有导管堵塞时，可采用肝素液冲管，确有堵塞且不能复通者，应重新置管。

（4）插管可能血管闭塞、狭窄、夹层、皮下血肿或淤血等情况，应注意操作动作，操作动作应轻柔、规范。

（5）化疗相关不良反应。HAIC 引起的化疗相关不良反应较全身化疗轻，一般对症处理后很快即可好转。对症处理如升高白细胞/血小板、退热、止吐、保肝、抗过敏、补充白蛋白等。每次 HAIC 治疗的第 1～2 天要注意"水化"，保证患者尿量 >2 000 mL/d，以促进化疗药物排泄，减少因化疗药物对正常组织的毒性作用而导致的不良反应。

（刘畅　郑楔介）

第九节　^{90}钇选择性体内放射疗法在肝内胆管癌中的应用

^{90}Y - SIRT 是一种可用于治疗肝脏肿瘤的介入放射疗法。该方法利用介入途径将 ^{90}Y 微球直接输送到肝动脉内，从而实现对肿瘤的局部放疗。随着技术的不断进步和临床研究的深入，^{90}Y 微球在肝脏肿瘤的治疗中变得越来越重要。它可为无法接受手术切除的患者提供一种有效的治疗选择，并已在提高患者生活质量和改善患者生存方面取得了显著成果，但未来仍需进一步的研究来解决该治疗方法的适应证、剂量和疗效评估等方面的问题，以进一步优化其临床应用

鉴于 ICC 对放疗具有较高的敏感性，放疗可作为 ICC 患者的一种有效治疗手段。选择性体内放射疗法因其独特的治疗优势而备受关注。相较于体外照射，SIRT 能够在保证高剂量肿瘤杀伤作用的同时，降低对正常肝组织的不良影响。SIRT 通过肝动脉将放射性微球送到肝肿瘤部位，这些放射性微球停留在小动脉内，并通过衰变释放辐射，以促进对肿瘤的辐射损伤。在 SIRT 治疗中，^{90}Y 微球作为最常用的放射性物质。^{90}Y 微球能够选择性地向肿瘤提供高剂量的辐射，可展现出显著的治疗效果，并具有较好的耐受性。2022 年 1 月，国家药品监督管理局正式批准 ^{90}Y 微球注射液上市，^{90}Y 微球注射液于 5 月 7 日在国内正式投入使用。这为 ICC 患者提供了一种更加有效和可行的放疗选择，有望为患者带来新的希望和机遇。以下对 ^{90}Y - SIRT 进行介绍。

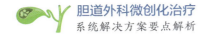
一、^{90}Y 微球的物理特性

^{90}Y 微球为纯 β 射线发射体，半衰期 64.2 小时，平均组织穿透力能到达 2.4 mm，稳定性和生物相容性良好，衰变后的产物对人体没有危害。^{90}Y 微球因血流动力学效应只能聚集在肿瘤组织中，具有较高的射线能量，使得肿瘤区域的电离辐射剂量可高达 150 Gy，它既对正常肝脏组织影响较小，又能够产生强大的控瘤效应。

目前主要有两种 ^{90}Y 微球产品：TheraSphere 玻璃微球以及 SIR - Spheres 树脂微球。这两种微球产品在直径大小、组成和放射学特性方面存在一定区别。TheraSphere 玻璃微球的直径介于 20 ~ 30 μm，其放射性同位素可直接融合在玻璃基质中，每个微球可负载约 2 500 Bq 的剂量。SIR - Spheres 树脂微球的直径范围在 20 ~ 60 μm，其放射性同位素附着于树脂微球表面，每个微球可负载约 50 Bq 的剂量。目前，尚无高级别证据表明这两种微球的治疗效果存在显著差异，仍需进一步的临床试验验证。

二、^{90}Y - SIRT 适应证及禁忌证

1. ^{90}Y - SIRT 的适应证

（1）ECOG 评分≤2 分。

（2）根据指南诊断无法手术切除的中晚期 ICC。

（3）经全身或局部治疗欠佳，治疗后仍进展者，肝肿瘤负荷 <50% 的肝实质。

（4）肝功能正常（Child - Pugh A 级或 B 级、白蛋白 >30 g/L、胆红素 <2 mg/dL、无腹水）。

（5）预期寿命 >3 个月。

（6）能够接受血管造影和选择性脏器导管插管手术。

2. ^{90}Y - SIRT 的禁忌证

（1）肝脏功能严重受损，转氨酶水平高于正常水平 5 倍以上，胆红素 >3.0 mg/dL，Child - Pugh 评分 >7 分。

（2）肾脏功能严重受损，血清肌酐水平 >2.0 mg/dL。

（3）合并有粒细胞、血小板减少症等血液系统疾病。

（4）^{99m}Tc - MAA 显示肺分流比 >20% 或肺单次辐射剂量超过 30 Gy；另外，对多次 ^{90}Y 治疗后，肺累积辐射吸收量 >50 Gy。

（5）^{99m}Tc - MAA 显示肝外分流，且无法纠正。

（6）哺乳期妇女或者孕妇。

（7）有腹部放疗既往史。

另外，对于有 TIPS 术史、胆道手术史、胆道支架、门静脉高压和（或）上消化道静脉

曲张、出血史或出血倾向、门静脉主干大范围癌栓的患者不建议进行 ^{90}Y – SIRT 治疗。

三、^{90}Y – SIRT 在 ICC 治疗中的具体应用

（一）治疗整体流程（如图 5 – 27 所示）

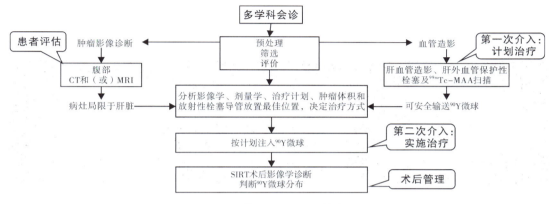

图 5 – 27　^{90}Y – SIRT 治疗整体流程

（二）^{90}Y – SIRT 术前评估

1. 术前影像学评估

在进行 ^{90}Y – SIRT 治疗前，需要对肝动脉、膈动脉、腹腔干和肠系膜上动脉等重要血管进行造影检查，以明确肿瘤的位置、供血情况，以及有无血管分流或变异（见图 5 – 28）。若发现异常血管分流，为了降低异位栓塞和放射性损伤的风险，可以考虑行预防性血管栓塞。

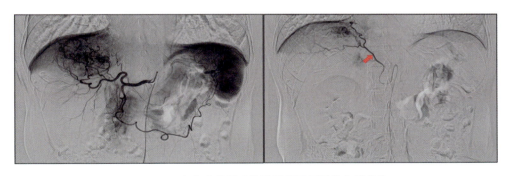

图 5 – 28　患者术前肝动脉造影提示无异常血管分流

2. 术前肺分流评估

在进行 ^{90}Y – SIRT 之前，必须评估肝肺分流情况，因为肝内动静脉瘘的形成可导致术后放射性肺损伤。常用的评估肺分流的方法是进行 ^{99m}Tc – MAA 模拟手术。在肝动脉造影后，将 ^{99m}Tc – MAA 直接注入超选的肿瘤供血肝动脉分支，然后进行 SPECT/PET – CT 扫描，根据 ^{99m}Tc – MAA 在肺内的分布情况（见图 5 – 29），通过公式计算出肺分流比率。通过 ^{99m}Tc –

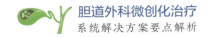
MAA 模拟手术，可以准确预测 ^{90}Y 在肿瘤内和肝外的剂量分布，确保手术的疗效和安全性。这一评估方法对于 SIRT 的成功应用至关重要。

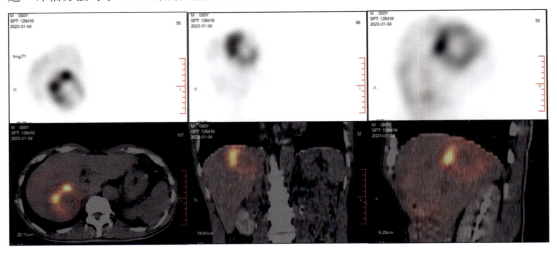

图 5 - 29　患者术前 ^{99m}Tc - MAA 图像

3. 治疗前剂量学评估

为了提高治疗效果，术前应基于 ^{99m}Tc - MAA 模拟手术数据进行治疗剂量评估，以确定 ^{90}Y 微球的注射剂量。微球的性质不同，计算方法也不同。目前 ^{90}Y 玻璃微球的使用剂量主要是通过 MIRD 方法计算，具体算法如下：D = A × M/50。其中，D 表示预期接受的辐射剂量（单位为 Gy），A 表示受治疗肝叶或肝段需要接受的放射活度（单位为 GBq），M 代表受治疗肝叶或肝段的质量（单位为 kg）。

目前，主要有两种计算 ^{90}Y 树脂微球剂量的方法，分别为分区模型法和体表面积法。体表面积法在实际应用中更为广泛，计算公式如下。（1）单纯肝叶治疗：IA = ［（BSA - 0.2）+ 肿瘤体积与肝脏体积之比］× 整个肝脏中肝叶治疗的比例。（2）全肝治疗：IA =（BSA - 0.2）+ 肝脏体积中肿瘤体积的比重。其中，IA 代表受治疗肝叶接受的 ^{90}Y 放射活度（单位为 GBq），BSA 代表体表面积（单位为 m^2）。

此外，^{90}Y 微球制造商会提供相关软件，用于计算治疗过程中所需的精确放射活度。根据计算结果推荐，ICC 病灶应接受 >100 ~ 120 Gy 的内放射剂量，非肿瘤肝实质应尽量减少辐射剂量，以避免放射性肝炎的发生。

（三）^{90}Y - SIRT

在多学科协作下，进行适当剂量的 ^{90}Y 微球治疗时，由介入科医生进行肝动脉插管、造影，超选肝肿瘤的供血动脉，以使放射剂量集中于肿瘤，注意需确保导丝头端与模拟手术时的位置一致。由核医学科确认 ^{90}Y 微球活度后，将其转运至介入室，完成输液箱搭建并再次确认插管位置正确后，注入 ^{90}Y 微球混悬液（速度 <5 mL/分）。

（四）^{90}Y-SIRT 术后评估

1. 近期疗效评估

术后 24 小时内应行 SPECT/PET-CT 检查，评估肿瘤和非肿瘤肝实质内的放射剂量，以确定治疗是否达到预期效果（见图 5-30）。若发现肿瘤组织中的放射剂量较低，可以考虑进行补救治疗。同时，术后应该密切关注患者一般情况及相关检查结果，检测术后并发症情况，积极进行预防及干预。

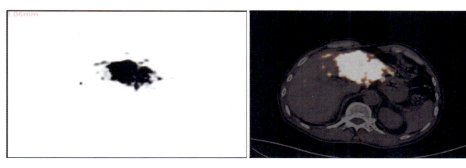

图 5-30 术前计划与术后预期影像对比图

2. 远期疗效评估

在治疗后的一年内，需要每 2~3 个月进行复查。主要通过复查 CT、MRI、PET-CT 以及肿瘤标志物来评估肿瘤对治疗的反应。同时，还需要关注残余肝组织的增生情况，以确保患者的肝功能恢复和肿瘤的控制。此外，长期、定期的随访对于肿瘤患者的管理也非常重要，应根据患者的具体情况和治疗方案进行个体化的安排。

四、术后不良反应

总体而言，^{90}Y-SIRT 安全性良好，术后并发症的发生率较 TACE 低，其症状也较 TACE 轻微。^{90}Y-SIRT 最常见的不良反应是疲劳，此外还有放射性肺炎、放射性肝病、胃肠道并发症及胆道并发症等，但相对少见。内放疗引起的肝病和肝周积液或胸腔积液多发生于肝功能储备受限的患者中，特别是伴有肝硬化的患者，^{90}Y-SIRT 治疗中更容易发生并发症。因此 ^{90}Y-SIRT 治疗中及时识别术后并发症至关重要，以便能够迅速采取相应的干预措施。

五、结语

^{90}Y-SIRT 在肝脏恶性肿瘤的治疗中应用广泛，对于中晚期伴或不伴有门静脉癌栓的 ICC 患者，该治疗方法可以显著改善其预后和生存质量。此外，它还具有创伤小、安全性良好等优点。在实施治疗的具体流程中，需要术前进行多学科讨论、制定个体化方案，并进行模拟和精确剂量的定制，术中进行精细可控的介入操作，术后进行核素分布及疗效评估，

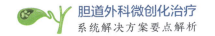
以确保治疗的效果和安全性。目前，^{90}Y - SIRT 治疗尚缺乏统一的指南或专家共识，在实际应用中仍然存在一些挑战，如实际应用中可能出现放射性损伤、放射剂量偏差，以及后续治疗方案调整等。因此，未来需要各个学科共同努力，不断探索和发展，以进一步完善该治疗方法。

（李波　高本见）

主要参考文献

［1］黄志强. 肝内胆管结石外科治疗的进展［J］. 中国实用外科杂志，2004，24（2）：65 - 66.

［2］黄志强. 肝内胆管结石治疗演变和发展［J］. 中国实用外科杂志，2015，35（5）：468 - 470.

［3］邹声泉. 胆道病学［M］. 北京：人民卫生出版社，2010.

［4］顾树南. 现代胆道外科学［M］. 上海：复旦大学出版社，2017.

［5］Edo H，Sekiguchi R，Edo N，et al. Evaluation of biliary anatomy in the caudate lobe using drip infusion cholangiography - computed tomography［J］. Abdom Radiol，2019，44（3）：886 - 893.

［6］杨镇. 肝脏外科学图解［M］. 上海：上海科学技术出版社，2009.

［7］周小波，丁自海. 肝外胆管的血供来源及临床意义［J］. 中国医药指南，2013，11（28）：447 - 448.

［8］陈晨，王林，耿智敏，等. 胆囊癌的淋巴转移特征及手术策略［J］. 西部医学，2016，28（7）：917 - 924.

［9］周伟平，蒋贝格. 肝内胆管癌淋巴结转移规律、术中清扫范围及意义［J］. 中国实用外科杂志，2020，40（6）：669 - 673.

［10］姚和祥，邹忠东，王瑜，等. 肝全尾状叶的解剖学研究及切除体会［J］. 中华肝胆外科杂志，2011，17（8）：624 - 626.

［11］孟翔飞，董家鸿，黄志强. 围肝门部胆管临床解剖学研究进展［J］. 中华外科杂志，2010，48（13）：1022 - 1026.

［12］黄怡，杜超，张勇，等. 梗阻性黄疸病因分析［J］. 临床消化病杂志，2023，35（1）：76 - 79.

［13］陈三韦，黄强. 187 例肝门部胆管癌患者姑息性减黄治疗疗效及预后分析［J］. 肝胆外科杂志，2020，28（1）：13 - 16.

［14］朱飚，傅建，朱翔宇，等. 恶性梗阻性黄疸患者 PTCD 术后胆道感染病原学与影响因素［J］. 中华医院感染学杂志，2020，30（23）：3644 - 3648.

［15］方兆山，黄海，杨剑. 3D 和超声引导经皮肝 I 期造瘘联合硬镜治疗复杂肝胆管结石的临床价值［J］. 中国临床解剖学杂志，2020，38（3）：321 - 326

［16］Mejia JC，Pasko J. Primary Liver Cancers：Intrahepatic Cholangiocarcinoma and Hepatocellular Carcinoma［J］. Surg Clin North Am，2020，100（3）：535 - 549.

［17］安澜，曾红梅，冉显会，等. 肝细胞癌和肝内胆管细胞癌流行病学研究进展［J］. 中国肿瘤，2020，29（11）：879 - 884.

［18］叶冠雄，秦勇，徐胜前，等. 腹腔镜治疗结石相关性肝内胆管癌的临床对比研究［J］. 医学研究杂志，2019，48（7）：107 - 112.

［19］盛宇斌，梁霄. 腹腔镜手术治疗肝内胆管细胞癌研究现状［J］. 中国实用外科杂志，2022，42（7）：833 - 835.

［20］黄坤，于久飞. 吲哚美辛预防 ERCP 术后胰腺炎的 META 分析［J］. 重庆医学，2014，43（32）：4322 - 4325.

[21] 杨英祥，夏念信，刘鹏，等. 经腹腔及经肝脏胆囊穿刺引流对腹腔镜胆囊切除的影响 [J]. 中华保健医学杂志，2023，25（3）：286-288.

[22] 杨传鑫，王坚. 如何提高肝内胆管结石诊治的规范性 [J]. 临床外科杂志，2022，30（11）：1005-1007.

[23] 韩宇，蔡华杰，叶百亮，等. 腹腔镜下国人肝脏 Rouviere 沟的出现率及分型 [J]. 中华肝胆外科杂志，2014，20（6）：425-427.

[24] 陈孝平，项帅. 精准医学时代肝门部胆管癌的治疗 [J]. 中华消化外科杂志，2018，17（1）：3-8.

[25] 刘荣. 肝胆胰脾机器人外科手术学. 第1版 [M]. 北京：人民卫生出版社，2019.

[26] 王晓颖. 吲哚菁绿荧光成像技术在肝脏外科应用中国专家共识（2023版）[J]. 中国实用外科杂志，2023，43（4）：371-383.

[27] 中国抗癌协会肝癌专业委员会胆管癌协作组. 原发性肝癌诊疗指南之肝内胆管癌诊疗中国专家共识（2022版）[J]. 中华消化外科杂志，2022，21（10）：1269-1301.

[28] 中国抗癌协会肝癌专业委员会转化治疗协作组. 肝癌转化治疗中国专家共识（2021版）[J]. 中国实用外科杂志，2021，41（6）：618-632.

[29] 汪学艳，张涛，王丹，等. 肝移植治疗原发性胆汁性胆管炎的现状及发展 [J]. 中华普通外科杂志，2020，35（2）：174-176.

[30] 中国临床肿瘤学会指南工作委员会. 中国临床肿瘤（CSCO）胆道恶性肿瘤诊疗指南2022 [M]. 北京：人民卫生出版社，2022.

[31] 祁军安，江奎，朱海林，等. 12729例腹腔镜胆囊切除术并发症原因分析及对策探讨 [J]. 腹腔镜外科杂志，2009，14（5）：362-365.

[32] 顾兴伟，金荣. 腹腔镜胆囊切除术中胆道造影100例临床分析 [J]. 腹腔镜外科杂志，2015，20（12）：931-933.

[33] 中华医学会外科学分会胆道外科学组，中国医师协会外科医师分会胆道外科专业委员会. 胆囊癌诊断和治疗指南（2019版）[J]. 中华外科杂志，2020，58（4）：243-251.

[34] 董家鸿，王剑明，曾建平. 胆囊癌诊断和治疗指南（2015版）[J]. 临床肝胆病杂志，2016，32（3）：411-419.

[35] 陈汝福，周雨. 困难腹腔镜胰十二指肠切除术精准评估及对策 [J]. 中国实用外科杂志，2022，42（5）：506-509.

[36] 田伏洲，石力，汤礼军，等. 胰头癌术前减黄指征的前瞻性研究 [J]. 中华外科杂志，2006，44（23）：1614-1616.

[37] 华杰，王巍. 腹腔镜胰十二指肠切除术手术入路选择及评价 [J]. 中国实用外科杂志，2022，42（5）：513-518.

[38] 中国抗癌协会. 远端胆管癌规范化诊治专家共识（2017）[J]. 中华肝胆外科杂志，2018，24（1）：1-8.

[39] 张金山，刁美，李龙. 先天性胆总管囊肿病因及病理研究进展 [J]. 临床小儿外科杂志，2011，10（6）：447-450.

[40] 董家鸿，郑秀海，夏红天，等. 胆管囊状扩张症：新的临床分型与治疗策略 [J]. 中华消化外科杂志，2013，12（5）：370-377.

[41] 刘金钢，刘源. 腹腔镜技术在治疗成人先天性胆总管囊肿中的应用 [J]. 中华肝胆外科杂志，2012，18

（5）：365－367.

［42］中华医学会消化内镜学分会外科学组，中国医师协会内镜医师分会消化内镜专业委员会，中华医学会外科学分会胃肠外科学组. 中国消化道黏膜下肿瘤内镜诊治专家共识（2018版）［J］. 中华胃肠外科杂志，2018，21（8）：841－852.

［43］国家消化系统疾病临床医学研究中心，中华医学会消化内镜学分会，中国医师协会消化医师分会. 胃内镜黏膜下剥离术围术期指南［J］. 中华内科杂志，2018，57（2）：84－96.

［44］李鹏，王拥军，王文海. ERCP诊治指南（2018版）［J］. 中国实用内科杂志，2018，38（11）：1041－1072.

［45］吴硕东. Oddi括约肌异常的分类及防治对策［J］. 中国实用外科杂志，2007，27（2）：129－130.

［46］陈道邦，周德明，杨开清，等. Oddi括约肌形态特征及其意义［J］. 中国临床解剖学杂志，2001，19（3）：228－230.

［47］李年丰，冯思佳. NCCN肝胆肿瘤临床实践指南（2021. V1）胆管肿瘤诊治的解读［J］. 肝胆胰外科杂志，2021，33（9）：513－518.

［48］中华医学会外科学分会外科手术学组，中华医学会外科学分会胆道外科学组，中国医师协会外科医师分会胆道外科医师委员会. 胆管癌光动力治疗临床应用技术规范专家共识［J］. 中华外科杂志，2023，61（4）：265－276.

［49］黄祥忠，高峰，沈炜，等. 经皮肝穿刺胆道引流术及胆管内支架植入术在恶性梗阻性黄疸治疗中的应用［J］. 介入放射学杂志，2009，18（12）：930－933.

［50］沈伟，刘岩. 放射性支架治疗肝外胆管癌的临床研究［J］. 首都医科大学学报，2016，37（5）：593－596.

［51］赵苏鸣，赵辉，顾潍炜，等. 单纯胆道支架与支架联合125I粒子条植入治疗恶性梗阻性黄疸［J］. 上海交通大学学报（医学版），2015，35（11）：1661－1665.

［52］中华医学会肝病学分会，中华医学会消化病学分会，中华医学会感染病学分会. 原发性胆汁性肝硬化（又名原发性胆汁性胆管炎）诊断和治疗共识（2015）［J］. 临床肝胆病杂志，2015，31（12）：1980－1988.

［53］陈辉，吕勇，王秋和，等. 经颈静脉肝内门体分流术专家共识［J］. 临床肝胆病杂志，2017，33（7）：1218－1228.

［54］中国医师协会介入医师分会. 中国门静脉高压经颈静脉肝内门体分流术临床实践指南（2019版）［J］. 中华医学杂志 2019. 99（45），3534－3546.

［55］汪春雨，何福亮，王宇译. 经颈静脉肝内门体静脉分流术临床实践指南推荐意见［J］. 实用肝脏病杂志，2022，25（4）：609－610.

［56］Shindoh J，Truty M J，Aloia T A，et al. Kinetic growth rate after portal vein embolization predicts posthepatectomy outcomes：toward zero liver－related mortality in patients with colorectal liver metastases and small future liver remnant［J］. J Am Coll Surg，2013，216（2）：201－9.

［57］Panaro F，Giannone F，Riviere B，et al. Perioperative impact of liver venous deprivation compared with portal venous embolization in patients undergoing right hepatectomy：preliminary results from the pioneer center［J］. Hepatobiliary Surg Nutr，2019，8（4）：329－337.

［58］Böning G，Fehrenbach U，Auer T A，et al. Liver Venous Deprivation（LVD）Versus Portal Vein Embolization（PVE）Alone Prior to Extended Hepatectomy：A Matched Pair Analysis［J］. Cardiovasc Intervent Radiol，

2022，45（7）：950 - 957.

［59］ EL - Diwany R，Pawlik TM，Ejaz A. Intrahepatic Cholangiocarcinoma ［J］. Surg Oncol Clin N Am，2019，28
（4）：587 - 599.

［60］ Allen PJ，Stojadinovic A，Ben - Porat L，et al. The management of variant arterial anatomy during hepatic
arterial infusion pump placement ［J］. Ann Surg Oncol，2002，9（9）：875 - 880.

［61］ 陈敏山，元云飞，郭荣平，等. 肝动脉灌注化疗在肝癌转化治疗中的应用——中山大学肿瘤防治中心的
经验总结 ［J］. 中国医学前沿杂志（电子版），2021，13（3）：70 - 76.

［62］ Willowson KP，Eslick EM，Bailey DL. Individualised dosimetry and safety of SIRT for intrahepatic
cholangiocarcinoma ［J］. EJNMMI Phys. 2021，8（1）：65.

［63］ Ho S，Lau WY，Leung TW，et al. Partition model for estimating radiation doses from yttrium - 90 microspheres
in treating hepatic tumours ［J］. Eur J Nucl Med，1996，23（8）：947 - 952.

［64］ Riaz A，Lewandowski RJ，Kulik LM. et al. Complications following radioembolization with yttrium - 90
microspheres：a comprehensive literature review ［J］. Vasc Interv Radiol. 2009 Sep；20（9）：1121 - 1130.